美しく仕上げる
乳癌手術・乳房再建術のコツ

編集 森　弘樹 ［東京科学大学形成・再建外科学分野教授］
　　 座波久光 ［中頭病院副院長・乳腺センター長］

文光堂

執筆者一覧 (執筆順)

森　弘樹	東京科学大学形成・再建外科学分野	瀧　京奈	富山大学附属病院形成再建外科・美容外科
葛城遼平	中頭病院乳腺科	佐武利彦	富山大学附属病院形成再建外科・美容外科
坂井威彦	がん研究会有明病院乳腺センター乳腺外科	素輪善弘	自治医科大学形成外科・美容外科
座波久光	中頭病院乳腺科	宮本慎平	東京大学大学院医学系研究科形成外科学分野
植村法子	東京科学大学形成・再建外科学分野	立花　岳	富山大学附属病院形成再建外科・美容外科
雑賀美帆	岡山大学病院形成外科	矢野智之	がん研究会有明病院形成外科
小川朋子	伊勢赤十字病院乳腺外科	上田吉生	近畿大学奈良病院形成外科美容外科
三宅智博	大阪大学大学院医学系研究科乳腺内分泌外科学	梶川明義	聖マリアンナ医科大学形成外科
喜島祐子	藤田医科大学乳腺外科学講座	武藤真由	Lalaブレスト・リコンストラクション・クリニック横浜
宮下　穣	東北大学大学院医学系研究科乳腺・内分泌外科学	藤井海和子	がん・感染症センター都立駒込病院形成再建外科
田邊　匡	済生会新潟病院外科	田港見布江	大阪大学大学院医学系研究科形成外科学
冨田興一	近畿大学医学部形成外科	淺野裕子	亀田総合病院乳腺科
藤本浩司	千葉大学大学院医学研究院臓器制御外科学	棚倉健太	三井記念病院形成外科・再建外科
相良安昭	相良病院	小宮貴子	東京医科大学病院形成外科
木下貴之	国立病院機構東京医療センター乳腺外科	冨田祥一	がん・感染症センター都立駒込病院形成再建外科
吉田　敦	聖路加国際病院乳腺外科	田中真美	愛知医科大学形成外科
阿部典恵	中頭病院乳腺科	藤本侑大	大阪国際がんセンターリハビリテーション科
福間英祐	亀田総合病院乳腺科	渡部聡子	河田外科形成外科
白石知大	杏林大学医学部形成外科	秋田新介	千葉大学医学部附属病院形成・美容外科
寺尾保信	がん・感染症センター都立駒込病院形成再建外科	山川知巳	三井病院形成外科・美容皮膚科
関堂　充	筑波大学医学医療系形成外科	三鍋俊春	埼玉医科大学総合医療センター形成外科・美容外科
奥村誠子	愛知県がんセンター形成外科部	大西文夫	埼玉医科大学総合医療センター形成外科・美容外科

序文

　本書は「整容性を高める（美しく仕上げる）」乳癌手術，乳房温存での再建，乳房全切除術とその再建までを若手医師からベテランまで幅広い読者に理解してもらうべく企画されました．乳房全切除術後の乳房再建は選択肢が広がり，乳房温存療法における様々な整容性向上の工夫も報告されています．乳癌手術において腫瘍の根治性と残存する乳房の整容性を両立させる乳房オンコプラスティックサージャリーoncoplastic breast surgery (OPBS) という言葉もこの10年程度で一般化しました．ここでいうOPBSとは，通常の乳房部分切除術から乳房全切除術＋再建術までを含む極めて広い概念です．多様化する乳癌治療の中でも手術は治療の重要な基盤のひとつであり続けています．適切な手術による根治性と整容性の維持・向上は，患者さんの予後とQOLの維持に極めて大きな影響を及ぼすことは論を俟ちません．現代の乳癌手術はOPBSのめざましい発展により，多種多様な乳房部分切除術ならびに再建術が実地臨床で行われるようになりました．本書は様々な乳癌患者さんの要望に応えるべく，乳房部分切除術から乳房全切除術＋再建術に至る多様な術式を，包括的かつ最新の情報をもとに提供することを目指しており，多くの若手の乳腺外科医や乳癌手術を行う一般外科医から形成外科医まで，幅広い読者層に実臨床に沿った有益な情報を提供することができると考えております．

　各論の術式においては，適応，IC内容，術後管理，特徴的合併症を記載するようにし，図やシェーマを多用し，細かな点までノウハウを伝えるように工夫しています．本書をお役立ていただければ幸いです

　最後にtipsを惜しげもなく披露いただいた執筆者の方々，そして粘り強く企画から編集までお付き合いいただいた文光堂の皆様に心より感謝いたします．

森　弘樹・座波 久光

目次

I. 総論

1. 乳房再建術の歴史 …………………………………………………… 森　弘樹　*002*
2. 乳癌手術の歴史 ……………………………………………………… 坂井威彦　*006*
3. 乳房再建術の時期と適応 …………………………………………… 森　弘樹　*010*
4. 乳房温存療法の歴史と乳房温存オンコプラスティックサージャリー … 座波久光　*012*
5. 写真撮影・画像評価の基本 ………………………………………… 植村法子　*018*
6. 患者報告アウトカム ………………………………………………… 雑賀美帆　*022*

II. 手術編　乳房温存療法

1. 乳房温存オンコプラスティックサージャリー

   A. volume displacement
   - [1] round block technique ……………………………………… 小川朋子　*028*
   - [2] lateral mammoplasty ………………………………………… 座波久光　*033*
   - [3] rotation mammoplasty ……………………………………… 三宅智博　*038*
   - [4] V-mammoplasty, V-rotation mammoplasty ……………… 喜島祐子　*044*
   - [5] therapeutic mammoplasty ………………………………… 座波久光　*050*
   - [6] Grisotti's flap ………………………………………………… 喜島祐子　*056*

   B. volume replacement
   - [1] lateral tissue flap …………………………………………… 宮下　穣　*060*
   - [2] lateral advancement flap …………………………………… 田邊　匡　*066*
   - [3] thoracodorsal adipofascial cutaneous flap ……………… 喜島祐子　*072*
   - [4] inframammary adipofascial flap …………………………… 小川朋子　*078*
   - [5] abdominal advancement flap ……………………………… 小川朋子　*082*
   - [6] LD flap ………………………………………………………… 冨田興一　*088*
   - [7] chest wall perforator flap ………………………………… 藤本浩司　*094*

美しく仕上げるための形成外科techniques　葛城遼平

- 乳癌手術を美しく仕上げるために必要な形成外科マインド ………………… *005*
- 形成外科的器具 …………………………………………………………………… *017*

2. その他の乳房温存療法
　　［1］suture scaffold technique ……………………………………… 相良安昭　*099*
　　［2］non-surgical ablation：RFA ………………………………… 木下貴之　*104*

Ⅲ．手術編　乳頭温存乳房全切除術（NSM）

　　［1］NSM ………………………………………………………………… 吉田　敦　*110*
　　［2］endoscopic NSM ………………………………………………… 阿部典恵　*115*
　　［3］robotic NSM ……………………………………………………… 福間英祐　*121*

Ⅳ．手術編　再建方法

1. 人工物
　　［1］expander-implant ……………………………………………… 白石知大　*128*
　　Column　implantの使い分け ………………………………………… 寺尾保信　*133*
　　Column　無細胞真皮マトリックス代替材料 ………………………… 関堂　充　*136*
　　［2］direct implant …………………………………………………… 奥村誠子　*138*

2. 皮弁
　　［1］pedicled TRAM flap …………………………………………… 森　弘樹　*142*
　　［2］DIEP flap ………………………………………………… 瀧 京奈, 佐武利彦　*146*
　　［3］innervated DIEP flap ………………………………………… 素輪善弘　*151*
　　［4］SIEA flap ………………………………………………………… 宮本慎平　*154*
　　［5］SGAP/IGAP flap ………………………………………… 立花　岳, 佐武利彦　*158*
　　［6］PAP flap ………………………………………………………… 矢野智之　*162*
　　［7］LAP flap ………………………………………………………… 上田吉生　*166*
　　［8］LD flap …………………………………………………………… 梶川明義　*169*

● 形成外科的テクニック①縫合 …………………………………………………… *065*
● 形成外科的テクニック②脱上皮化 ……………………………………………… *093*

目次

    3. 脂肪注入
        ［1］脂肪注入・ASC 付加脂肪注入 ………………………………… 武藤真由　*174*

    4. ハイブリッド法
        ［1］LD flap + implant ……………………………………………… 藤井海和子　*179*
        ［2］flap＋脂肪注入 …………………………………………………… 田港見布江　*184*
        ［3］implant＋脂肪注入 ……………………………………………… 淺野裕子　*188*

Ⅴ. 手術編　健側乳房修正・タッチアップ

        ［1］健側乳房修正 ……………………………………………………… 棚倉健太　*194*
        ［2］乳頭乳輪再建 ……………………………………………………… 小宮貴子　*199*
        ［3］medical tattoo ……………………………………………………… 冨田祥一　*204*
        ［4］エピテーゼ ………………………………………………………… 田中真美　*208*

Ⅵ. 術後・合併症・補助療法の管理

    1. 術後のリハビリテーション ……………………………………………… 藤本侑大　*212*
    2. 術後の下着 ………………………………………………………………… 渡部聡子　*216*
    3. 術後のリンパ浮腫への対応 ……………………………………………… 秋田新介　*220*
    4. 放射線療法・薬物療法・喫煙症例への対応 ……… 山川知巳, 三鍋俊春, 大西文夫　*224*

索引 …………………………………………………………………………………………… *229*

Visual Index

＊いくつか種類がある術式を視覚的に検索するための索引です．
＊図は各術式の概念図の一例です．

II. 手術編　乳房温存療法

1. 乳房温存オンコプラスティックサージャリー

A. volume displacement

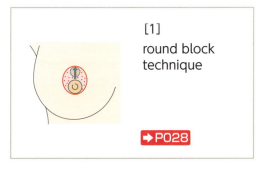

[1] round block technique
➡ P028

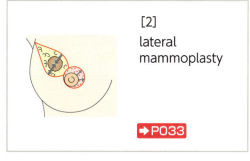

[2] lateral mammoplasty
➡ P033

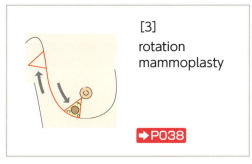

[3] rotation mammoplasty
➡ P038

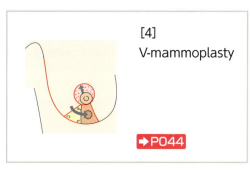

[4] V-mammoplasty
➡ P044

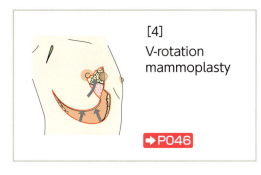

[4] V-rotation mammoplasty
➡ P046

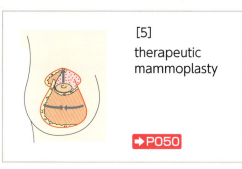

[5] therapeutic mammoplasty
➡ P050

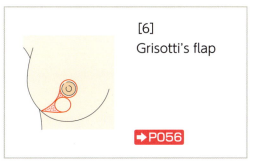

[6] Grisotti's flap
➡ P056

II. 手術編　乳房温存療法

1. 乳房温存オンコプラスティックサージャリー

B. volume replacement

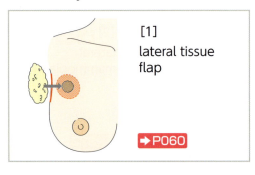

[1] lateral tissue flap
➡ P060

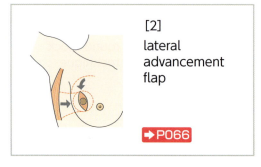

[2] lateral advancement flap
➡ P066

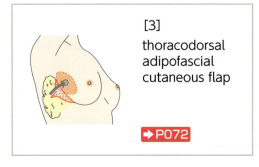

[3] thoracodorsal adipofascial cutaneous flap
➡ P072

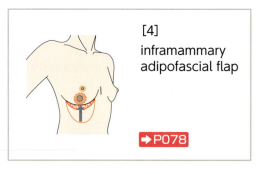

[4] inframammary adipofascial flap
➡ P078

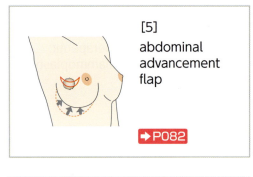

[5] abdominal advancement flap
➡ P082

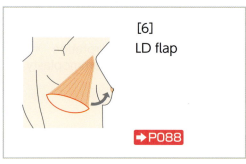

[6] LD flap
➡ P088

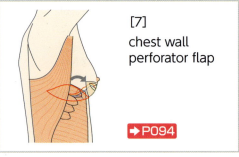

[7] chest wall perforator flap
➡ P094

IV. 手術編　再建方法

2. 皮弁

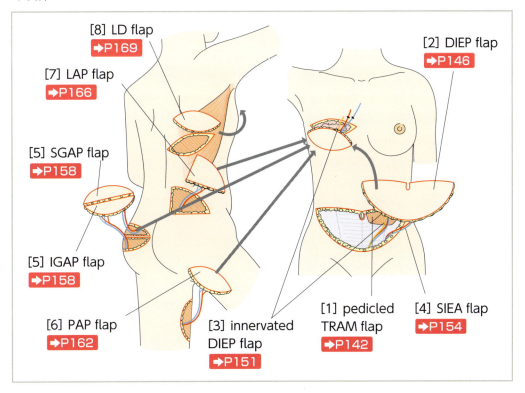

著者，編集者，監修者ならびに弊社は，本書に掲載する医薬品情報等の内容が，最新かつ正確な情報であるよう最善の努力を払い編集をしております．また，掲載の医薬品情報等は本書出版時点の情報等に基づいております．読者の方には，実際の診療や薬剤の使用にあたり，常に最新の添付文書等を確認され，細心の注意を払われることをお願い申し上げます．

※本書に記載した医薬品情報については，各医薬品の添付文書や適正使用ガイド等を参考にしておりますが，誌面の都合により，直接引用したものを除いて参考文献としての記載は省いております．

■ 略語一覧

ASC	adipose-derived stem cell	脂肪組織由来幹細胞
ASPS	American Society of Plastic surgerons	米国形成外科学会
BI	breast implant	乳房インプラント
BIA-ALCL	breast implant associated-anaplastic large cell lymphoma	乳房インプラント関連未分化大細胞型リンパ腫
DIEAV	deep inferior epigastric artery and vein	深下腹壁動静脈
DIEP	deep inferior epigastric perforator	深下腹壁動脈穿通枝
ESMO	European Society for Medical Oncology	欧州臨床腫瘍学会
FDA	Food and Drug Administration	米国食品医薬品局
HBOC	hereditary breast and ovarian cancer	遺伝性乳癌卵巣癌症候群
HER2	human epidermal growth factor receptor 2	ヒト上皮増殖因子受容体2
ICG	indocyanine green	インドシアニングリーン
IGAP	inferior gluteal artery perforator	下臀動脈穿通枝
IMF	inframammary fold	乳房下溝線
JOPBS	Japan Oncoplastic Breast Surgery Society	日本乳房オンコプラスティックサージャリー学会
LAP	lumbar artery perforator	腰動脈穿通枝
LD	latissimus dorsi	広背筋
MG	mammography	マンモグラフィ
MRI	magnetic resonance imaging	核磁気共鳴画像法
MSEV	medial superficial epigastric vein	内側浅腹壁静脈
NAC	neoadjuvant chemotherapy	術前化学療法
NAC	nipple-areolar complex	乳頭乳輪複合体
NSM	nipple-sparing mastectomy	乳頭温存乳房全切除術
OPBCS	oncoplastic breast-conserving surgery	乳房温存オンコプラスティックサージャリー
OPBS	oncoplastic breast surgery	乳房オンコプラスティックサージャリー
PAP	profunda artery perforator	大腿深動脈穿通枝
QOL	quality of life	生活の質
RRM	risk reducing mastectomy	リスク低減乳房全切除術
SCIAV	superficial circumflex iliac artery and vein	浅腸骨回旋動脈
SGAP	superior gluteal artery perforator	上臀動脈穿通枝
SIEAV	superficial inferior epigastric artery and vein	浅下腹壁動静脈
SLN	sentinel lymph node	センチネルリンパ節
SLNB	sentinel lymph node biopsy	センチネルリンパ節生検
SSM	skin sparing mastectomy	皮膚温存乳房全切除術
SVF	stromal vascular fraction	間質血管細胞群
TE	tissue expander	組織拡張器
TRAM	transverse rectus abdominal muscle	横軸腹直筋
VRAM	vertical rectus abdominal muscle	縦型腹直筋
WHO	World Health Organization	世界保健機関

I

総　論

I. 総論

1. 乳房再建術の歴史

森　弘樹 ●東京科学大学形成・再建外科学分野

乳房再建術は19世紀の終わりごろに初めての報告があり，1960年代以降に本格化した．本項では乳房インプラント（BI），皮弁，脂肪移植（注入）に分けて年代ごとにまとめた（表1）．それぞれの歴史的なトピックについて述べる．

1950年代まで

乳房再建術は1895年に脂肪腫を移植したドイツの報告が最初だとされる．1例の報告のみで詳細な経過は不明である．1950年代には塊としての脂肪移植や真皮脂肪移植が行われたが，成績が悪く普及しなかった．またポリビニルアルコール（PVA）スポンジが米国で用いられたが，著しい拘縮があり，使われなくなった．

1960年代以降

①乳房インプラント（BI）

1962年にDow Corning社の第一世代シリコンゲルBIが登場した．スムースアナトミカル型で裏面にダクロン（ポリエチレンテレフタラート）パッチが施され，偏位を防ぐ構造となっていた．このあたりが本格的な始まりとなる．1965年には生理食塩水（生食）BIも開発された．

1972年にポリウレタンコートシリコンゲルBIが登場し，被膜拘縮軽減に寄与し，テクスチャード発想の元になったとされる．

1982年に組織拡張器（TE）が発表され，当初は皮下に留置されていた．1987～1988年には被膜拘縮軽減などを目指しシリコンシェル上にテクスチャード加工されたものが発表された．McGhan社（現Allergan Aesthetics社）のBiocell™やMentor社Siltex®はこの時代に開発された．

1992年に米国でBIと自己免疫疾患との関連が疑われ大規模訴訟が起き，米国食品医薬品局（FDA）はシリコンゲルBIを禁止した．その後，米国では外郭シェルがシリコンで内容を生食に替えたテクスチャード生食BIに切り替わったが，合併症率が高く，スムース生食BIへ移行した．欧州の多くはテクスチャードシリコンゲルBIを継続した．

2000年にシリコンゲルBIと結合織疾患・自己免疫疾患との関連はないと報告され，2006年に米国でシリコンゲルBIが再承認された．

2011年には粗悪な工業用シリコンを使用しており破損しやすいPoly Implant Prothèse（PIP）社製インプラントに対してフランス保健省が摘出を呼びかけ，PIPクライシスと呼ばれた．2013年には映画俳優のAngelina Jolieが受けた予防切除とBI再建が話題となった．その後2016年には世界保健機関（WHO）が乳房インプラント関連未分化大細胞型リンパ腫（BIA-ALCL）を定義した．2019年にBIA-ALCLに伴うマクロテクスチャードシリコンゲルBIの販売中止があり，現在はスムース型とマイクロテクスチャードが使用されている．

②皮弁

1966年には局所皮弁による再建術が発表された．

1976年には遊離臀部皮弁が報告された．1978年には広背筋（LD）皮弁が報告され，当初はBIと

表1 乳房再建術の歴史

	乳房インプラント	皮弁	脂肪移植（注入）
～1950			1895 Czerny 脂肪腫移植
1950's	1951 PVAスポンジ		1959 Watson 真皮脂肪移植
1960's	1962 Cronin シリコンゲルImp 1965 生理食塩水Imp	1966 de Cholnoky 局所皮弁	
1970's		1976 Fujino 遊離臀部皮弁 1978 Bostwick 広背筋皮弁	
1980's	1982 Radovan TE 1984 Becker 拡張可能Imp 1987 テクスチャードImp	1982 Hartrampf 横軸腹直筋皮弁 1985 Friedman 遊離深下腹壁動脈皮弁 1988 Arnez 遊離横軸腹直筋皮弁	1983 Illouz カニューレ脂肪吸引 1987 Bircoll 脂肪注入 1987 ASPS 乳房への脂肪注入禁止
1990's	1992 FDA シリコンゲルImp禁止	1994 Allen, Blondeel 遊離深下腹壁動脈穿通枝皮弁 1995 Allen 遊離上臀動脈穿通枝皮弁 1999 Arnez 浅下腹壁動脈皮弁	1997 Coleman structural fat grafting
2000's	2006 FDA シリコンゲルImp再承認	2003 de Weerd 腰動脈穿通枝皮弁 2004 Arnez 横軸上部薄筋皮弁	2001 Zuk ASC分離 2006 Yoshimura SVF付加脂肪注入 2008 SVF作成機器 2009 ASPS 脂肪注入禁止を解除
2010's	2011 PIPクライシス 2013 Angelina Jolie 予防切除・Imp再建 2016 WHO BIA-ALCLを定義 2019 マクロテクスチャードImp自主回収	2012 Allen 大腿深動脈穿通枝皮弁	
2020's			2020 Kolle 培養ASC付加脂肪注入

PVA：ポリビニルアルコール，Imp：インプラント，TE：組織拡張器，FDA：米国食品医薬品局，PIP：Poly Implant Prothèse社，WHO：世界保健機関，BIA-ALCL：乳房インプラント関連未分化大細胞型リンパ腫，ASPS：米国形成外科学会，ASC：脂肪組織由来幹細胞，SVF：間質血管細胞群．

の組み合わせで行われた．

　1982年にHartrampfより横軸腹直筋（TRAM）皮弁が発表され，これにより自家組織だけの再建が可能となった．1980年代後半には遊離横軸腹直筋皮弁も発表され，皮弁再建の普及が進んだ．

　1994年には遊離深下腹壁動脈穿通枝（DIEP）皮弁，1995年には遊離上臀動脈穿通枝（SGAP）皮弁，1999年には浅下腹壁動脈（SIEA）皮弁が報告された．

　2003年には腰動脈穿通枝（LAP）皮弁，2004年には横軸上部薄筋皮弁が報告された．

　2012年には大腿深動脈穿通枝（PAP）皮弁が報告された．近年では下腹部皮弁の多くはDIEPになりつつある．また1つの皮弁で不足する場合に2つの皮弁を積み重ねる方法も報告されるようになった．

③脂肪移植（注入）

　塊としての脂肪移植は成績が悪かったが，1983年に多数例の脂肪吸引が報告され普及したことから，その脂肪を再利用する脂肪移植への関心が再燃した．1987年には乳房への脂肪注入が発表されたが，米国形成外科学会（ASPS）は豊胸での脂肪注入を全会一致で非難し米国では乳房への脂肪注入ができない状況が続いた．

　1997年にはColemanにより脂肪吸引，精製，

注入が成文化され，"structural fat grafting"と名づけられた．

Colemanの発表後，欧州などでは乳房への脂肪注入が行われていたが，2009年に米国でも再建乳房への脂肪注入が解禁された．脂肪注入は生着の不安定さが課題であるが，2000年代からは幹細胞付加によって生着の向上を目指す報告が出てきた．2001年の脂肪組織由来幹細胞（ASC）の分離，2006年の間質血管細胞群（SVF）付加脂肪注入が報告された．

2020年には培養ASC付加脂肪注入も報告された．

保険診療・啓発

米国では1980年代後半に一部の州で乳房全切除術を受ける患者への再建の情報提供が義務づけられた．1998年にはWomen's Health and Cancer Rights Act（WHCRA）という連邦法が制定された．患者が乳房再建術を選択した場合，左右対称を得るための対側乳房の手術や，リンパ浮腫を含む再建の全段階の治療まで保証された．

日本では皮弁による再建は保険診療で行われていたものの，乳房再建術に対する正式な点数ではなく，組織欠損や瘢痕拘縮に対する治療として行われてきた．2006年に正式に皮弁再建が保険診療で認められ，2013年にBI再建が認められ，2020年には遺伝性乳癌卵巣癌症候群（HBOC）症例に対するリスク低減手術とその再建にも保険適用が認められた．脂肪注入と対側手術については2024年現在，保険適用外である．

> 美しく仕上げるための形成外科 techniques

乳癌手術を美しく仕上げるために必要な形成外科マインド

葛城遼平 ● 中頭病院乳腺科（日本乳癌学会乳腺専門医，日本形成外科学会形成外科専門医）

　筆者は乳腺外科医としてキャリアをスタートしたが，5年間にわたって形成外科研修を受けた．現在，乳腺専門医と形成外科専門医を取得し，両科の経験と視点を活かして乳癌手術に取り組んでいる．

　形成外科研修以前の乳房温存オンコプラスティックサージャリー（OPBCS）は，どこか掴みどころがなく難解で，限られた一部のエキスパートだけが共有する特殊な手技という認識であった．当時から整容性に優れた部分切除術を行いたいという思いはあったものの，身近に実践している医師はおらず，いきなり挑戦するにはハードルが高かった．おそらく，現在も多くの若手乳腺外科医は同じように考えているのではないかと思われる．

　形成外科研修では，乳房再建に限らず幅広い分野を学習する機会に恵まれたが，OPBCSに関しては形成外科でも一部のvolume replacement（VR）techniqueを除き，実践する機会はほとんどなかった．しかし，以下に列挙するような形成外科マインドが身に付いたことで，この分野の実践へのハードルは大幅に下がった．

■ 形成外科研修で得たマインド

①乳房外手術に対する抵抗感の喪失

　以前は乳房以外に創を作ることへの抵抗感が強かったが，全身を守備範囲としたことで選択肢が大幅に増えた．特にVR全般に対する抵抗がなくなった．VRはリスクをとることになるが，その先のリターンをある程度予測できるようになったことが大きい．

②小さな創へのこだわりの薄れ

　創の大小よりも形態形成を優先し，形態を整えたうえで目立たない創を目指すようになった（もちろん，同じ手術なら創は小さい方がよい）．

③写真撮影

　術前写真は治療計画やコンサルトに有用であり，術中・術後写真は術後の振り返りに役立つ．忙しい乳癌診療の合間に行うことは大変であるが，看護師や助手に協力を得て記録として残すべきである．術中は手術が止まるので煩わしく感じることもあるが，後悔のないようにできるだけ自分で撮るのがよい．

④血流の意識

　皮弁のデザイン，挙上の層や縫合の仕方，ドレッシング方法，術後の体位や安静度に至るまで，血流を意識するようになった．

　形成外科研修を通して認識したことは，OPBCSの多くは乳腺外科の範疇にあるものの，その実践には形成外科マインドが不可欠であるということである．私は形成外科研修でこのマインドを身に付けたが，エキスパートの手技を見学し，実際の術野を見て考え方を学ぶことによってもOPBCSに必要なマインドは十分に身に付けられる．さらに，日本乳房オンコプラスティックサージャリー学会（JOPBS）のステップアップガイドや本書のような手術手技書を通して全体像を把握し，基本知識を身に付けておくことで，エキスパートの考え方や手技を効率的に吸収できると思われる．

I. 総論

2. 乳癌手術の歴史

坂井威彦 ● がん研究会有明病院乳腺センター乳腺外科

乳癌手術が本格的に始まった19世紀後半から，150年が過ぎようとしている．乳癌の疾患概念は時代とともに変化し，そして画像診断学，病理組織診断学，薬物療法などの進歩とともに，乳癌への手術方法は劇的に変わってきている．本項では乳癌手術の変遷について概説する．

乳癌における乳房手術の変遷

①Halsted手術の確立

乳癌は古くから女性には一般的な疾患であったが，Halsted以前の時代には，乳房の焼灼や切断といった残酷な治療が行われていた．19世紀以前の手術には麻酔がなく，乳癌の手術は可能な限り根治を目指していたものの局所的なものであった．日本では1804年に華岡青洲によって世界初の全身麻酔下で乳癌手術が行われたことが知られており，60歳の患者に対して，チョウセンアサガオを主成分とした「麻沸散（まふつさん）」による麻酔を行い乳癌の手術に成功した．

Johns Hopkins大学（1882年）において，米国で根治的乳房切除術（Halsted手術）を確立したのはWilliam Stewart Halstedである．全身薬物療法がない時代であり，基本的に乳癌の治療は手術しかなかった．乳癌は局所切除だけでは早期に切除断端部に再発する一方で，乳房をすべて切除した場合は比較的時間が経ったあとに腋窩や鎖骨上のリンパ節に再発する．それならば前もって，より広範囲に切除をすれば再発しないと考え，乳房を周囲の大胸筋，小胸筋および腋窩のリンパ節までを一塊にして切除する手技を開発した．この手技とその治療成績を詳細に記述したことでHalsted手術は世界に広まった．乳癌の根治手術は，「乳癌の原発巣（乳房）からリンパ節，さらには遠隔臓器への遠心性転移を食い止めることを目的として行う」というHalsted理論[1]が受け入れられ，1970年代半ばまでHalsted手術は乳癌外科手術の標準的治療法であった．

②Halsted手術から胸筋温存乳房切除術へ

1971年にBernard Fisherらが，胸筋を温存する非定型的乳房切除術（乳房全切除術＋腋窩リンパ節郭清）が，当時定型的と呼ばれていた根治的乳房切除術（Halsted手術）と同様の治療成績を得られるかどうかを判定するため，National Surgical Adjuvant Breast and Bowel Project（NSABP）B-04試験を開始した．1985年に示されたこの臨床試験の10年間の結果では，臨床的にリンパ節転移陰性またはリンパ節転移陽性のいずれの女性に対しても，胸筋温存乳房切除術と比較した場合，根治的乳房切除術による生存の優位性はないことが示され，これ以降大きな侵襲を伴うHalsted手術は行われなくなっていった[2]．

③乳房全切除術から乳房温存療法へ

イタリアのUmberto Veronesiと米国のBernard Fisher（NSABP B-06試験）はさらに先駆的な研究により，早期乳癌に対する乳房部分切除術の妥当性を検証する試験を1970年代に開始した[3,4]．乳房温存療法（乳房部分切除術＋放射線療法）後の全生存期間が，乳房全切除術後の全生存期間と同等であることが示された1990年代以降，

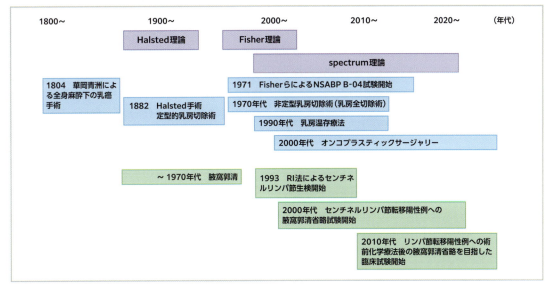

図1 乳癌の疾患概念のパラダイムシフトと術式の変遷
NSABP：National Surgical Adjuvant Breast and Bowel Project，RI：ラジオアイソトープ

stage Ⅰ，Ⅱの浸潤性乳癌では乳房温存療法が推奨されるようになった．

④Fisher理論からspectrum理論へ

NSABP B-04，06試験の結果以降，拡大手術が縮小手術に比べて治療成績を改善しないことが示され，これらの論文のなかで主張されている，「乳癌は顕在化した時点からすでにがんが転移している全身病である」とする，Fisher理論が主流となった[2,5]．乳癌に関する考え方の大きなパラダイムシフトとなり，全身薬物療法の重要性が唱えられ，のちの内分泌療法，化学療法の開発へつながっていった（図1）．このFisherの考えをより進歩させたのがSamuel Hellmanで，「乳癌はいつまでも局所にとどまるタイプ，最初から遠隔転移をきたすタイプなどさまざまな性質をもつ不均一な疾患である(a heterogeneous disease with a spectrum of proclivities)」とするspectrum理論が現在の主流となっている[6]．

⑤乳房温存療法の治療成績向上と断端の定義の変更について

乳房温存療法の治療成績は，1980年代の臨床試験では年率1％以上の温存乳房内再発をきたしていたものが多かったが，現在，温存乳房内再発率は年間約0.5％と，以前よりはるかに低くなっている[7]．その理由として，画像診断技術の向上に伴う患者選択の改善，手術の質の向上，切除断端の病理組織学的評価の向上，放射線療法，ブーストの使用などの技術革新が関係し，なかでも全身的な術後薬物療法がより広範に使用されるようになったこと，エストロゲン受容体陽性乳癌患者へのタモキシフェン，さらにアロマターゼ阻害薬の使用，HER2陽性乳癌患者に抗HER2薬の使用といった，より効果的なレジメンが使用されるようになったことがあげられている[7]．

乳房温存療法の治療成績が向上した多くのエビデンスのシステマティックレビューの結果，追加の外科手術が必要な乳房部分切除術後の断端陽性の基準が緩和され，現在日本乳癌学会のガイドライン[8]では浸潤癌では切除断端に露出，非浸潤癌では切除断端から2mm以内に癌細胞が認められるものを，追加の外科手術が必要な断端陽性と定義している．この定義の変更は，追加外科手術が必要な乳房部分切除術後の患者を減らす可能性を秘めており，乳癌術後患者の生活の質改善に寄与すると期待されている．

乳癌における腋窩手術の変遷

腋窩リンパ節郭清が標準治療とされていた，腋

窩手術にも大きな変遷があった．疼痛や感覚障害，上肢のリンパ浮腫といった，患者の生活の質を悪化させてきた腋窩への侵襲的な手術は，先人の積み上げた臨床試験の成果によって，現在限定された患者のみに行う手技となってきている．

①腋窩の低侵襲手術に向けた最初のランドマーク試験

多くの乳癌が腋窩リンパ節転移を伴う進行乳癌として発見されていた時代，腋窩の標準術式はリンパ節転移が広がる領域を広く切除する腋窩リンパ節郭清で，時に鎖骨上，内胸のリンパ節を加えて切除する拡大郭清が行われていた．前述のNSABP B-04試験では[5]，乳房の拡大手術だけでなく，腋窩リンパ節郭清の予後への優位性は示されず，臨床的に腋窩リンパ節転移のない（cN0）乳癌患者への腋窩手術は，単に局所コントロールとステージングの手段であり生存への意義はないとされていた．

しかし，この試験は腋窩手術によるわずかな生存率への上乗せを検出するには統計学的にパワー不足であると考えられ，臨床的に腋窩リンパ節転移がなくても病理学的に転移があることを知る多くの外科医は，腋窩郭清を広範囲に行うことが予後を改善するとして，腋窩郭清を標準的に行ってきた．その後のメタアナリシスでは腋窩郭清を行うことの生存率への上乗せが5.4％であると示され[9]，腋窩郭清が標準治療として行われるエビデンスの根幹となった．

この時代の研究は術後薬物療法がほとんど行われていない時代のものであり，術後治療が広く行われる時代の乳癌患者における，腋窩郭清の意義は現在も議論の最中である．

②センチネルリンパ節生検による腋窩リンパ節郭清省略

センチネルリンパ節生検の出現で，cN0乳癌患者への腋窩手術は大きく変わった．センチネルリンパ節（SLN）は原発巣からのリンパ流が最初に流入するリンパ節と定義され，そこに転移がなければ，他のリンパ節にも転移がないため腋窩リンパ節郭清を省略できるという理論である．乳癌患者に対するセンチネルリンパ節生検は，1993年にKragがradioisotope（RI）法で施行したことから始まり，その後バックアップ郭清を行う妥当性検証試験[10]を経て，cN0患者ではステージングとしての腋窩リンパ節郭清を最初から行うことはなくなった．

cN0症例における腋窩郭清省略は，SLNに病理組織学的に転移を認めない症例に対して始まり[11]，微小転移までを許容するようになり[12]，そして乳房部分切除症例の少数のマクロ転移（1～2個）までに広がっていった[13-15]．術後の薬物療法，放射線療法を行うことが前提であるが，適切な患者選択を行うことで腋窩リンパ節郭清を回避でき，術後のリンパ浮腫のリスクが減少することが示されている[13-15]．2024年に示されたSENO-MAC試験の結果は，乳房全切除症例の少数のマクロ転移（1～2個）に，節外浸潤やcT3症例を含んだ群，男性乳癌においても腋窩リンパ節郭清が省略できる可能性を示唆している[16]．

③臨床的リンパ節転移陽性（cN＋）乳癌患者への腋窩手術縮小へ

近年の術前化学療法（NAC）は，手術不能な局所進行乳癌だけでなく，治療効果をみることで予後予測や術後治療の追加，変更を行うことを目的に広く行われるようになった．効果的な薬剤の開発と腫瘍内科医を中心とした適切な薬剤管理は，cN＋乳癌であってもNACでリンパ節転移が消失する機会を増加させた．安全に腋窩郭清省略可能な患者群を選択することを目的に，センチネルリンパ節生検の妥当性を検証する前向き試験が行われた[17]．

SLNの同定率が劣ること，またSLNに転移がなくてもバックアップ郭清したリンパ節に転移を認めた偽陰性率が，当初閾値と決めていた10％を超えてしまったため，通常のセンチネルリンパ節生検のみで腋窩郭清省略をすることは推奨されていない[18]．

一方，もともと転移があったリンパ節にマークを付けて，SLNとあわせて摘出する方法（targeted

axillary dissection（TAD））や，RIと色素を用いたセンチネルリンパ節生検とともに3個以上摘出することで，偽陰性率を改善できることが示された[19]．

現在National Comprehensive Cancer Network（NCCN），欧州臨床腫瘍学会（ESMO），2022年版乳癌診療ガイドラインにおいても[18,20,21]，NACで腋窩リンパ節転移が消失したと考えられる患者においては上記の腋窩の縮小手術における再ステージングを行ったうえで，腋窩郭清を省略する選択肢を示している．NAC後のさまざまな病態に対する画像診断，手術手技，病理診断や術後治療など，世界的なコンセンサスが不十分であること，長期予後に関してはまだ十分なデータがないことから，患者との十分な共同意思決定 shared decision making（SDM）が必要である．

おわりに

乳癌に対する乳房と腋窩の手術はこの150年間に大きな変遷があり，現在の標準治療もおそらく10年後は大きく変わっているだろう．乳癌は多様な疾患で解剖学的な進行度，癌の分子生物学的悪性度など，さまざまな因子がその予後に影響する．歴史を振り返るとパラダイムシフトは突然起こるわけではなく，臨床現場のclinical questionを先駆者達がエビデンスに変えてきたのだと実感する．次のclinical questionを探求する姿勢をもちつつ，目の前の患者には外科療法と放射線療法で行われる局所制御と，薬物療法による全身制御，それぞれのメリット・デメリット，整容性への影響などを考慮した最適な治療方針を選ぶことが求められる時代になっている．

文献

1) Ghossain, A et al：History of mastectomy before and after Halsted. J Med Liban 57：65-71, 2009
2) Fisher, B et al：Ten-year results of a randomized clinical trial comparing radical mastectomy and total mastectomy with or without radiation. N Engl J Med 312：674-681, 1985
3) Fisher, B et al：Five-year results of a randomized clinical trial comparing total mastectomy and segmental mastectomy with or without radiation in the treatment of breast cancer. N Engl J Med 312：665-673, 1985
4) Veronesi, U et al：Comparing radical mastectomy with quadrantectomy, axillary dissection, and radiotherapy in patients with small cancers of the breast. N Engl J Med 305：6-11, 1981
5) Fisher, B et al：Twenty-five-year follow-up of a randomized trial comparing radical mastectomy, total mastectomy, and total mastectomy followed by irradiation. N Engl J Med 347：567-575, 2002
6) Hellman, S：Karnofsky Memorial Lecture. Natural history of small breast cancers. J Clin Oncol 12：2229-2234, 1994
7) Mannino, M et al：Local relapse rates are falling after breast conserving surgery and systemic therapy for early breast cancer：can radiotherapy ever be safely withheld？ Radiother Oncol 90：14-22, 2009
8) Sakai, T et al：The Japanese Breast Cancer Society Clinical Practice Guidelines for surgical treatment of breast cancer, 2022 edition. Breast Cancer 31：1-7, 2024
9) Orr, RK et al：The learning curve for sentinel node biopsy in breast cancer：practical considerations. Arch Surg 134：764-767, 1999
10) Krag, D et al：The sentinel node in breast cancer：a multicenter validation study. N Engl J Med 339：941-946, 1998
11) Krag, DN et al：Sentinel-lymph-node resection compared with conventional axillary-lymph-node dissection in clinically node-negative patients with breast cancer：overall survival findings from the NSABP B-32 randomised phase 3 trial. Lancet Oncol 11：927-933, 2010
12) Galimberti, V et al：Axillary dissection versus no axillary dissection in patients with sentinel-node micrometastases (IBCSG 23-01)：a phase 3 randomised controlled trial. Lancet Oncol 14：297-305, 2013
13) Sávolt, Á et al：Eight-year follow up result of the OTOASOR trial：the Optimal Treatment Of the Axilla - Surgery Or Radiotherapy after positive sentinel lymph node biopsy in early-stage breast cancer：a randomized, single centre, phase III, non-inferiority trial. Eur J Surg Oncol 43：672-679, 2017
14) Donker, M et al：Radiotherapy or surgery of the axilla after a positive sentinel node in breast cancer（EORTC 10981-22023 AMAROS）：a randomised, multicentre, open-label, phase 3 non-inferiority trial. Lancet Oncol 15：1303-1310, 2014
15) Giuliano, AE et al：Axillary dissection vs no axillary dissection in women with invasive breast cancer and sentinel node metastasis：a randomized clinical trial. JAMA 305：569-575, 2011
16) de Boniface, J et al：Omitting axillary dissection in breast cancer with sentinel-node metastases. N Engl J Med 390：1163-1175, 2024
17) Boughey, JC et al：Sentinel lymph node surgery after neoadjuvant chemotherapy in patients with node-positive breast cancer：the ACOSOG Z1071（Alliance）clinical trial. JAMA 310：1455-1461, 2013
18) 日本乳癌学会編：乳癌診療ガイドライン 1治療編，2022年版，第5版，金原出版，2022
19) Caudle, AS et al：Improved axillary evaluation following neoadjuvant therapy for patients with node-positive breast cancer using selective evaluation of clipped nodes：implementation of targeted axillary dissection. J Clin Oncol 34：1072-1078, 2016
20) Loibl, S et al：Early breast cancer：ESMO Clinical Practice Guideline for diagnosis, treatment and follow-up. Ann Oncol 35：159-182, 2024
21) National Comprehensive Cancer Network（NCCN）：Breast Cancer, Version 4. Clinical Practice Guidelines in Oncology, 2024

I. 総論

3. 乳房再建術の時期と適応

森　弘樹 ● 東京科学大学形成・再建外科学分野

患者が乳房再建術を希望する理由は，乳房がなくなる喪失感の回復のほかに，外付けの人工乳房やパッドが不要になること，服装の制限がなくなること，そして日本独特の問題として公共の浴場に行きやすくなることがあげられる．一方で，患者が手術合併症の増加や，がん治療や経過観察の妨げになることを恐れて希望しないこともある．

再建時期と回数

乳房マウンド再建を行う時期により一次，二次と分かれ，組織拡張器（TE）を用いるかどうかで一期，二期に分かれる．また，一次もしくは二次で再建したものの，乳房インプラント（BI）破損，被膜拘縮や不十分な皮弁再建により再度の再建を行うことを再々建もしくは三次再建と呼ぶ．

- 一次再建：乳癌手術と同時に乳房マウンド再建を開始する．解剖学的構造と皮膚を温存できるため，整容的によい結果を得やすく，手術が1回少なくなるため経済的である．一方で温存する皮膚の血流評価が難しく，皮膚壊死，感染などの局所合併症がやや多い．
- 二次再建：乳癌治療が落ち着いた半年〜数年後に再建を行う．局所合併症が少なく，患者自身の再建への理解が深まる利点がある．一方，乳房喪失感が長引き，乳房の皮膚形態と乳房下溝など解剖学的構造が失われることが欠点である．
- 一期再建：人工物ではBIを同時に挿入するが，乳房の皮膚，皮下組織が十分に残る症例に限られる．皮下留置は2024年の時点でガイドライン違反となるため，日本乳房オンコプラスティックサージャリー学会（JOPBS）に申請し，臨床研究として行う．皮弁では乳房皮膚欠損を移植皮弁の皮膚で置き換えることが許容できれば行う．
- 二期再建：TEを大胸筋下，あるいは皮下に挿入する．生理食塩水を徐々に注水し，2回目の手術でBI，もしくは皮弁を挿入する．乳房皮膚を利用できる一方で，乳房マウンド再建に2回の手術が必要になる．

再建適応と術式

乳房再建を広い意味で捉えると乳房温存療法（乳房部分切除術）に対する再建と乳房全切除術に対する乳房再建術に分けられる．温存療法は乳腺の部分的な移動のみならず，乳房温存オンコプラスティックサージャリー（OPBCS）の手技を用いるものがあり，そのなかには皮弁移植も含まれる．

乳房全切除術の場合，早期癌であれば，多くの場合，再建を提案することが可能だが，再建しないことも選択肢である．再建方法は患者の希望を第一に年齢やライフスタイルも含め，医学的なアドバイスを加えて共同意思決定shared decision making（SDM）を行う．BI，皮弁，脂肪注入，およびそれらを組み合わせたハイブリッド法の適応については各項を参照いただくが，簡易的なフローチャート（図1）を示す．保険適用の有無を含め，それぞれの特徴を理解する必要がある．BIでの再建を行う場合はJOPBSの講習を受けて資格をとる．脂肪注入は2024年現在は保険適用外である．

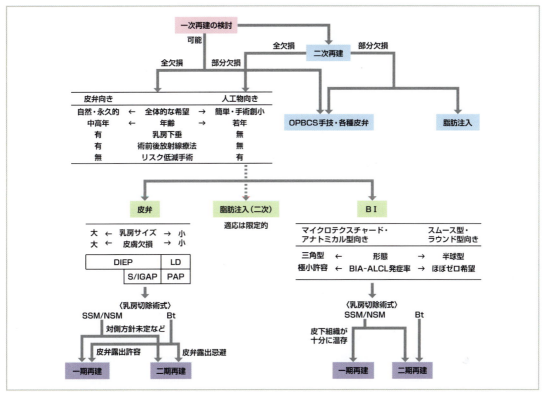

図1　乳房再建術のフローチャート
OPBCS：乳房オンコプラスティックサージャリー，DIEP flap：深下腹壁動脈穿通枝皮弁，LD flap：広背筋皮弁，S/IGAP flap：上/下臀動脈穿通枝皮弁，PAP flap：大腿深動脈穿通枝皮弁，BI：乳房インプラント，BIA-ALCL：乳房インプラント関連未分化大細胞型リンパ腫，Bt：胸筋温存乳房全切除術，SSM：皮膚温存乳房全切除術，NSM：乳頭温存乳房全切除術

　対側乳房への処置の希望についても確認する．特にBI再建を希望する場合には下垂が強い，乳房がかなり大きい，逆にかなり小さい場合に，対称性を得るために対側の豊胸，縮小・固定の処置を要することがあり，癌のない対側処置は保険適用外になるため，そのタイミングを相談する．遺伝性乳癌卵巣癌症候群（HBOC）の検査適応患者において，術前から遺伝科との相談や検査が組まれることがあり，対側への方針が決まる前に患側手術が行われることもある．

　乳房全切除術の術式は胸筋温存乳房全切除術と皮膚温存乳房全切除術（SSM），乳頭温存乳房全切除術（NSM），乳輪温存乳房全切除術 areola sparing mastectomy（ASM）があり，切開線もさまざまであるため，事前に乳腺外科医と形成外科医が相談することが望ましい．

　再建の情報提供を行わないのは避ける．自施設でできない方法を患者が望む場合は他施設への紹介を考慮する．温存療法の適応内であっても乳房全切除術・乳房再建術を希望することはしばしばあるので，それを含めて説明する．

　乳房再建術の絶対的適応外となることは少ない．一次再建の相対的適応外となるのは，進行癌の病期で術後補助療法，特に放射線療法が予定される場合や，高度肥満，併存疾患により長時間手術が難しい，などがある．合併症増加のリスクとしては喫煙，肥満，放射線照射の既往などがある．また皮弁再建では皮弁採取部位の手術歴（瘢痕）もリスクとなる．これらは二次再建や術式変更を検討する．

　乳頭再建は通常，乳房マウンドが仕上がってから行うため半年〜1年後になることが多い．脂肪注入は部分的な陥凹の修正などタッチアップ手術として用いられることがある．

I. 総論

4. 乳房温存療法の歴史と乳房温存オンコプラスティックサージャリー

座波久光 ● 中頭病院乳腺科

1970年代に登場した乳房温存療法（乳房部分切除術＋放射線療法）は，乳癌手術における標準治療として確固たる地位を確立した．しかしながら，適応が拡大するなかで，乳房温存療法には整容性上の課題を伴うことがあった．こうした課題を解決すべく発展したのが，数々の乳房再建術である．一方で，乳房温存療法においても1990年代初頭より，乳房部分切除術に形成外科的技術を融合させた新しいアプローチである乳房温存オンコプラスティックサージャリー（OPBCS）が発展した．さらに2023年からは本邦でもラジオ波によるnon-surgical ablationも保険適用となり，乳房温存療法はますます多様化している．本項では，日本乳房オンコプラスティックサージャリー学会（JOPBS）が提案したOPBCSステップアップガイドを基に，OPBCSについて総論的に解説する[1]．

volume displacement

volume displacementとは，乳房内の組織のみを使って欠損部を充填し，乳房の形態を維持する手技である．

①ステップ1（図1）[1]

通常の乳房部分切除術におけるglandular re-arrangementを行う際に，①皮膚切開部位の工夫や，②乳頭乳輪複合体（NAC）の位置またはサイズを調整（NAC re-centralization）することで，さらに整容性の向上や乳頭乳輪の偏位・変形を予防することができる．NAC re-centralizationとは，乳房部分切除後の代表的変形である乳頭乳輪の切除方向への偏位と変形を予防する手技である．この手技に必要な乳輪周囲の脱上皮化はOPBCSの基本的手技である．

②ステップ2（図2）[1]

乳房を必ずしも元の形に温存することを目的とはせず，新しい形態の乳房を形成する手技で，乳房縮小術や乳房固定術を基盤とするOPBCSを特徴づける手技群である．一般的に適応となる乳房は一定サイズ以上の大きさが必要で，背景乳腺組織は脂肪性乳房 fatty breast であることが多いため，移動する乳腺組織や乳頭乳輪の血流に十分留意し，皮下と大胸筋間を同時に剥離するdual-plane underminingは避けることが多い[2]．

volume displacementの短所は，まずは一般的に通常の温存術に比較して創が大きいこと，次に下垂した脂肪性乳房を対象とすることが多いため，合併症として脂肪壊死を常に念頭に置かなければならない点があげられる．その結果，volume displacementには2つの潮流が形成された．

ひとつはフランスのCloughらが体系化した，腫瘍の局在ごとに異なる皮膚切開で切除と部分再

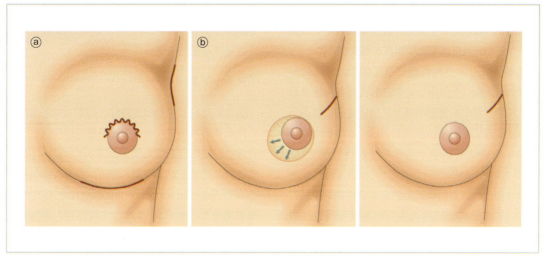

図1 volume displacement：ステップ1
ⓐ 目立たない皮膚切開部位の工夫．
ⓑ 乳頭乳輪の偏位を予防するための NAC re-centralization．乳輪周囲を脱上皮化して乳頭乳輪を移動させる．
（文献1）より転載）

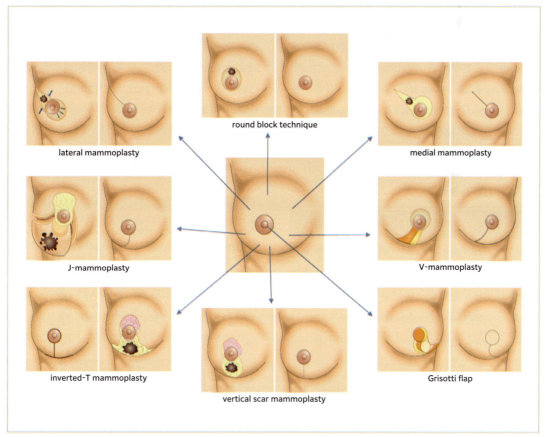

図2 volume displacement：ステップ2
基本的には Clough ら[2]の Level II に準じた術式群である．乳房形成を意識した区域ごとに異なるマーキングで腫瘍を皮膚ごと切除し，皮下剥離は少なくして残存乳腺組織を移動させて欠損部を充填する．なお，vertical scar や inverted-T incision を用いて，skin incision pattern 範囲外の切除と再建を行うことも応用可能である．
（文献1）より転載）

建を行う方法である(図2)[1,2]．これらの術式は腫瘍を直上の皮膚ごと切除し，皮下剝離は避けて大胸筋からの剝離だけで乳腺組織を授動することで，脂肪壊死のリスクを低減させている．NAC-re-centralizationを併用して新たな乳房を再建するが，美容外科の乳房縮小術や乳房固定術にはみられない皮膚切開も用いられており，より安全性を重視した術式である．高度な脂肪性乳房では，dual-plane underminingを行い広い乳腺弁を作成することは脂肪壊死の観点から相対的禁忌であり，これらの術式は乳腺外科医が習得すべきOPBCSの基本的技術体系といえる．ただし，これらの術式は，すべての区域で腫瘍直上の大きな皮膚切開を用いるため，内側や外側区域の切除では創がより目立つという欠点がある．

もうひとつの潮流はイギリスのMacmillanらが提唱したtherapeutic mammoplastyという方法である[3]．この術式では，どの区域でも美容外科の乳房縮小術や乳房固定術で用いられるできるだけ目立たない皮膚切開(inverted-T incisionやvertical scar incision)でアプローチする．手術創が大きくても比較的目立たないが，腫瘍の局在が皮膚切開より離れている上方区域や，内側または外側区域を切除する場合は広範囲な皮下剝離が必要になるため，脂肪壊死を避けるための特別な配慮が必要となる．

volume replacement

volume replacementについては，文字通り欠損部へ乳房外の自家組織を充填する手技である．充填できる組織量と難易度を加味してステップ1とステップ2に分類されている．

①ステップ1(図3)[1]

主に乳房外の周辺組織をtransposition flap[4]や，advancement flap[5]のような局所弁として欠損部に充填する方法で，一般的にはdonor-siteに近接した小範囲の欠損部の充填として使用される．侵襲度が低く，比較的容易に手技が取得できるのが大きな利点である．また，乳房全切除術後の再建に用いられる自家組織を温存できるという利点がある．ただし，充填容量は一般的にはステップ2より少なく，充填できる区域もdonor-siteに近接する部位に限られる．

②ステップ2(図4)[1]

広背筋皮弁，穿通枝皮弁などの有茎弁を欠損部に充填する方法で，多くの組織量が得られ，充填できる区域の自由度もステップ1より高い．広背筋皮弁は充填できる容量，部位，皮膚欠損も補える点も含め，volume replacementとしては万能である[6]．ただし，乳房全切除術後の再建組織として広背筋を失うことは常に念頭に置く必要がある．

穿通枝皮弁は形成外科領域での開発と発展を機に，OPBCS領域では最初にHamdiらが応用し，現在ではvolume replacementの主役となっている[7,8]．

これらの手技は侵襲度がステップ2より高いため，部分切除術後にステップ2のvolume replacementを行うか，乳房全切除術やNSMを行い一次一期再建を行うかは患者単位，施設単位で慎重な検討を要する．

各手術手技の詳細については，【Ⅱ-1 乳房温存オンコプラスティックサージャリー】の各項目をご参照いただきたい．

文献

1) 座波久光ほか：I．乳房温存オンコプラスティックサージャリーステップアップガイド．乳房温存オンコプラスティックサージャリーステップアップガイド，日本乳房温存オンコプラスティックサージャリー学会　乳房温存オンコプラスティックサージャリーワーキンググループ編，春恒社，p3-11, 2024
2) Clough, KB et al：Oncoplastic techniques allow extensive resections for breast-conserving therapy of breast carcinomas. Ann Surg 273：26-34, 2003
3) Macmillan, RD et al：Therapeutic mammaplasty. J Surg Oncol 110：90-95, 2014
4) Kijima, Y et al：Immediate reconstruction using a modified thoracodorsal adipofascial cutaneous flap after partial mastectomy. Breast 20：464-467, 2011
5) Ogawa, T et al：Abdominal advancement flap as oncoplastic breast conservation；report of seven cases and their cosmetic results. J Breast Cancer 16：236-243, 2013
6) Tomita, K et al：Esthetic outcome of immediate reconstruction with latissimus dorsi myocutaneous flap after breast-conservative surgery and skin-sparing mastectomy. Ann Plast Surg 61：19-23, 2008
7) Hamdi, M et al：Surgical technique in pedicled thoracodorsal artery perforator flaps：a clinical experience with 99 patients. Plast Reconstr Surg 121：1632-1641, 2008

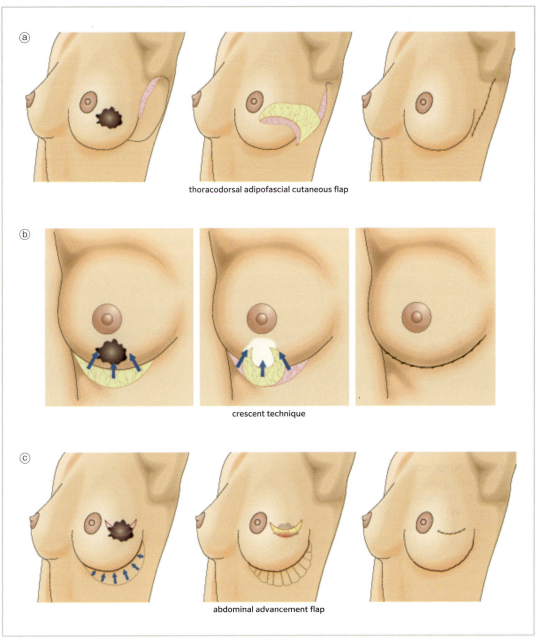

図3 volume replacement：ステップ1
transposition flaps
例：thoracodorsal adipofascial cutaneous flap（ⓐ）
　　thoracoaxillar dermal fat flap
　　lateral tissue flap
advancement flaps
例：crescent technique（ⓑ）
　　abdominal advancement flap（ⓒ）
その他
例：inframammary adipofascial flap
　　free dermal flap
近接した局所弁（transposition flap，advancement flap，turn-over flapなど）で欠損部を充填する侵襲度の低い手技群である．乳房全切除後の再建組織を温存することができる．
（文献1）より転載）

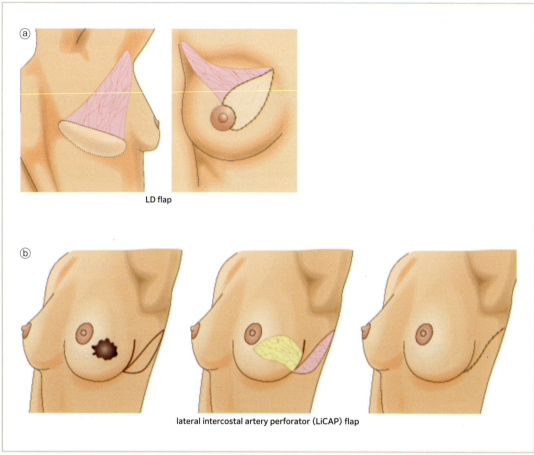

図4 volume replacement：ステップ2
広背筋皮弁（LD flap）（ⓐ）
chest wall perforator flaps
　　lateral chest wall perforator flap（ⓑ）
　　anterior chest wall perforator flap
その他
　　rectus abdominis musculocutaneous（RAM）flap
　　omental flap
　　free flap
　　大臀筋動脈穿通枝皮弁（GAP flap）
　　大腿深動脈穿通枝皮弁（PAP flap）
広背筋皮弁や胸部穿通枝皮弁に代表される有茎弁のほかに，その他の有茎，遊離弁が用いられるが，難易度と侵襲度が高い．
（文献1）より転載）

8）Fujimoto, H et al：Oncoplastic breast-conserving surgery using chest wall perforator flaps：three-dimensional quantitative analysis of the percentage of breast volume excised and changes over time in flap volume. J Surg Oncol 121：216-223, 2020

美しく仕上げるための形成外科 techniques

形成外科的器具

葛城遼平 ● 中頭病院乳腺科（日本乳癌学会乳腺専門医，日本形成外科学会形成外科専門医）

手術創を美しく仕上げるためには，手術操作による組織ダメージを最小限に抑えることが重要である．乳房は体表臓器であるため，一般の外科で使用する手術器具よりも形成外科用の繊細な器具の使用が効果的である．以下に，乳癌手術や乳房再建術で役立つ器具を紹介する．

①**フック鑷子**（図1）：閉創時や皮下剥離時など，皮膚を把持する際に用いる．一般的にはアドソン有鉤鑷子が使用されることが多いが，フック鑷子は接触面が小さいながらも鋭先であるためしっかりと組織を把持できる．

②**マッカンドー鑷子**（図2）：ドベーキー鑷子とアドソン鑷子の中間的な存在で，止血時やより繊細に組織を把持したい場合に有用である．先端の把持部が細く，比較的軽い力でも組織をしっかりとピンポイントで掴める点が特徴で，有鉤，無鉤ともに繊細な把持が可能である．

③**バイポーラ**（図3）：ピンポイントで止血を行う際に有用である．モノポーラよりも組織の熱傷範囲は少なくすむ．皮弁挙上時には剥離操作と止血操作が同時に行えるため，血管周囲の剥離操作を行う際には欠かせない．

④**メッツェンバウム剪刀，スーパーカット**（図4）：刃先が大きいため繊細な手技には向かないが，広範囲の脱上皮化を行う際に切れ味抜群で，楽に素早く行うことができ全く疲れない．また，皮下剥離も容易に行える．

⑤**綿棒**（図5）：小さなツッペルのような存在で，血管周囲の鈍的剥離を行うときに非常に有用である．出血時のピンポイント止血やM.Q.A.®（イナミ社）のように吸水スポンジとして使用できる．特に乳房再建術には欠かせない存在である．

⑥**ステリストリップ™**：真皮縫合が正しく行われている場合には表層縫合は行わず，ステリストリップ™（3M社）を貼付している．手術時間が短縮でき，抜糸も不要で便利である．術後1週間ほどでマイクロポア™スキントーンサージカルテープ（3M社）に貼り替えている．

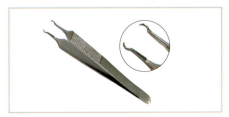

図1　フック鑷子
（日本フリッツメディコ株式会社より提供）

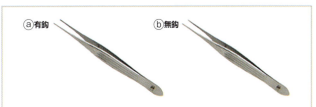

ⓐ有鉤　　ⓑ無鉤

図2　マッカンドー鑷子
（株式会社エムエーコーポレーションより提供）

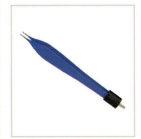

図3　バイポーラ
（村中医療器株式会社より提供）

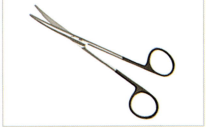

図4　メッツェンバウム剪刀，スーパーカット
（株式会社エムエーコーポレーションより提供）

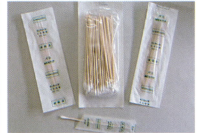

図5　綿棒
（日本綿棒株式会社より提供）

I. 総論

5. 写真撮影・画像評価の基本

植村法子 ● 東京科学大学形成・再建外科学分野

乳房再建を前提とした患者の計測，写真撮影，画像評価について述べる．乳房形態は，座位ないし立位と仰臥位では大きく異なることを理解する必要がある．計測と写真撮影については，二次再建の場合でも乳房切除術前に行い，術前状態を記録しておくことが望ましい．また，計測や写真撮影時には今後の再建を念頭に置き，乳房だけではなく腹部や背部も確認する．これらは，再建の計画，組織拡張器の準備，術後形態評価などに必要となる．

説明のポイント

乳房の計測や写真撮影は患者の羞恥心などに配慮して，女性医師が行うか女性スタッフ同席で行う．個人情報保護の観点から，写真撮影時には顔面を撮影範囲外とし，施設の公用カメラで撮影する．患者には，乳房再建のためには手術前の状態の記録が必要であること，乳房と顔は一緒に撮影しないことを説明し，同意を得る．

計測の実際

- 一般的な計測として，座位で，トップバスト，アンダーバスト，乳房幅 width (W)，乳房高さ height (H)，乳房突出度 projection (P) を計測する (図1)．乳房幅，乳房高さ，乳房突出度については左右の計測値を記載する．組織拡張器の選択のためには，乳房幅の計測が必須である．初診時など患者が再建方法を悩む場合でも，一次二期再建の準備のために，少なくとも乳房幅を計測することを推奨する．乳房幅は，乳房にメジャーを沿わせると過大となるため，ノギスなどで直線の状態を計測する．乳房サイズの目安として，ブラジャーのカップサイズを確認する．カップサイズは本来トップバストとアンダーバストの差であるが，計測値からずれていることも多い．
- 計測の際は自家組織再建も念頭に置き，腹部や背部に瘢痕がないか，脂肪の厚みがどれくらいかを確認する．

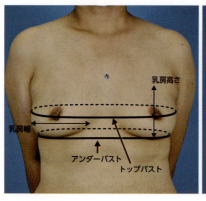
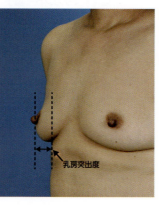

図1 計測の実際
トップバストとアンダーバストは巻き尺で計測，乳房幅 (W)，乳房高さ (H)，乳房突出度 (P) はノギスなどで計測する．

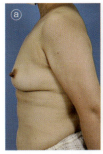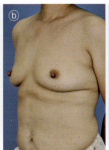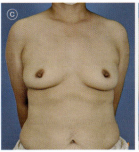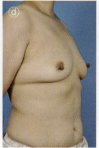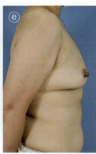

図2　5方向の写真
日本乳房オンコプラスティックサージャリー学会(JOPBS)の提言に基づいて撮影．
ⓐ 左側面，ⓑ 左斜位，ⓒ 正面，ⓓ 右斜位，ⓔ 右側面．

写真撮影の実際

- 形成外科では一般的であるが，レンズの画角による歪みを防ぎ全体にピントの合うように，一眼レフないしミラーレス一眼カメラで撮影することが望ましい．コンパクトデジタルカメラやスマートフォンで撮影すると，広角レンズの作用で中央が引き伸ばされた画像となることがある．日本乳房オンコプラスティックサージャリー学会(JOPBS)より2024年に「乳房手術の術前術後画像の管理に関する学会提言」[1)]がなされており，参照するとよい．

- 撮影範囲は，顎下から下腹部まで，両側の肩が入るようにする．乳房の形がわかるように上肢は体の後ろにおく．カメラは被写体と平行とし，正面，左右斜位，左右側面の5方向を撮影する(図2)．患者の主観的評価に近づけるため，乳房上面からの撮影を追加するとよい[2)](図3)．当院では外来のブースの床に，患者が撮影方向に回転するためのガイド線を貼付し，写真に影ができにくいスタジオライティングシステムを構築している(図4)．術前後の評価のためには，CATHMATCHなどの画像補正用のカラーチャート(図3)を貼付することが必要である．

- 手術前に乳房下溝線のマーキングは必須である．乳房下溝線は，仰臥位や乳房切除後の状態で位置がずれる場合があるので，乳房下溝線の下端の位置を正中にマーキングするとよい(図5)．マーキング後の写真も撮影し，印刷して手術中に参照する．

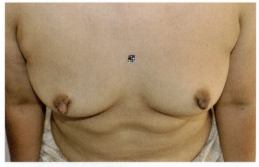

図3　乳房上面からの撮影
患者が自分の胸を直接見たときの像に近い．

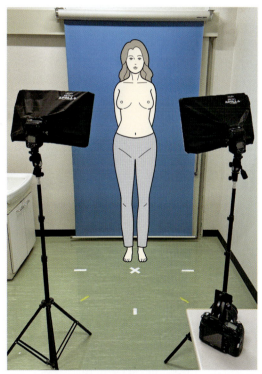

図4　当院で使用しているスタジオライティングシステム
床に撮影方向のガイド線を貼付してある．

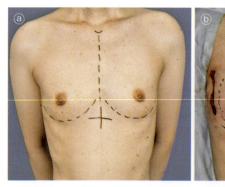
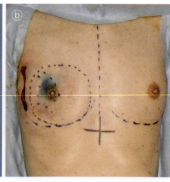

図5 乳房下溝線のマーキング
ⓐ 正中に乳房下溝線の下端の位置をマーキングする.
ⓑ 皮膚温存乳房全切除術（SSM）後の状態.

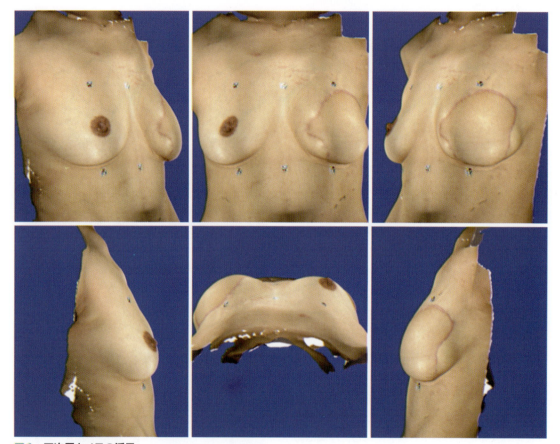

図6 三次元カメラの活用
VECTRA® H1 3D Imaging systemを用い，二次再建後の形態について評価した例.

- より専門的な視点からは，三次元カメラで撮影し再構成を行うと，乳房の容積やその左右差を確認したり，頭側ないし尾側から乳房形態を詳細に評価したりすることなども可能となる[3]．当院ではVECTRA® H1 3D Imaging system（Canfield Scientific社）を利用し，二次再建で必要な皮弁量を推計したり，皮弁修正術でvolume調整の必要量を推計したりしている(図6).

画像評価の実際

- 乳癌の評価のために術前はMRI検査が行われていることが多い．自家組織再建で深下腹壁動脈穿通枝皮弁（DIEP flap）や上臀動脈穿通枝皮弁（SGAP flap）などの遊離皮弁が予定されて

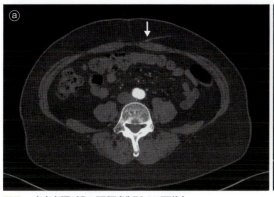 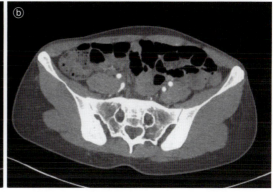

図7　皮弁採取部の評価（造影CT画像）
ⓐ 深下腹壁動脈穿通枝（DIEP）の穿通枝（矢印）を確認した症例．
ⓑ 腹部脂肪厚が少なく上臀動脈穿通枝（SGAP）を選択した症例．

いる場合，当院では造影CTを撮影し，穿通枝の位置や，皮弁採取部の脂肪の厚みを確認している（図7）．遊離皮弁のresipient血管として内胸動静脈を使用する場合は，造影CTよりも乳房MRIの方が血管の状態を確認しやすいことが多い（図8）．

有茎広背筋皮弁（LD）予定の場合は，皮弁採取のための術前画像検査は必須ではないが，リンパ節転移が胸背動静脈に接していないかの確認は必要である．組織拡張器や乳房インプラント挿入時も画像検査は必須ではないが，CTやMRIが撮影されていることが多いので，乳房全体の状態把握のために一度確認するとよい．

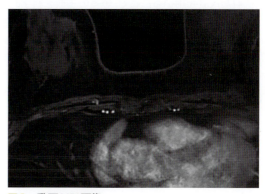

図8　乳房MRI画像
VIBRANTで内胸動静脈がよく描出されている．

外科で行うのか形成外科で行うのか確認し，重複を避けて患者の負担が増えないように配慮する．

総括

美しく仕上げる乳房再建のためには，術前の乳房の状態を把握し，適切に記録しておくことが重要である．手術で仰臥位になったり乳房切除したりしたあとでは，元の乳房の状態を確認することが不可能であるため，必ず術前に計測，写真撮影やマーキングを行う．画像検査については，乳腺

文献
1) 日本乳房オンコプラスティックサージャリー学会：乳房手術の術前術後画像の管理に関する学会提言．http://jopbs.umin.jp/docs/2024_teigen.pdf（2024年9月閲覧）
2) 永松将吾ほか：再建乳房の主観的評価—乳房上面撮影から見えてくるもの．Oncoplastic Breast Surgery 4：98-105, 2019
3) Nakamura, M et al：Influence of marker number and position on accuracy of breast measurement with three-dimensional camera. Aesthetic Plast Surg 46：1481-1488, 2022

I. 総論

6. 患者報告アウトカム

雑賀美帆 ●岡山大学病院形成外科

患者報告アウトカム（PRO）は臨床アウトカムのひとつであり，「医療者をはじめ他者による解釈を介さず，患者から直接得られた，患者の健康状態に関するあらゆる報告」と定義されている．具体的には生活の質（QOL）や自覚症状（痛み，倦怠感，不安感など），機能（歩行，生活など），治療に対する満足，包括的健康感などについて，質問票や被験者日誌などを用いて収集するものである．適切な方法で開発され，信頼性・妥当性・反応性といった軽量心理学的特性が検証validationされた尺度を用いることで，患者の主観を科学的に計測することが可能である．PROは患者中心医療，特に慢性疾患やがん医療の領域で発展し，治療効果の測定，医療の質の改善，医療経済評価などに活用されてきた．乳房再建術は患者のQOLや満足度を向上させるための手術であり，アウトカム指標としてPROの有用性の高い領域である．

乳房再建のアウトカム評価

乳癌手術による乳房の変形は，ボディイメージの低下や喪失感などの心理的ストレス，服装の制限，公共の浴場に行きにくいといった日常生活における問題を引き起こしうる．乳房再建術は患者のQOLを向上するための支持療法であるため，そのアウトカムの評価において患者報告アウトカム patient reported outcome（PRO）の有用性は高く，乳房再建術の価値を測るうえで不可欠な指標である．英国で提唱された乳房再建のコア・アウトカム・セット[1]では，Women's cosmetic satisfaction（女性の整容的満足），Self-esteem（自分に自信がもてること），Normality（手術の結果，「元の自分に戻った」あるいは「完全な自分になった」と感じること），Physical well-being（身体的健康感：手術後の女性が仕事やレジャー関連の仕事をどの程度こなせるかなどの身体活動性）など，PROを用いて評価すべき項目がコアとして採用されている．これらは患者の関心が高い事項であり，術式選択を行ううえでも重要な情報である．

乳癌領域ではFACT-B（Functional Assessment of Therapy-Breast）やEORTC QLQ-BR23（European Organization for Research and Treatment of Cancer Quality of Life Questionnaireの乳癌用尺度）などの疾患特異的尺度が活用されてきた．例えばFACT-Bはがん一般尺度であるFACT-G（身体面7項目，社会/家族面7項目，心理面6項目，機能面7項目）に乳癌特異面（9項目）を加えた構成となっている．これらの乳癌特異的尺度は，女性としての魅力や衣服の問題，脱毛，上肢のむくみといった乳癌特有の問題も含め，乳癌の手術と補助療法が女性のQOLに与える影響を調査するうえで有用な尺度である．しかし乳房再建術の評価には，より手術の影響を鋭敏に捉えることのできる尺度が求められる．2000年ごろから乳房の状態，ボディイメージ，満足度といった内容に主眼を置いた手術特異的なPRO尺度が開発されてきた（表1）．そのうち信頼性・内容妥当性に優れ，最も汎用されているのがBREAST-Q[2]である．

表1 乳房再建術の評価に使用される代表的な患者主観的評価尺度

尺度	発表年	著者	日本語版
MBROS (Michigan breast reconstruction outcome study) Satisfaction and Body Image Score	2000	Alderman, AK et al Wilkins, EG et al	
BIBCQ (Body Image after Breast Cancer Questionnaire)	2006	Baxter, NN et al	
BEQ (The Breast Evaluation Questionnaire)	2006	Anderson, RC et al	
BREAST-Q	2009	Pusic, AL et al	○
BRECON-31 (breast reconstruction satisfaction questionnaire)	2012	Temple-Oberle, CF et al	
EORTC QLQ (European Organization for Research and Treatment of Cancer Quality of Life Questionnaire)-BRECON-23	2017	Winters, ZE et al*	○

＊European Organisation for Research and Treatment of Cancer Quality of Life Group.

表2 BREAST-Q乳房再建モジュール version 2.0の構成

ドメイン	下位尺度	質問項目数 術前	質問項目数 術後
乳房の満足	乳房の満足	4	15
	乳房インプラントに対する満足	-	2
	再建乳頭の満足	-	1
	放射線療法の影響	-	6
心理社会的健康感	心理社会的健康感	10	10
身体的健康感＊	胸部と上肢の身体的健康感	10	11
	腹部の身体的健康感	4	7
	腹部の満足	1	3
性的健康感	性的健康感	6	6
患者の経験/ケアに対する満足	情報に対する満足	-	15
	執刀医への満足	-	12
	医療チームへの満足	-	7
	その他のスタッフへの満足	-	7

＊広背筋(LD)皮弁のdonor-siteを評価する尺度「LD scale」が別に存在する．

BREAST-Qの概要

BREAST-Qは乳房手術が患者の満足度と健康関連QOL health-related quality of life (HRQOL)に与える影響を評価するPRO尺度である．対象となる乳房手術は乳房再建術，乳房全切除術，乳房温存療法，乳房増大術，乳房縮小/吊り上げ術であり，それぞれに固有のアンケートモジュールが用意されている．

乳房再建モジュール version 2.0の構成を表2に示す．それぞれの下位尺度は独立しており，必要な下位尺度のみを選択して使用することができる．それぞれの下位尺度は100点満点でスコア化され（一部の下位尺度を除く），スコアが高いほど高い満足度またはQOLを示す．スコアリングに近代テスト理論のRaschモデルが導入されて

いることから，統計上等間隔の連続尺度として扱われる[3].

BREAST-Q 評価の実際

①使用許諾

- Q-Portfolioのウェブサイト[4]から使用許諾を申請したのち，日本語版の質問票をダウンロードする．商用目的ではなく臨床評価や研究を目的としている場合には使用料は不要である．

②評価の実施時期

- 術前アンケートと術後アンケートがある．研究計画次第で術前アンケートは必須ではないが，手術前であっても乳房の整容的満足度には個人差があるため，術前アンケートを用いたベースラインの評価は重要である．術後アンケートの回答時期について指定はなく，研究の目的に合わせて設定できる．ただし質問の想起期間は下位尺度により異なる場合があり，注意が必要である．

③患者の負担への配慮

- アンケートの実施にあたっては患者の時間的，心理的負担への配慮が必要である．患者の必要な下位尺度のみを選択して用いるほか，患者のプライバシーに配慮した回答環境を準備する必要がある．特に性的健康感の下位尺度を用いる場合には「この質問に回答したくない場合は□にチェックを入れて次の質問に進んでください．」などの文言を付加し，回答を断る機会を設けておく．

④データ収集の方法

- 紙媒体か電子アンケート（ePRO）か，無記名か記名か，受診時か自宅か，など，データ収集の方法にはいくつか選択肢がある．ePROの導入は，欠測の予防や医療者がデータ入力する時間やエラーを軽減できるというメリットがあるが，回答者が電子デバイスに慣れている必要がある．PROは症状のスクリーニングや患者とのコミュニケーションに用いられる場合もあるため，直接医療者が回答を見ることが不適切ということはない．しかし回答を主治医が見ることを想定すると，回答にバイアスが生じる可能性があることを念頭に置く．

⑤スコアリング

- version 1.0ではソフトウェア「Q Score」を用いてスコアリングを行う．version 2.0ではRaschスコアへの換算表が質問票に付随しており，これを用いる．将来的にはコンピュータ適応型テストcomputerized adaptive testing（CAT）の導入によって回答者，医療者ともに負担が軽減されることが期待される．

PROデータの解釈における課題

PROのデータを解釈するうえでは，スコアの変化が臨床的にどのような意味をもつのかを考える必要がある．「臨床的に意味のある最小スコア差minimal clinically important difference（MCID）」という概念があるが，1つの尺度に一定のMCID値があるのではなく，集団によって，また病状が改善する場合と悪化する場合でも違いがあるとされる．MCIDの測定にはスコアの分布から推定する方法（distribution-based method）やアンカーと呼ばれる外的な基準を用いる方法（anchor-based method）などが提案されている．

PROの経時的変化の測定においては，レスポンスシフトと呼ばれる現象が知られている．これは内的基準の変化recalibration，価値の変化reprioritization，意味の変化reconceptualizationといった個人内の判断基準の変化により測定結果が変化するものである．例えば乳房再建術後の患者から「乳癌手術から時間が経った今は仕事の方が大切で，見た目のことはあまり気にならなくなった」などの意見を耳にすることがあるが，このような患者では，見た目に変化がなくても整容的満足度スコアが改善している可能性がある．真の変化を捉えるためのレスポンスシフトの検出，調整方法にはまだ多くの議論がある．

文化や価値観の違いにより，地域によって

PROスコアに違いが生じる場合がある．特にBREAST-Qでは，性的健康感のスコアは日本では海外に比較して低値となる．国内でのデータを集積し，normative data（その尺度の一般的な数値）を作成することもPROデータの解釈の一助となる[5]．

総括

- PRO尺度を用いて乳房再建のアウトカムを科学的に計量することが可能である．
- 乳房再建領域で使用されるPRO尺度のなかでも特に汎用されるBREAST-Qを中心に解説した．
- 目的にあった尺度を用いて適切な研究計画を立てること，使用許諾を申請し適切に使用すること，患者の負担に配慮することが必要である．

文献

1) Potter, S et al：Development of a core outcome set for research and audit studies in reconstructive breast surgery. Br J Surg 102：1360-1371, 2015
2) Pusic, AL et al：Development of a new patient-reported outcome measure for breast surgery：the BREAST-Q. Plast Reconstr Surg 124：345-353, 2009
3) Cano, SJ et al：A closer look at the BREAST-Q©. Clin Plast Surg 40：287-296, 2013
4) Q-Portfolio：BREAST-Q. https://qportfolio.org/breast-q/（2024年6月閲覧）
5) Mundy, LR et al：Breast Cancer and reconstruction：normative data for interpreting the BREAST-Q. Plast Reconstr Surg 139：1046e-1055e, 2017

II
手術編

乳房温存療法

II. 手術編　乳房温存療法
1. 乳房温存オンコプラスティックサージャリー ≫ A. volume displacement

[1] round block technique

小川朋子 ●伊勢赤十字病院乳腺外科

round block techniqueは乳輪周囲を全周性に円状に切開する方法であり，periareolar mammoplasty，doughnut mammoplastyなど，さまざまな名称で呼ばれ，また，同じ乳輪周囲の切開でも，報告により手技の詳細は異なる．しかし，乳輪周囲の切開は比較的手術創が目立たず，また乳輪の形や位置を修正することも可能であるため，この手技は乳房温存オンコプラスティックサージャリーとして非常に有用である[1-3]．本項では，乳輪周囲を脱上皮化して一部の皮膚のみ全層で切開する方法（Around block technique）と全周を全層で切開する方法（Bmodified round block technique）について述べる．

適応基準と除外基準

- **適応基準**：Around block techniqueは病変部が乳輪縁に近く，部分切除範囲が乳輪・乳頭直下にかかる症例．Bmodified round block techniqueは病変部が乳輪縁から遠く，部分切除範囲が乳輪部にかからない症例．乳頭乳輪複合体（NAC）の位置修正が可能となるため，部分切除によってNACの偏位を起こす可能性が高い症例がよい適応である．
- **除外基準**：部分切除範囲が乳輪部にかかる症例ではBmodified round block techniqueは禁忌である．また，術後，断端陽性で再手術になった際，乳頭温存乳房全切除術（NSM）を希望する症例も除外すべきである．Bmodified round block techniqueでは皮下剥離が比較的広範となることより，脂肪性乳房fatty breastは除外した方がよい．

手術説明のポイント

- 術後，断端陽性で再手術になった際，NSMは施行できないこと．
- 特にAround block techniqueでは血流不全によるNACの部分壊死・全壊死が起こりうること．
- NACの位置修正は行えるが，この手技のみでは乳房サイズの左右差は生じること．

手術の実際

Around block technique

①デザイン（図1 ⓐⓑ）

- 立位で両側の乳頭の高さや乳房下溝線の高さ，乳房の膨らみの高さをマークしておく．
- 臥位で乳房部分切除予定部位をマークする．この際，超音波カラードプラを用いて，第2，第3肋間からの内胸動脈穿通枝や外側胸動脈の枝なども確認しておくと術中の損傷や出血が防げる．
- 次に乳輪の周囲に同心円状の皮膚切開予定線を2本マークするが，NACの位置が切除部位方向に偏位することを回避するため，乳房部分切除部位の対側方向の皮膚を多く切除するようなデザインとする．
- 乳頭直下の乳腺組織を切除するAround block techniqueでは，乳輪全周の皮膚を全層性に切開することはできないので，部分切除方向の皮

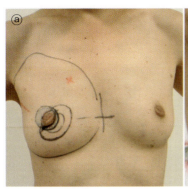
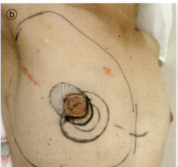
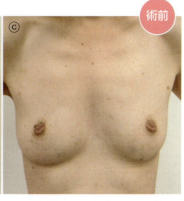
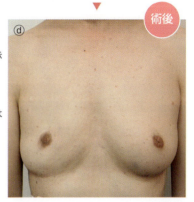

図1 症例写真（Ａround block technique）
ⓐ 術前マーキング（座位正面）．
　青斜線部が脱上皮化する部位．黒斜線部は全層切開して三日月状に切除．赤×印は第3肋間からの内胸動脈穿通枝．腋窩近くの赤線は外側胸動脈の枝．
ⓑ 術前マーキング（臥位斜位）．
ⓒ 術前座位正面．
ⓓ 術後座位正面（術後10年）．乳房サイズは小さくなっているが，NACの位置はほぼ左右対称である．

膚は全層性に切開して三日月状に切除し，この皮膚を切除する部位以外は脱上皮化（図1ⓐⓑ，青斜線部）する．NACへの血流を考えて全層性に皮膚切開する範囲が乳輪の半周以下になるデザインとする．

②皮膚切開と皮下剥離

- 術前デザインに沿って皮膚切開および乳輪周囲の脱上皮化を行う（図2ⓐⓑ）．乳輪周囲の脱上皮化は皮下剥離や乳房部分切除の前の方が，皮膚にテンションがかかりやすいので容易であるが，脱上皮化した皮膚は強い牽引に弱いので，乳房部分切除や乳房形成時の牽引によってNACが血流不全になる可能性が高くなる．
- **Point** 脱上皮化の操作に慣れてきたら，乳房形成が終わってから脱上皮化する方がNACが血流不全に陥るリスクを低くできる．

③乳房形成

- 欠損部周囲の乳腺・脂肪織を授動して乳房を形成する．NACの位置を脱上皮化して移動することで，NAC直下やNACをはさんだ対側の周囲の乳腺組織も欠損部充填に利用可能である．特に内側の切除は周囲の授動で得られる組織が少ないが，NACをＡround block techniqueで移動させることで，NACより外側の乳腺・脂肪織を充填に使用することが可能となり，NACを移動させること以上の効果が期待できる．

④乳輪の縫縮と皮膚縫合

- ステープラーを用いて皮膚の仮縫合を行い，頭側から乳房を圧迫して乳頭を術前に座位で正中にマークした高さまで下げた状態で，乳房形態や皮膚に皺がないかを確認する（図2ⓒ）．
- **Point** 臥位の状態ではきれいな乳房が形成されていても，座位では皺ができたり形が変形することがあるので，座位の状態を作って確認することが術後の整容性向上には重要である．
- 仮縫合のステープラーを外しながら，真皮の埋

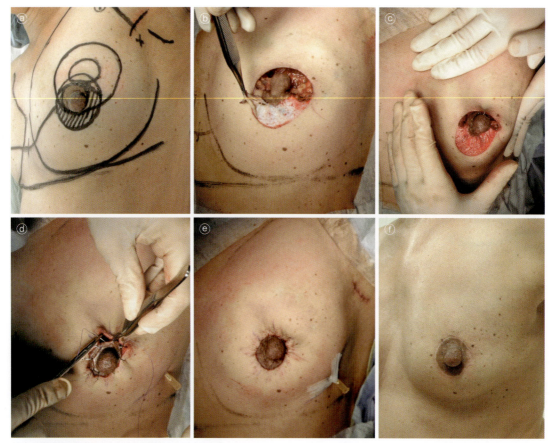

図2 術中所見（A round block technique）
ⓐ 術前マーキング（臥位斜位）．青斜線部が脱上皮化する部位．
ⓑ 脱上皮化施行中．
ⓒ 頭側から乳房を圧迫して乳頭を術前に座位で正中にマークした高さまで下げた状態で，乳房形態や皮膚に皺がないかを確認しながら，ステープラーを用いて皮膚の仮縫合を施行．
ⓓ 仮縫合のステープラーを外しながら，真皮の埋没縫合を施行．
ⓔ 埋没縫合終了後．
ⓕ 術後5ヵ月（座位斜位）．乳輪周囲の皺はなくなっている．

没縫合を行う（図2ⓓ）．乳輪は大きくなっているが，乳輪を巾着縫合で縫縮するとNACへの血流が悪くなる可能性があるため，巾着縫合は行わない．真皮の結節埋没縫合を行ったあと，脱上皮化の部位はさらに連続真皮縫合を加えて皮膚の適合adaptationを行う（図2ⓔⓕ）．両端針のバーブ縫合糸（STRATAFIX® Spiral PDSプラス® Bi-directional）もadaptationに有用である．

B modified round block technique

①術前デザイン（図3ⓐⓑ）

- A round block techniqueと同様．

②皮膚切開と皮下剥離

- 術前デザインに沿って全層皮膚切開および皮下剥離を行う．部分切除予定部位のみでなく，広範な皮下を剥離し，乳輪周囲も全周性に3〜5cm程度は皮下剥離を行っておく．この操作で乳輪から離れた切除予定部位が直視下へ移動

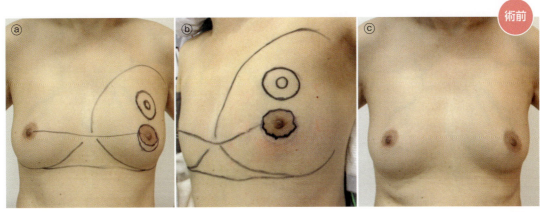
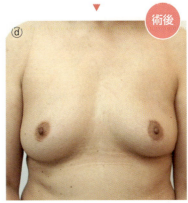

図3　症例写真（Ⓑ modified round block technique）
ⓐ 術前マーキング（座位正面）．乳房部分切除部位の対側皮膚を多く切除する皮切を予定．
ⓑ 術前マーキング（臥位斜位）．
ⓒ 術前座位正面．
ⓓ 術後座位正面（術後7年）．

可能となり，良好な視野で部分切除が行える．

③乳房形成

- 欠損部周囲の乳腺・脂肪織を授動して乳房を形成するが，広範な皮下剥離を行ってあるので，良好な視野のもとで施行可能である．Ⓑ modified round block techniqueではNACを回転させることで，比較的容易に欠損部を充填することができる．

④乳輪の縫縮と皮膚縫合

- 乳輪周囲の同心円状の余分な皮膚を切除したあと，ナイロン糸を用いて乳輪周囲の切開創に巾着縫合をかけ乳輪径を縮縮したのち，乳輪の内周と縮縮した外周の真皮埋没縫合を行う．乳輪の外周を縮縮する際，外周，内周それぞれの0時，3時，6時，9時に皮膚ペンでマークをしておき，0時，3時，6時，9時の場所では外周を縮縮する糸を内周にもかけて巾着縫合を行う

と，均等に縫縮することができる（図4）．

術後管理・特徴的合併症

- NACの血流不全が疑われた場合はアルプロスタジル アルファデクス（プロスタンディン®）軟膏を術直後から塗布する．

本術式のポイントと総括

- Ⓐ round block technique，Ⓑ modified round block techniqueはNACの位置を移動することでNACの左右対称性を保つことに役立つ方法である．
- NAC周囲を脱上皮化してNACを移動する方法では，NAC直下やNACをはさんだ対側の周囲の乳腺組織も欠損部充填に利用可能できる．また，乳輪周囲を全層で切開する方法では，皮膚温存乳房全切除術（SSM）と同じ良好な視野が得られるのでabdominal advancement flap【Ⅱ-1-B-[5] abdominal advancement

flap参照】などの手技と組み合わせて施行したり，NACを回転させて周囲乳腺組織を充填に使用することができるなど，NACの対称性を保つこと以上の効果が期待できる.
- NAC周囲を脱上皮化する手技では乳頭や乳輪が血流不全に陥りやすく，また，一般的に乳輪周囲の手術創は目立たないと考えられるが，乳輪全周の傷を嫌がる患者も存在する．メリット・デメリットについてしっかり術前に説明しておくことが重要である.

文献

1) 喜島祐子ほか：乳房温存オンコプラスティックサージャリーステップアップガイド―Volume displacement：ステップ2-①―Periareolar mammoplasty. Oncoplastic Breast Surgery 7：42-52, 2022
2) 座波久光ほか：Modified Round Block Techniqueを用いた温存術の検討. 乳癌の臨床 27：177-183, 2012
3) 小川朋子：第2章 乳房温存術とoncoplastic surgery　1. Volume displacement technique　2) Round block technique. 乳房オンコプラスティックサージャリー―根治性と整容性を向上させる乳がん手術, 矢野健二ほか編, 克誠堂出版, p37-45, 2014

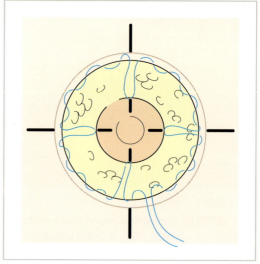

図4　B modified round block technique 時の乳輪の縫縮

乳輪の外周，内周ともに0時，3時，6時，9時にマークを置き，0時，3時，6時，9時の場所では外周を縫縮する糸を内周にもかけるようにする.

II. 手術編　乳房温存療法
1. 乳房温存オンコプラスティックサージャリー ≫ A. volume displacement

[2] lateral mammoplasty

座波久光 ● 中頭病院乳腺科

乳房温存療法における整容性上の代表的合併症に，乳頭乳輪（乳頭乳輪複合体〔NAC〕）の切除方向への偏位や変形がある．このNACの偏位や変形を予防する目的で本術式は使用される．手技としては，腫瘍直上の皮膚を含めた放射状切開で部分切除を行い，欠損部の充填は主に大胸筋からの剥離のみで残存乳腺組織を移動させて行う．皮下および大胸筋前面を同時に剥離すること（dual-plane undermining）を極力少なくして脂肪壊死を予防することと，NAC re-centralizationを併用することで，縮小された整った形で乳房を温存する手技である[1]．皮膚切開の形状がテニスラケットに類似していることより，racquet mammoplastyと称されることもある．

適応基準と除外基準

- **適応基準**：切除部位がC～CD境界区域で，基本的には腫瘍直上の皮膚を大きく切除することでdual-plane underminingを避けることができるので，脂肪性乳房はよい適応である．また，切除容量もしくは切除容量/乳房容積比が大きい，あるいは腫瘍直上の皮膚切除が必要なため，術後にNACの偏位や変形が予想される症例もよい適応である．ただし，NACより離れた辺縁部に位置する腫瘍は難易度が高くなるので注意が必要である（後述）．
- **除外基準**：NACの切除が必要な症例．もしくは，乳頭直下の組織厚が5 mm以上確保できない症例．乳房サイズが小さい症例，創が長くて目立つことを許容できない症例やケロイド体質の症例は相対的禁忌である．

手術説明のポイント

- 通常の部分切除術より創が長く，目立つこと．
- 血流不全によるNACの部分壊死・壊死が起こりうること．
- 術後断端陽性が原因で乳頭温存乳房全切除術（NSM）に変更する予定のある症例では，NSMの際にNACの血流障害や壊死などの合併症発症率が高くなること．
- 乳房サイズと形態の左右差が生じること．

手術の実際

①デザイン（図1）

- 立位で腫瘍直上の皮膚を含めるようにしてほぼ同じ長さでくさび形の2本の線を横，もしくは斜め方向に描く．
- NACを切除側と反対方向に移動させること（re-centralization）を目的に，乳輪周囲にドーナツ状の円を描く． **Point** 外円は乳輪と同心円ではなく，縦長の楕円形の方が最終的には円形の乳輪形として整えやすい．
- **Point** 切除量が増えるほど，すなわち2本の切除線間の距離が離れれば離れるほど，脱上皮化する外円は広く斜め縦長に描き，NAC re-centralizationにおける頭内・頭外側方向への移動距離を大きくし，乳房全体の縮小率を上げるようにデザインする．

②皮膚切開・部分切除[2]

- 皮膚切開と乳輪周囲の脱上皮化を行う．

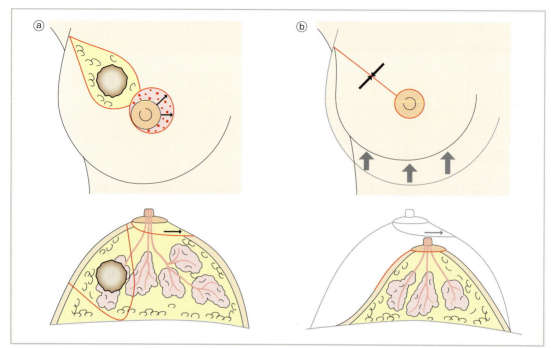

図1 デザイン
ⓐ 腫瘍を直上の皮膚を含めて一塊にくさび形で切除する．皮下剥離は行わず，大胸筋から残存乳腺を剥離して欠損部の充填を行う．
ⓑ 乳頭乳輪複合体（NAC）の偏位を予防するために頭・内側方向に移動させるNAC re-centralizationを行い，縮小された形の整った乳房を形成する．

- 腫瘍は皮膚も含めてくさび形に切除する．
- NAC直下を切除範囲に含める必要がある場合は，NACの血流温存には細心の注意が必要で，NAC直下の組織厚は，腫瘍側でも最低5 mm以上，主乳管を超えた乳輪直下は皮下脂肪を残す1 cm以上の組織厚を確保する（図2）．

③乳腺組織の移動と縫合

- 残存乳腺組織を広範囲に大胸筋より剥離して，頭・尾側の皮膚乳腺弁を全層性に縫合する（図3ⓐ，4ⓐⓑ）．皮下はほとんど剥離しない．
  Point 乳腺組織を縫合したのちに2本の放射状切開部を均等に皮下縫合で合わせておく（図4ⓒ）．

④NAC re-centralization[2]

- 脱上皮化した部分の外円と乳輪縁を縫合する．まず，図3のA点とB点を真皮縫合で縫合し（図3ⓐ），続いて外円と乳輪縁を均等に4等分して

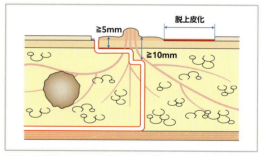

図2 NAC re-centralization①
NAC直下が切除範囲に含まれる場合は，NACを移動させることでNAC直下の欠損部が充填される．

縫合する（図3ⓑ，4ⓒ）．ステープラーを用いて仮縫合を行うと容易に乳輪の形状を整えやすい．

- 外円が横長の楕円形となった場合は，さらに頭側方向に脱上皮化を追加して形を整え，丁寧な真皮縫合で円形の乳輪を形成する（図3ⓒ，4ⓓ）．

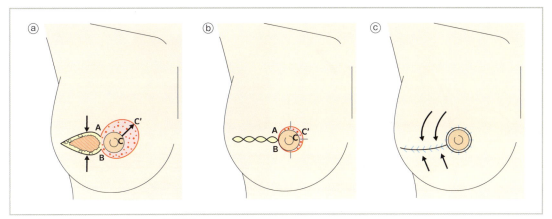

図3 lateral mammoplastyの概念図
ⓐ 部分切除と乳輪周囲の脱上皮化.
ⓑ 大胸筋からの剥離で乳腺組織を移動させて欠損部を充填する.
ⓒ C点方向へNACを移動させて縫合する.

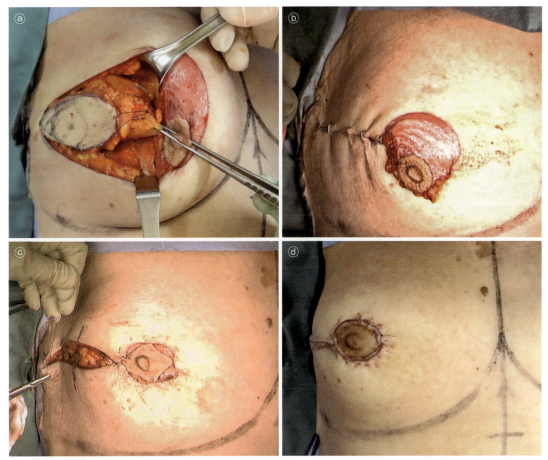

図4 術中所見（左C区域の部分切除）
ⓐ 部分切除とNAC周囲の脱上皮化.
ⓑ 乳腺組織を大胸筋より剥離して縫合する.
ⓒ NACと脱上皮化した外円の上下左右を等間隔でマーク後，真皮縫合で閉創.
ⓓ 閉創後.

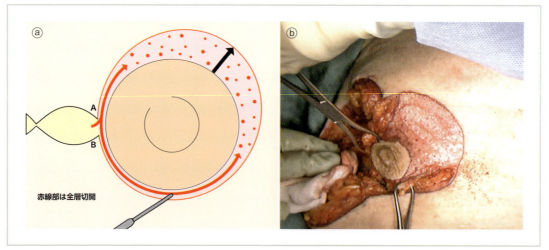

図5　NAC re-centralization②
NACの可動性が悪い場合は脱上皮化した外側部を全層で切開する．赤色線部は全層切開．

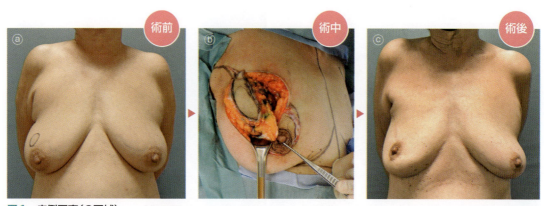

図6　症例写真（C区域）
ⓐ 術前，ⓑ 術中（切除重量110 g），ⓒ 術後10年．

- A-B点を縫合後にNACが十分に目的とした方向に移動できないことがある．その場合は，B点より尾側周りに，もしくはA点より若干頭側周りに脱上皮化した乳輪縁を全層性に切開を加えることでNACは移動しやすくなる（図5）．

術後管理

- 術後早期は乳頭に圧が加わらないように，乳頭部をくり抜いたガーゼなどで乳頭の除圧を行う．
- 手術翌日からはスポーツ用ブラジャーで固定する．創部が長く目立つ位置にあるので，照射後も一定期間はテーピングを行う．

本術式のポイントと総括

- 腫瘍周囲のみの円状切除で外側の組織を残しすぎると，乳腺組織を縫合する際に乳房外側に膨隆が生じやすい．よって腫瘍学的には必要がなくとも，2本の皮膚切開線間の乳腺組織はくさび形に切除した方がよい（図6）．
- 元の乳輪直径が4 cm以上に開大している場合は，乳輪外縁を全周性に脱上皮化して，4 cm程度に縮小した方が整容性の向上につながる．
- NACより離れた辺縁部の切除は通常のlateral mammoplastyでは対応が困難であり，乳腺の再構築とNAC re-centralizationにmodificationが必要となる（図7）．

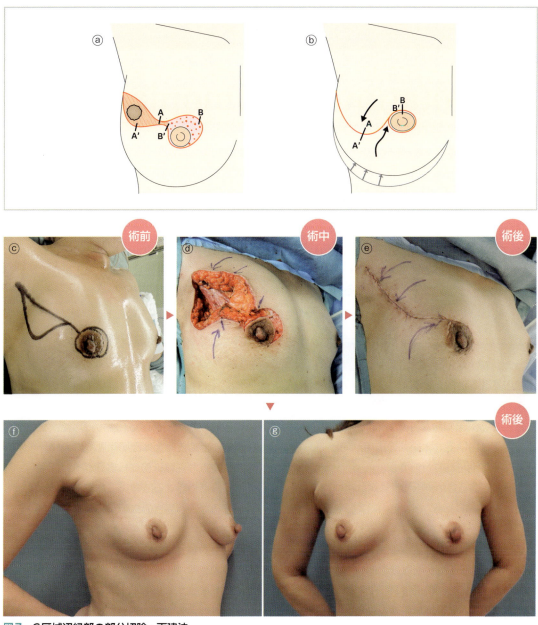

図7　C区域辺縁部の部分切除・再建法
ⓐⓑ 尾側の切除線を長くして，A-A'，B-B'を合わせるように乳房の再構築を行う方法．創は下に凸となる．
ⓒ デザイン．
ⓓ 部分切除後．
ⓔ 尾側の残存乳腺とNACを内転させるように移動させた．
ⓕⓖ 術後1年．NACの偏位や変形はなく形状は良好だが，創部が目立つ．

文献

1) Ballester, M et al：Lateral mammoplasty reconstruction after surgery for breast cancer. Br J Surg 96：1141-1146, 2009

2) 座波久光ほか：乳房温存オンコプラスティックサージャリーステップアップガイド—Volume displacement：ステップ2-①—Lateral Mammoplasty. Oncoplastic Breast Surgery 7：89-96, 2022

II. 手術編　乳房温存療法
1. 乳房温存オンコプラスティックサージャリー ≫ A. volume displacement

[3] rotation mammoplasty

三宅智博 ● 大阪大学大学院医学系研究科乳腺内分泌外科学

本術式のデザインは，腫瘍直上と腋窩に底辺が同じ長さの二等辺三角形をデザインし，それぞれの底辺を緩やかな曲線で結ぶことで完成する[1,2]．術後の整容性が低下することで知られる乳房下部区域や乳房上内側区域の乳房部分切除術において，隣接する区域の皮膚・皮下組織・乳腺を一塊として大きく授動する（matrix rotation）ことで，dual-plane underminingを行うことなくvolume displacementが可能となる．腫瘍が乳頭から近い場合には，乳頭乳輪位置修正術を追加したkey-hole型デザインを採用することで，rotation flapの適応拡大が可能となる[3]．

適応基準と除外基準

- **適応基準**：手術後に整容性が低下しやすい乳房A，B，D区域の乳房部分切除術症例が主な対象となる．また腋窩から離れていればC区域の症例においても本術式の応用は可能である．本術式では広範なdual-plane underminingが不要であるため，脂肪性乳房はよい適応である．また，matrix rotationにより比較的大きな組織の授動が可能となるため，通常の乳腺弁（乳腺脂肪弁）ではvolumeが不足するような比較的大きな乳房部分切除術症例もよい適応である．
- **除外基準**：本術式は手術創が長くなるため，ケロイド体質の症例や手術創が長くなることが許容できない症例は相対的禁忌となる．

手術説明のポイント

- 手術創が長く，特に頭側区域の症例では目立つこと．
- 手術後の放射線照射は手術創を目立ちにくくする効果があるが，その効果には個人差があること．
- 乳頭乳輪位置修正術を行った症例では，血流低下に伴う乳頭乳輪部の壊死の可能性があること．

手術の実際

①デザイン（図1，2）

- 代表的な乳房下部区域の症例の場合，座位で，腫瘍直上の皮膚全体と切除乳腺の大部分を含めて，頂点が乳輪近傍に，底辺が乳房下溝線-乳房外縁に位置する二等辺三角形を描く．腋窩にも底辺が同じ長さの二等辺三角形を描き，それぞれの三角形の底辺を緩やかな曲線で結ぶ．
- 乳房上内側区域の症例では，前胸部の二等辺三角形の底辺が乳腺切除線の頭側断端に来るようにデザインする．
- **Point** 乳頭腫瘍間距離が近い場合（目安はMRIで3 cm以下），乳頭乳輪位置修正術を追加し，腫瘍直上の皮膚全体と切除乳腺の大部分がkey-hole内に含まれるようにデザインする．新たな乳輪の外周が元の乳輪の外周と等しくなるようにデザインするが，元の乳輪径よりも大きくなるようであれば，非吸収糸を用いた巾着縫合purse-string sutureを追加する．
- 筆者の経験上，平均的な乳房サイズの日本人では，前胸部の三角の底辺の長さが4 cmまでであれば無理なく閉創できる場合が多い．底辺の長さが長く閉創時の緊張が強くなることが予想

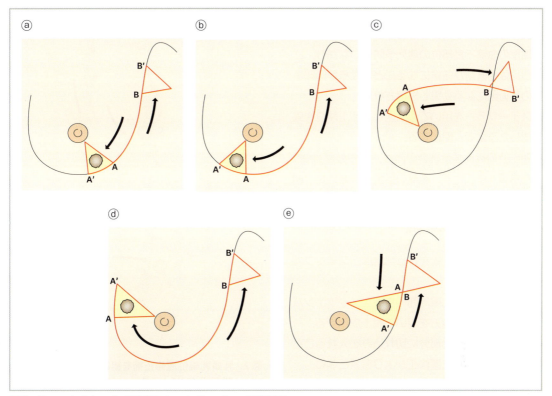

図1 Burow's triangleを応用したrotation flapの概念図
ⓐ 左乳房D区域の病変の場合．
ⓑ 左乳房B区域の病変の場合．
ⓒ 左乳房A区域の病変の場合（外側の乳腺を授動する方法）．
ⓓ 左乳房A区域の病変の場合（尾側の乳腺を授動する方法）．
ⓔ 左乳房C区域の病変の場合．
隣接する区域の乳腺を皮膚および皮下組織とともに回転し（matrix rotation），乳腺空隙に充填する．矢印は皮弁を移動する方向を表す．A-A'とB-B'の長さが等しくなるようにデザインする．

される場合には，頂点から底辺に下ろす二辺それぞれを緩やかな曲線とすることで，底辺の長さが短くなるよう微調整する．

②腋窩のBurow's triangleの切除（図3ⓐⓑ）[2]

- デザインに沿って，腋窩の皮膚および腋窩筋膜前面の皮下組織を切除する．
- 良好な視野のもと，センチネルリンパ節生検や腋窩リンパ節郭清を行う．

③乳房部分切除術（図3ⓒ）[2]

- 乳房部分切除術を行う．乳腺切除の範囲は，事前に設定した，腫瘍からサージカルマージンを確保した範囲に加えて，前胸部の二等辺三角形の範囲を含む．

④腋窩と前胸部の三角を結ぶ線の切離（図3ⓓⓔ）[2]

- 腋窩と前胸部の三角を結ぶ線の皮膚および皮下組織を切離する．事前に切離線に沿ってインドシアニングリーン（ICG）やインジゴカルミンでマーキングしてもよい．

⑤乳房組織の授動と閉創（図3ⓕ～ⓘ）[2]

- 半座位にし，乳腺空隙よりも腋窩側に隣接する区域の皮膚・皮下組織・乳腺を一塊として授動し（matrix rotation），乳腺空隙に充填する．
- **Point** この際に緊張が強ければ，大胸筋からflapに流入する穿通枝を可及的に温存しながら，大胸筋前面の剥離を追加する．皮下剥離は必要最小限にとどめる．

- 閉創前にrotation flap最先端部の余剰皮膚±皮下組織のトリミングを行うことで，flap最先端部の血流不良部位の壊死予防につながり，さらには手術創が曲線になることで柔らかい印象の手術創になる効果も期待される．
- ステープラーを用いて仮閉創し，仕上がりを確認したうえで，閉創する．
- 閉創時の真皮埋没縫合の際は，創の外反evertを意識することで，創縁の緊張を軽減させ，創瘢痕幅の拡大を予防する．

⑥乳頭乳輪位置修正術（図4）

- 乳頭乳輪位置修正術を行う場合は，ステップ④と⑤の間で行う．
- デザイン通りに乳輪周囲の皮膚をメッツェンバウム剪刀や形成剪刀を用いて脱上皮化する．
- 腫瘍側の脱上皮化部分に切れ込みを入れることで，乳頭乳輪の位置修正がより容易となる．
- 乳輪周囲の縫合に非吸収糸を用いることで乳輪創部の瘢痕幅の拡大を予防する．

術後管理・特徴的合併症

- 本術式では乳腺空隙は残存せず，術後の貯留液は少量であるため，前胸部への閉鎖式陰圧ドレーン留置を省略することは可能である．
- 創が長く目立ちやすいため，術後3ヵ月間のテープ療法をしっかり指導する．
- 乳頭乳輪位置修正術を行った場合は，術後，乳頭乳輪部を圧迫しないようにし，乳頭乳輪部の壊死のリスクを避ける．

本術式のポイントと総括

- 本術式の最大のポイントは皮膚・皮下組織・乳腺組織を一塊として授動するmatrix rotationであり，皮下剥離は必要最小限にとどめる．rotation flapを乳腺空隙に充填する際に緊張が強ければ，大胸筋からflapに流入する穿通枝を可及的に温存しながら，大胸筋前面の剥離を追加する．
- 従来のquadrantectomyに近い形で乳腺を切除する本術式は，乳癌の進展様式を考慮しても

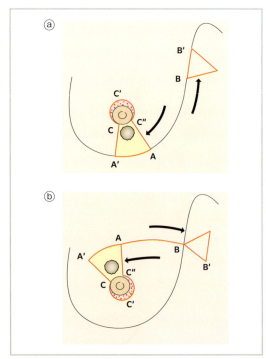

図2 乳頭乳輪位置修正術を組み合わせたkey-hole型デザインによるBurow's triangleを応用したrotation flapの概念図
ⓐ 左乳房D区域の病変の場合．
ⓑ 左乳房A区域の病変の場合．
隣接する区域の乳腺を皮膚および皮下組織とともに回転し（matrix rotation），乳腺空隙に充填する．矢印は皮弁を移動する方向を表す．乳輪周囲の赤色ドットは脱上皮化の範囲を示す．A-A'とB-B'の長さが等しくなるように，また，C-C'-C"の長さが元の乳輪外周の長さと等しくなるようにデザインする．

理想的なデザインであり，癌のオンコロジーとプラスティックサージャリーの両者を兼ね備えたvolume displacement techniqueのひとつである．
- 乳頭腫瘍間距離が近い症例に対しては，乳頭乳輪位置修正術を追加したkey-hole型デザインを採用することで，rotation mammoplastyの適応を拡大するだけではなく，術後の乳頭偏位を予防することが可能となる．

文献

1) Audretsch, WP：Fundamentals of Oncoplastic Breast Surgery. In：Partial Breast Reconstruction：Techniques in Oncoplastic Surgery, 1st Edition, Losken, A et al (eds), Quality Medical Publishing, p3-26, 2009
2) 三宅智博ほか：乳房温存オンコプラスティックサージャリー

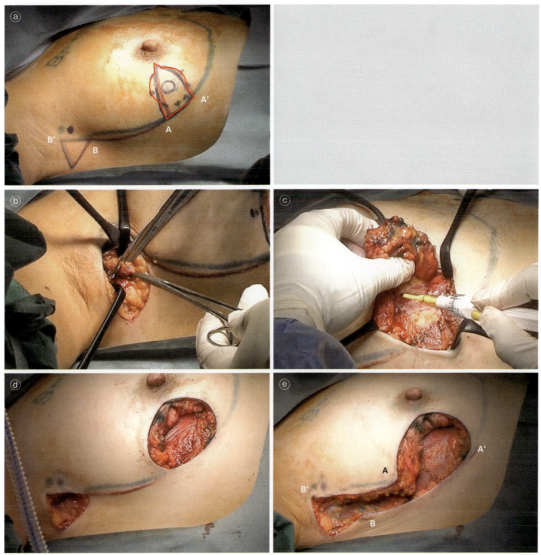

図3 術中所見（右D区域乳癌，乳房部分切除術＋センチネルリンパ節生検後，rotation flapを用いたvolume displacement）

図1A-A'とB-B'それぞれに該当する位置を図中に記載した．
ⓐ 術前デザイン．A-A'とB-B'は同じ長さになるようにデザインする．乳腺の切除ラインを赤線で表す．
ⓑ 腋窩のBurow's triangle切除後の創部からセンチネルリンパ節を摘出しているところ．
ⓒ 乳房部分切除術の途中経過．
ⓓ 乳房部分切除後．
ⓔ 腋窩と前胸部の三角を結ぶ線の皮膚および皮下組織の切離終了後．閉創時にはAとA'およびBとB'を縫合する．
（文献2）より引用）

ステップアップガイド—Volume displacement：ステップ2-②—Burow's triangleを応用したRotation flap. Oncoplastic Breast Surgery 8：71-81, 2023

3) Miyake, T et al：Aesthetic utility of addition of nipple-areola recentralization to rotation flap according to nipple tumor distance for patients with lower-outer or upper-inner located breast cancers. J Plast Reconstr Aesthet Surg 74：1629-1632, 2021

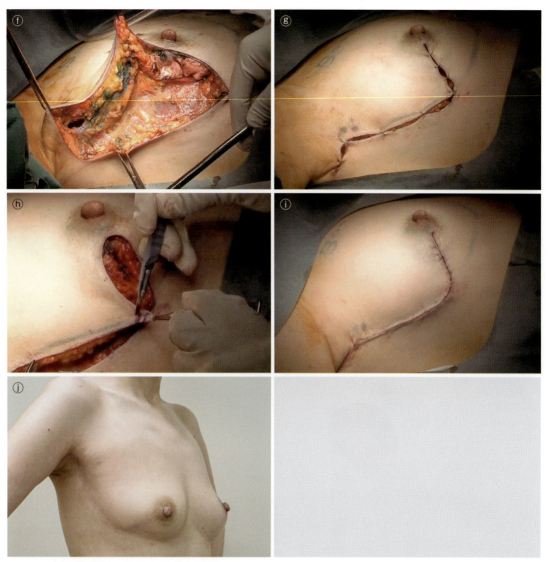

図3 つづき
ⓕ rotation flap部分の皮下剥離はほぼ行わず，大胸筋前面の剥離も最低限にとどめ，大胸筋前面から皮弁への穿通枝は温存している．
ⓖ ステープラーを用いた仮閉創で仕上がりをチェックする．
ⓗ rotation flap最先端部のトリミングを行う．
ⓘ 閉創終了後．
ⓙ 手術後1年（放射線照射治療済み）の立位斜位像．
（文献2）より引用）

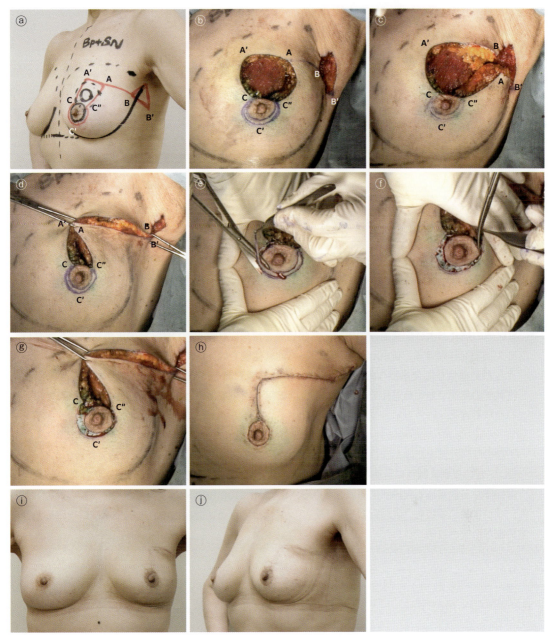

図4 術中所見（左乳房AC区域の乳房部分切除術＋センチネルリンパ節生検症例，key-hole型デザインのrotation flapを用いたvolume displacement）

図2A-A'，B-B'，C-C'-C"それぞれに該当する位置を図中に記載した．
ⓐ 術前デザインの立位斜位像．
ⓑ 左乳房部分切除術＋センチネルリンパ節生検後．
ⓒ key-hole部分と腋窩のBurow's triangleの間の皮膚・皮下組織を切離したあと，閉創時にはAとA'，BとB'それぞれを縫合する．
ⓓ C区域の皮膚・皮下組織・乳腺を一塊として乳腺空隙に充填できることを確認する．
ⓔ 乳輪周囲の皮膚をメッツェンバウム剪刀で脱上皮化しているところ．
ⓕ 乳腺切除側の乳輪周囲脱上皮化部にメッツェンバウム剪刀で切れ込みを入れているところ．
ⓖ 乳輪周囲脱上皮化部に切れ込みを入れたあと，閉創時にはCとC"を縫合する．
ⓗ 閉創後．
ⓘ 手術後1年時点での立位正面像．
ⓙ 手術後1年時点での立位斜位像．

Ⅱ．手術編　乳房温存療法　　043

Ⅱ. 手術編　乳房温存療法
1. 乳房温存オンコプラスティックサージャリー ≫ A. volume displacement

[4] V-mammoplasty, V-rotation mammoplasty

喜島祐子 ● 藤田医科大学乳腺外科学講座

V-mammoplastyは，欧米では，乳房のvolume・下垂のある乳房のB区域病変に対する乳房部分切除時に適応される手技として実施されている．本項では，ⒶV-mammoplastyと，V-mammoplastyが実施できないvolumeの乳房でも適用されるよう改変を加えたⒷV-rotation mammoplastyについて紹介する．

Ⓐ V-mammoplasty
B区域の病変および病変周囲の皮膚・乳腺組織を扇形に切除し，DB区域の皮膚乳腺弁を授動して欠損部を補填する．volume・下垂のある乳房症例では，DB区域の皮膚乳腺弁を胸壁からほとんど剥離せずに欠損部へのdisplacementが可能である．皮弁を全く作成しないため，脂肪性乳房の症例でも実施可能である．対側乳房の縮小術を加えると，より整容性の高い結果を得ることができる．

Ⓑ V-rotation mammoplasty
下垂のない乳房またはあまりvolumeのない乳房のB区域，BA区域，AB区域病変が適応となる．BD区域の皮膚乳腺弁に乳房下溝線より足側の皮下脂肪を付着させた皮膚乳腺脂肪弁を，ある程度胸壁から剥離して欠損部に補填する点で，V-mammoplastyとは異なる．

Ⓐ，Ⓑいずれの手技も，乳輪縁から内下方に放射状にのびる切開瘢痕と，乳房下溝線に一致したV字の創が形成される．

Ⓐ V-mammoplasty

適応基準と除外基準
- **適応基準**：病変がB区域に限局している症例，乳房BD区域にvolumeのある症例，乳房下垂症例．
- **除外基準**：BD区域にvolumeがなく，かつ下垂した乳房（aging breast）．

手術説明のポイント
術後合併症として，以下が起こりうることを説明する．

- 脂肪壊死，血流不全．
- 乳房サイズと形態の左右差が生じること．

手術の実際

①デザイン（図1）
- 病変を含むB区域乳房に扇形，乳輪周囲にドーナツ型縁を描く．

②皮膚切開，脱上皮化
- まず，切開ライン全体に表皮のみ切開を入れ，次に乳輪周囲のドーナツ部を脱上皮化する（図1ⓑ）．

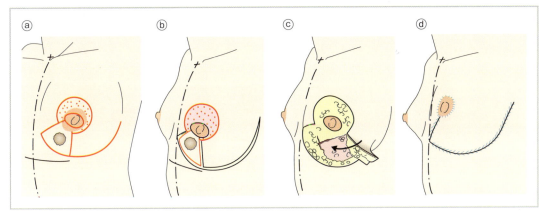

図1 Ⓐ V-mammoplastyによるB区域乳房部分切除術の概念図
ⓐ B区域の皮膚乳腺を扇状に切除するデザイン.
ⓑ 乳輪周囲を脱上皮化し, 乳房下溝線に沿って表皮のみ切開する.
ⓒ B区域の扇形皮膚乳腺を切除したのち, D区域の皮膚乳腺弁をB区域の乳腺欠損部へ授動する.
ⓓ 乳輪を周囲を縫合する.

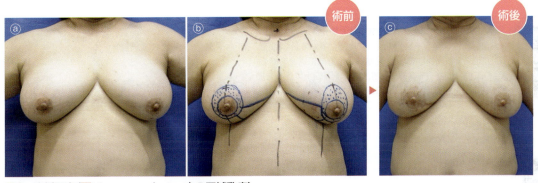

図2 症例写真（Ⓐ V-mammoplasty, 左B区域乳癌）
ⓐ 術前, ⓑ デザイン, ⓒ 術後3年.
もともと患側乳房が大きく下垂していたため, 患側を多く採取し乳頭乳輪の挙上距離を長く想定した. 患側148 g, 健側128 gの乳腺組織を摘出した.

③B区域皮膚, 乳腺切除

- B区域の皮膚・乳腺を台形・円柱状に切除する（図1ⓒ）.

④乳腺脂肪弁作成, 欠損部補填

- 乳房下溝線ラインを全層で切開し, 6〜8時方向のBD区域乳腺を皮膚ごと欠損部へと牽引する（図1ⓒⓓ）.
- 一連の過程で, 皮下剥離を行うことなく皮膚乳腺弁全体を授動して欠損部を補填する.
  筆者らは, 対側乳房の縮小手術を研究目的で行っているが, **Point** その際, 左右乳房サイズ・乳頭乳輪位置が対称性の症例では患側乳房への放射線照射の影響を考慮し, 健側では110％の切除重量となるよう術中に測定を行っている.

術後管理・特徴的合併症

- 手術直後は乳輪周囲に縫縮後の皮膚のギャザーリングが目立つが, 術後1年ほどでほぼ消失する. 乳房全体の丸みは維持され, 左右対称性も保たれている（図2）.
- 放射線照射終了後には, 色素沈着が消失する時期まで保湿を十分に行う.

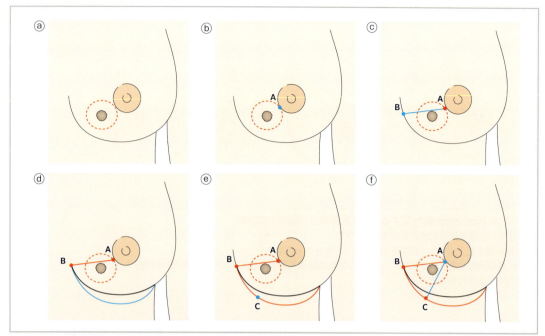

図3 ⒷV-rotation mammoplastyのデザイン
ⓐ 病変および乳腺切離ラインを仰臥位で皮膚に描いておく(病変：茶○，乳腺切離ライン：赤点線).
ⓑ 以下，立位でデザインしていく．乳輪縁8時方向に点Aを描く．
ⓒ 点Aより末梢に向かって直線を引き，乳房下溝線上に点Bを描く．
ⓓ 点Bから乳房下溝線の足側10〜15 mmの部位に，新乳房下溝線となる円弧を描く．
ⓔ 点Aから7時方向に下ろした線と，この円弧の交点を点Cとする．
ⓕ 点Aと点Cを結ぶ直線を描く．

- 術後1年間は，シームレスブラジャー(内側に縫い目のないもの，スポーツブラジャーのようなタイプ)を使用する．乳房下溝線部に疼痛や圧迫感を感じる場合には，ワイヤー入りブラジャーの着用を控える．

本術式のポイントと総括

- 下垂乳房のB区域病変の部分切除に有用である．特に乳房下部にvolumeのある症例では欠損部分への乳腺組織授動は容易である．乳頭乳輪位置を頭側へ挙上することで丸みを持った乳房の形状が維持されるが，対側乳房への手術を実施しない場合には，乳房の左右対称性を得ることが難しくなる．

ⒷV-rotation mammoplasty[4]

適応基準と除外基準

- **適応基準**：乳房下垂のない内側区域病変．
- **除外基準**：乳房のvolumeがあり，かつ乳房下溝線より足側の皮下脂肪が薄い症例，BD区域のvolumeが極端に少なく皮膚が固い症例．

手術説明のポイント

術後合併症として，以下が起こりうることを説明する．
- 脂肪壊死，血流不全．
- 乳房サイズと形態の左右差が生じること．
- 乳房下溝線より足側部の疼痛，つっぱり感．

図4 ⒷV-rotation mammoplastyの概念図
ⓐ 乳輪縁8時方向に点A, 新乳房下溝線上8時方向に点B, 7時方向に点C, 6時方向に点Dを描いておく.
ⓑ 扇型周囲および乳房下溝線に表皮のみ切開を入れ, 扇型内部を脱上皮化する. 扇形より頭側で部分切除しない頭側端に点Eを示す.
ⓒ 線ABに沿って全層で切開を入れ円柱状に乳腺を部分切除する. 腋窩の別切開部よりセンチネルリンパ節生検を実施し, また, 複数の断端が陰性であることを確認する.
ⓓ 乳房下溝線ラインを全層で切開する. E'を頂点とする乳腺脂肪組織・扇形真皮からBD区域皮膚直下の乳腺組織, 乳房下溝線より足側の皮下脂肪からなる皮膚乳腺脂肪弁の6時方向より内側を胸壁から剥離する.
ⓔ 皮膚乳腺脂肪弁を内側へと授動し欠損部へ補填する. 健側乳房下溝線と同じ位置を胸壁にマークし, 足側皮膚を胸壁に固定する.
ⓕ 手術終了時.

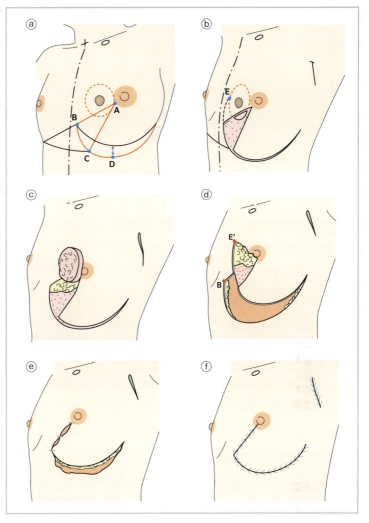

手術の実際

①デザイン

- 病変および切除ラインを仰臥位で皮膚に描く（図3ⓐ）. 切開ラインは, 立位でデザインしていく. 乳輪縁8時方向に点Aを, 次に点Aより末梢に向かって直線を引き乳房下溝線上に点Bを描く（図3ⓑⓒ）. 点Bから乳房下溝線の足側10〜15 mmの部位に, 新乳房下溝線となる円弧を描く（図3ⓓ）. 点Aから7時方向に下ろした線と, この円弧の交点を点Cとする（図3ⓔ）. 点Aと点Cを結ぶ直線を描く（図3ⓕ）.

②皮膚切開（表皮のみ）

- 乳輪縁8時方向に点A, 新乳房下溝線上8時方向に点B, 7時方向に点C, 6時方向に点Dを描く（図4ⓐ）. 扇型周囲および乳房下溝線に表皮のみ切開を入れる.

③扇形内部の脱上皮化

- 次に扇型内部を脱上皮化する（図4ⓑ）. 扇形より頭側で部分切除しない頭側端に点Eを示す（図4ⓑ）.

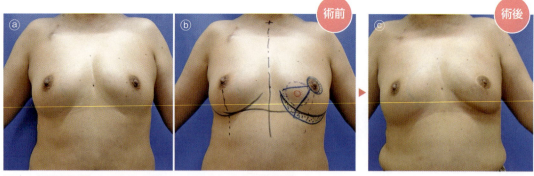

図5 症例写真(BV-rotation mammoplasty, 左B区域乳癌)
ⓐ術前, ⓑデザイン, ⓒ術後3年.

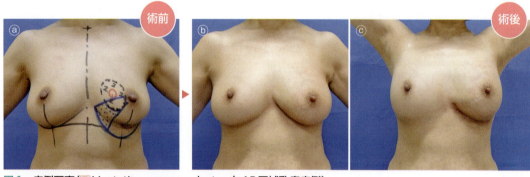

図6 症例写真(BV-rotation mammoplasty, 左AB区域乳癌症例)
ⓐ術前デザイン, ⓑⓒ術後4年.

④全層皮膚切開～円柱状部分切除

- 直線ABに沿って全層で切開を入れ円柱状に乳腺を部分切除する．腋窩の別切開部よりセンチネルリンパ節生検を実施し，また，複数の断端が陰性であることを確認する(図4ⓒ)．

⑤皮膚乳腺脂肪弁の作成，足側皮膚の乳房下溝線位置への縫着

- 扇形の頭側には，点Eを頂点とする皮下組織を縫着させ(点E'は皮膚に投影された点Eに一致する)，大胸筋表面から剥離しておく(図4ⓓ)．
- 乳房下溝線に沿って全層で皮膚を切開する．乳房下溝線部では，乳腺組織に頭尾長15 mmほどの足側皮下脂肪組織を縫着させる．**Point** 裏面の剥離はADラインまでにとどめておく．

⑥欠損部補填～閉創

- 点E'より扇形・BD区域乳腺へと連続する帯状の皮膚乳腺脂肪弁を頭内側へとrotationする

(図4ⓔ)．直線AC部分より内・頭側の組織を欠損部へ充填し，残存乳腺組織へ数針固定する．ACとABラインが重なる位置まで授動する(図4ⓔ)．

- ベッドを挙上して健側乳房下溝線と同じ位置を胸壁にマークし，足側皮膚を胸壁に固定する．この位置が乳房下溝線となる．ドレーンを留置後，閉創し手術を終了する(図4ⓕ)．

術後管理・特徴的合併症

- AV-mammoplastyと同様．

本術式のポイントと総括

- BD区域の組織で欠損部を補填する点はAV-mammoplastyと同様であるが，BV-rotation mammoplastyでは健側乳房と同じ乳房を形成することを目的とするため，部分切除した分の組織を，乳房外より補填する必要が生じる．そこで，欠損部を補填する材料であるBD区域の皮膚乳腺弁に，乳房下溝線部より足側の皮膚

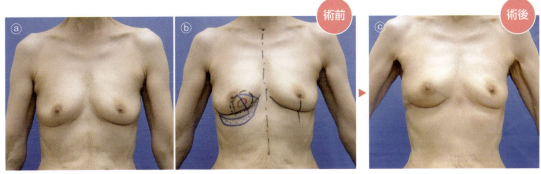

図7 症例写真（BV-rotation mammoplasty，右B区域乳癌）
ⓐ 術前，ⓑ デザイン，ⓒ 術後1年．

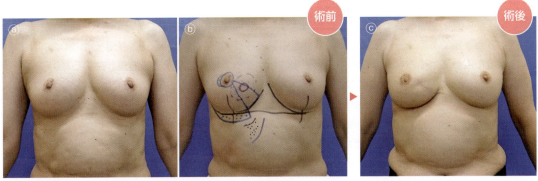

図8 症例写真（BV-rotation mammoplasty，右B区域乳癌）
ⓐ 術前，ⓑ デザイン，ⓒ 術後3年．

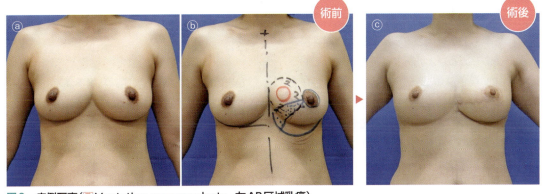

図9 症例写真（BV-rotation mammoplasty，左AB区域乳癌）
ⓐ 術前，ⓑ デザイン，ⓒ 術後4年．

および皮下脂肪を縫着させて，volumeを補う．
● 乳腺弁を胸壁から剥離する範囲は6時方向にとどめ，また，術中操作では組織を愛護的に扱うことが重要である．

参考文献

1) 座波久光ほか：乳房温存オンコプラスティックサージャリーWG活動報告：第2報―乳房温存オンコプラスティックサージャリーステップアップガイド　総論編．Oncoplastic Breast Surgery 6：91-102, 2021
2) Clough, KB et al：Improving breast cancer surgery：a classification and quadrant per quadrant atlas for oncoplastic surgery. Ann Surg Oncol 17：1375-1391, 2010
3) Kijima, Y et al：Oncoplastic breast surgery combining partial mastectomy with V rotation mammoplasty for breast cancer on the upper inner area of the breast. Surg Today 51：1241-1245, 2021
4) 喜島祐子ほか：乳房温存オンコプラスティックサージャリーステップアップガイド―Volume displacement：ステップ2-②―V-mammoplasty. Oncoplastic Breast Surgery 7：121-130, 2022

II. 手術編　乳房温存療法
1. 乳房温存オンコプラスティックサージャリー　≫　A. volume displacement

[5] therapeutic mammoplasty

座波久光 ● 中頭病院乳腺科

乳房縮小術や乳房固定術を用いた乳房部分切除術は，therapeutic mammoplastyとも称され，欧米では広く行われている．美容外科で用いられる皮膚切開を用いて乳房サイズを縮小させて，新しい形態の乳房を作成することで，比較的大きな部分切除や整容性の維持が困難な区域の切除を可能とする手技である．一般的には下垂を伴う中等度から大きなサイズの乳房が対象となるが，下垂の程度によっては小さな乳房にも応用可能なことがある．多くの症例で左右差が生じるため，対側乳房の縮小術や固定術が必要となる場合も少なくないが，対側の手術は本邦では保険適用はない．皮膚切開のデザインには主にperi-areolar incision（いわゆるdoughnuts mastopexyやround block technique），vertical scar incision, inverted-T incisionなどがあるが，本項では日本人の乳房サイズならほとんどが対応可能で，術後放射線照射を考慮し創傷治癒遅延がinverted-Tより少ないvertical scar incisionを用いた手技について解説する[1-3]．

適応基準と除外基準

- **適応基準**：下垂を伴う中程度から大きな乳房がよい適応であるが，乳房サイズが小さくても下垂が強い場合は本術式が応用できる場合がある．腫瘍の切除部位に関しては，E区域を除くほぼすべての区域に応用が可能である．
- **除外基準**：乳頭直下は最低5mmの組織厚が必要である．創が大きいので，ケロイドや肥厚性瘢痕を形成しやすい体質の患者には，術前に十分な説明を行わなければならない．

手術説明のポイント

- 通常の乳房部分切除術より創が長く，目立つこと．
- 血流不全による乳頭乳輪複合体（NAC）の部分壊死・壊死が起こりうること．
- 創部（特にvertical scar部）の合併症発生率が通常の部分切除術よりは高いこと．
- 乳房サイズと形態の左右差が生じること．

手術の実際[3]

①デザイン（図1）

- 左右の鎖骨中点から乳頭，乳房下溝線（IMF）の中点を経て肋骨弓縁あたりまで垂線を引く．IMFの中点はIMFの最下端点あたりとなる．挙上する乳頭の位置はIMFの高さに設定する．第2もしくは第3指をIMFにあて，母指で挟んでIMFの高さを乳房表面にマーキングし，これを新たな乳頭の位置（A点）とする．新たな乳頭A点より新しい乳輪の半径分（2cm）だけ頭側に乳輪上縁点（B点）を描く（図1 ⓐ）．
- 乳房を内側と外側に軽くシフトさせながら乳輪の内側と外側にB点よりIMF中点方向に向けた2本の垂線を描く．シフトは軽い圧力でそれぞれやや頭内側と頭外側方向に行うことで，vertical脚の閉創が緊張なく安全に行えることが担保される（図1 ⓑⓒ）．
- 2本の垂線上にB点より4～5cm尾側をマーキングし，新たな乳輪の下縁点（CおよびC'点）

図1 デザイン

ⓐ 乳房下溝線（IMF）の高さをマーキングする．
ⓑ 外側に乳房を軽くシフトさせてB点より垂線を描く．
ⓒ 同じく軽く内側にシフトさせて垂線を描く．
ⓓ B点より4〜5 cm尾側をマーキングし，新たな乳輪縁を描く．

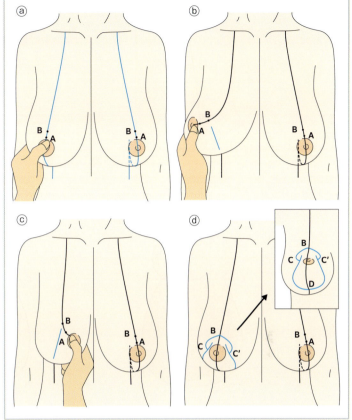

とする．B点よりCおよびC'点にモスクドーム様に周径13〜15 cmの新たな乳輪縁をフリーハンドで描く．2本の垂線はIMFより2〜3 cm頭側で合流させる（D点）（図1ⓓ）．合流部は鋭角なV字形でもなだらかなU字形でもよいが，合流点はIMFを越えてはならない．

②手術手技

乳房下方に腫瘍が存在する場合①（図2）

- 下方区域（B，D区域）の切除には主として第4，第5肋間から出る内胸動脈の浅枝を栄養血管とする上方系の乳頭乳輪血管を用いる．乳輪径が4 cm以上ある場合は，径4 cmの乳輪を残してそれより外側は脱上皮化する（図2ⓐ）．
- 乳頭直下は最低5 mmの厚さを保ちながら離断し，主乳管を越えたら皮下脂肪組織をすべて残す層に入り，真皮および真皮下血管網を損傷しないように注意する（図2ⓑ）．
- NACを挙上する距離が短い場合，superior pedicleとする（図2ⓒ）．
- NACを挙上する距離が長い場合は，血管茎の長さを短くして挙上の際に血管茎の屈曲を防止する目的で，第2，第3肋間から出る内胸動脈の浅枝を栄養血管とするsupero-medial pedicle，もしくは外側胸動脈浅枝を栄養血管とするsupero-lateral pedicleとする（図2ⓓ）．

乳房下方に腫瘍が存在する場合②（図3）

- BD区域の切除で乳房のサイズと切除容量が大きい場合は，乳腺組織はIMF近傍の皮下を剝離し，逆T字状に切除すると形態を整えやすい．また，NAC直下の乳腺組織も若干切除した方がNACを挙上しやすい（図3ⓐ）．
- B区域の欠損部へは脱上皮化したvertical脚内のBD区域とD区域の乳腺組織を大胸筋より剝

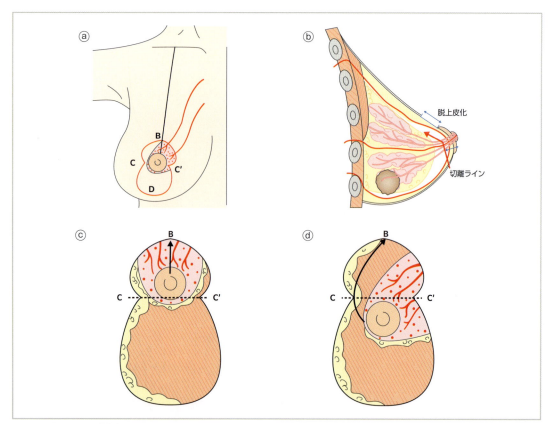

図2 乳房下方に腫瘍が存在する場合①
ⓐ 上方系の乳頭乳輪血管茎.
ⓑ 乳頭直下の切離方法.
ⓒ superior pedicle.
ⓓ supero-medial or supero-lateral pedicle.

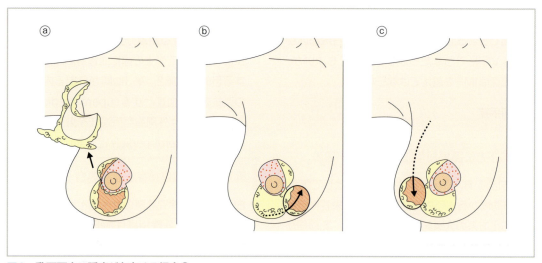

図3 乳房下方に腫瘍が存在する場合②
ⓐ BD区域の切除.
ⓑ B区域の切除.
ⓒ D区域の切除.

図4 乳房上方に腫瘍が存在する場合①
ⓐ central mound pedicleによるAC区域の切除・再建.
ⓑ 下垂のある乳房のMRI所見.

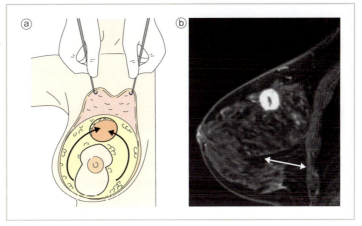

離して，内側方向に移動させて充填する．極力皮下剥離は行わない（図3ⓑ）．
- D区域の切除はNACの偏位をきたしやすいので，NACはしっかりと直下の乳腺組織より離断して，上方系の乳頭乳輪血管茎として挙上して切除側に引き込まれないようにすることが大切である．欠損部へは主としてC区域の乳腺組織を大胸筋より剥離して，欠損部に下ろしてくるように移動・充填する．C区域はすべて大胸筋から剥離するくらいの広範囲にわたる剥離を行うが，皮下剥離はほとんど行わない（図3ⓒ）．

乳房上方に腫瘍が存在する場合①（図4）

- **Point** 主に第4，第5肋間からの穿通枝によってNACや乳腺組織を温存する中心茎（central mound pedicle法）を使用している．切除部位以外の乳腺組織は極力大胸筋からは剥離しない．一方，皮下剥離は腫瘍周囲の上方区域のみならず，下方区域のIMF直前まできわめて広範囲に行う（図4ⓐ）．さらに乳腺組織の頭側への移動を容易にするため，IMF直前で乳腺組織をIMFに沿って離断して，若干大胸筋膜を露出させることもある．
- 図4ⓑは下垂のある乳房のMRI像で，乳腺後間隙が広く緩くなっているので，大胸筋から剥離しなくとも下方区域から上方区域へ乳腺組織を容易に移動させることができる．

乳房上方に腫瘍が存在する場合②（図5）

- C区域の欠損は，主としてD区域の乳腺組織を持ち上げるように移動・充填する（図5ⓐ）．
- 乳頭直下を切除範囲に含める必要がある場合や，central mound pedicle法ではNACが必要以上に頭側方向に挙上されてしまうことが予想される場合は，NACはsupero-medial pedicleとして乳腺組織とは独立させ，欠損部へはD区域の乳腺組織を持ち上げるように移動・充填する（図5ⓑ）．
- A区域の欠損は，主としてB区域の乳腺組織を持ち上げるように移動・充填する（図5ⓒ）．遠位の欠損部は挙上するB区域の内側（胸骨側）からIMFとの付着部を切離する必要がある．その際は内側やIMFのラインは破壊しないように若干距離をとりながら切離していく．
- 乳頭直下を切除範囲に含める必要がある場合や，central mound pedicle法ではNACが必要以上に切除方向に挙上されてしまうことが予想される場合は，NACはsupero-lateral pedicleとして乳腺組織とは独立させ，欠損部へは下方区域の乳腺組織を持ち上げるように移動・充填する（図5ⓓ）．

術後管理

- 術後早期は乳頭に圧が加わらないように，乳頭部をくり抜いたガーゼなどで乳頭の除圧を行う.

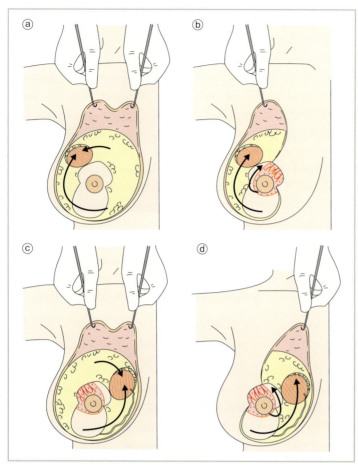

図5 乳房上方に腫瘍が存在する場合②
ⓐ C区域の切除をcentral mound pedicleで再建する方法.
ⓑ C区域の切除をsupero-medial pedicleで再建する方法.
ⓒ A区域の切除をcentral mound pedicleで再建する方法.
ⓓ A区域の切除をsupero-medial pedicleで再建する方法.

- 手術翌日からはスポーツ用ブラジャーで固定する. 特に図5, 6の術式は皮下の剥離範囲が広いので, 術後3週間は昼夜にかかわらずブラジャーでの固定を続ける.
- 創部が長く目立つ位置にあるので, 放射線照射後も一定期間はテーピングを行う.

本術式のポイントと総括

- マーキングは必ず立位で行い, 新たな乳房の位置は挙上しすぎない(IMFレベル).
- 下方区域の欠損は残存乳腺を大胸筋より剥離して移動・充填する. NACは上方系乳頭乳輪血管茎で挙上する(図6).
- 上方区域の欠損は残存乳腺を広範囲に皮下より剥離して移動・充填する. NACは中心茎の乳頭乳輪血管茎として挙上する(図7).
- vertical scar尾側端は薄めの皮弁を作成し, 皮下に側に閉鎖式吸引ドレーンを留置し, 真皮連続縫合で縫縮するように皮膚縫合を行うことでdog earを予防している.

文献

1) 座波久光ほか：Volume displacement techniqueを用いたoncoplastic surgery—Vertical scar mammoplastyを中心に. 乳癌の臨床 33：499-508, 2018
2) 座波久光ほか：乳房温存オンコプラスティックサージャリーステップアップガイド—Volume displacement：ステップ2-②—乳房縮小・固定術を応用した乳房部分切除術—Vertical scar mammoplasty. Oncoplastic Breast Surgery 8：36-50, 2023
3) 座波久光ほか：Volume displacement—乳房縮小術や固定術を応用した乳房温存オンコプラスティックサージャリー. 日本外科学会雑誌 125：72-77, 2024

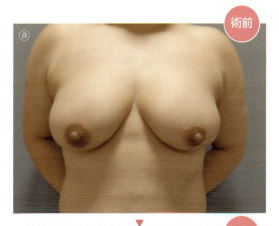
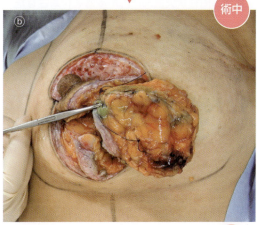
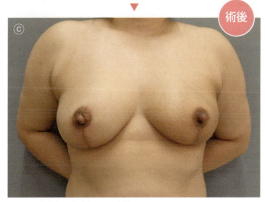

図6 症例写真（左D区域）
ⓐ 術前．
ⓑ 術中所見．乳頭乳輪複合体（NAC）は離断し supero-medial pedicle として挙上．C区域の残存乳腺を大胸筋より剥離して欠損部へ移動して充填した．
ⓒ 術後1年．

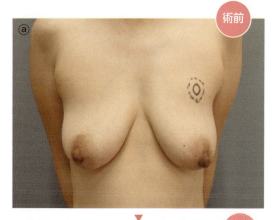
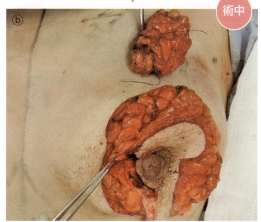
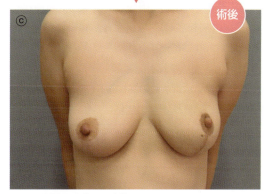

図7 症例写真（AC区域）
ⓐ 術前．
ⓑ 術中所見．皮下を広範囲に離断しNACはcentral mound pedicleとして残存乳腺組織と一塊に挙上．尾側の乳腺組織を大胸筋からは剥離せず，持ち上げるように欠損部へ移動させて充填した．
ⓒ 術後1年．

Ⅱ．手術編　乳房温存療法 | 055

II. 手術編　乳房温存療法
1. 乳房温存オンコプラスティックサージャリー ≫ A. volume displacement

[6] Grisotti's flap

喜島祐子 ● 藤田医科大学乳腺外科学講座

　乳頭乳輪およびE区域の乳腺組織を円柱状に切除し，欠損部足側の皮膚乳腺弁を授動して欠損部へ補填する方法である．乳輪縁からD区域に太いJ字を描き，円柱状欠損部に円形皮膚を付着させた真皮乳腺弁を授動するのが特徴である．
　乳頭乳輪の合併切除を必要とするようなE区域浸潤癌，Paget病，Pagetoid病が適応となる．乳頭直下に病変が限局し，乳管内進展があってもわずかな症例に限り実施が可能である．乳房中央にできた乳腺の欠損と乳頭乳輪部の円形皮膚欠損を，乳房内の組織と皮膚でdisplacementするため，乳房にvolumeがあり，皮膚・乳腺の柔らかい症例が対象となる．
　デザイン・手技自体は難しくはないが，術中には露出した真皮部の血管を挫滅しないように，愛護的に扱うことが重要である．

適応基準と除外基準

- **適応基準**：E区域に限局した浸潤癌，非浸潤癌（Paget病を含む），乳房全体，特に乳房BD区域にvolumeを有する症例，皮膚の柔らかい症例．
- **除外基準**：volumeのない症例，皮膚が硬い症例，著しい乳房下垂の症例．

手術説明のポイント

　術後合併症として，以下が起こりうることを説明する．
- 乳輪部分に置換した皮膚の血流不全．
- 挙上した皮膚が足側に牽引されて乳房下部の丸みが維持できない可能性．
- 乳房サイズと形態の左右差が生じること．

手術の実際

①デザイン（図1，2）

- 仰臥位でデザイン，マーキングを行う．乳輪縁より1〜2mm外周に切開ラインを描く（図1ⓐ）．肉眼上，乳輪縁と乳房皮膚との色素の境界と認識できる部位を切開すると，術後切開創の外周に乳輪と同色の色素が現れ，displacementを行った中央部の皮膚色と差違が生じてしまうことがある．それを避けるために，乳輪縁より大きな円を描くとよい．
- 仰臥位で，45°足外側の乳房外縁に点Aを定める（図1ⓑ）．切除する円の幅から点Aに向かって緩やかなJ字を描く（図1ⓒ）．切除する円に近接して足側に円を描く（図1ⓓ）．乳輪欠損部に授動する皮膚はおよそ点Bから点B'，点Cから点C'まで移動することになる．
- **Point** そのため，曲線AB，曲線ACの長さが十分にあり，また皮膚〜乳腺組織が柔らかい症例が適している．乳房が下垂していても厚みのない乳房では，曲線AB，曲線ACが短くなってしまうため新しい円を授動することができない．J字の内側の円以外の部分を脱上皮化予定箇所とする（図1ⓔ）．

②円柱状部分切除

- 図2に示す症例では，乳輪11時方向の腫瘤を

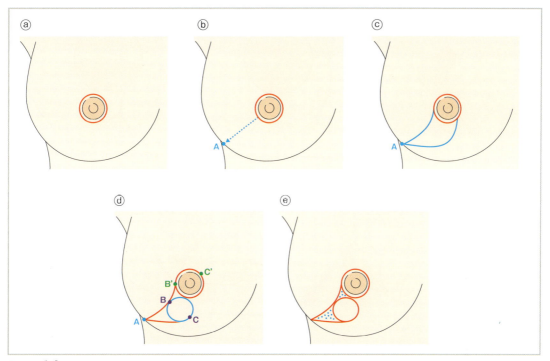

図1 デザイン
ⓐ 乳輪縁外周に円を描く.
ⓑ 乳房下外側45°の部位に点Aを仮定する.
ⓒ 点Aで収束する円幅の太さのJ字を描く.
ⓓ J字内部に乳輪縁に描いた円に接した円を描く.
ⓔ J字内部の脱上皮部を図のように決定する.

中心に乳輪を含む正円を切除範囲とした（図3ⓐ）. 皮膚直下の乳腺組織を円柱状に切除する（図3ⓑ）.

③乳腺脂肪弁作成

- J字の切開ライン全体に表皮のみ切開を入れ, J字内部の円以外の部分を脱上皮化する（図3ⓒ）. J字の内側のライン皮膚を全層で切開し, 胸壁に向かって乳腺組織を切開する. J字部分の乳腺組織を胸壁から適宜剥離する（図3ⓓ）. 乳頭乳輪をカバーする円形皮膚が欠損部へ授動できるかどうかを確認しながら, 少しずつ剥離を進める. **Point** 乳房後面の大胸筋からの剥離は最低限にとどめる.

④欠損部分への授動, 閉創

- 右乳房の場合, 円形皮膚は乳腺欠損部分に半時計回りに1/4周ほど回転しながら頭側に挙上す

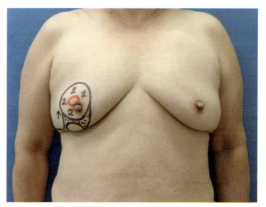

図2 デザイン（症例1）
デザイン・マーキング後（本症例ではJ字の円以外の部分をすべて脱上皮化した）.

ることで, 欠損部を補填することが可能となる（図1ⓓ）.

- 円柱状に切除した欠損部の壁を数ヵ所吸収糸で結紮し, 欠損部分を縫縮する（図3ⓔ）. 円形皮

Ⅱ. 手術編　乳房温存療法　057

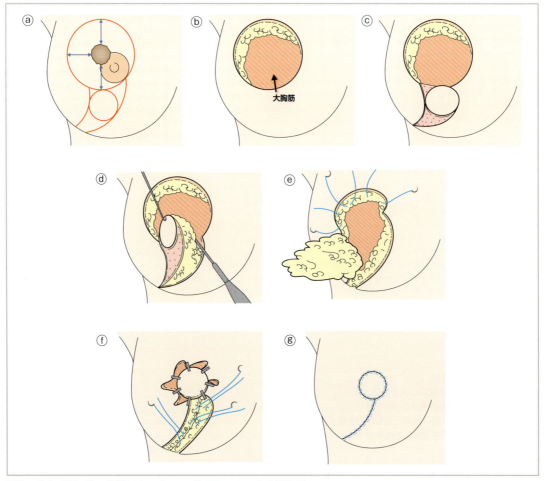

図3 Grisotti's flapを用いたvolume displacementの概念図
ⓐ 切開に先んじて，乳輪周囲円，J字ラインを表皮のみ切開しておく．
ⓑ 円柱状部分切除後．
ⓒ 円形皮膚以外のJ字部分を脱上皮化する．
ⓓ J字の内側ラインを全層で切開し，乳腺組織も切開する．円形皮膚を円柱状部分切除部へ授動・牽引できるよう，flap全体を胸壁から適宜剥離する．剥離範囲は最小限にとどめる．
ⓔ 円柱状部分切除後の乳腺組織の数ヵ所に吸収糸をかけ，欠損部分を縫縮する．
ⓕ 円形皮膚を円柱状部分切除部へ授動する．内外の乳腺弁を吸収糸で縫着する．
ⓖ 真皮埋没縫合，水平連続縫合にて閉創する．

膚が円柱状欠損部に位置するように，J字型皮膚乳腺脂肪弁を授動し，仮固定したのち，J字部の内外の乳腺弁を吸収糸で縫合する（図3ⓕ）．最後に，円形皮膚を円形欠損部皮膚と縫合する（図3ⓖ）．

⑤術後経過

- 手術直後は乳輪周囲に縫縮後の皮膚のギャザーリングが目立つが，術後1年ほどでほぼ消失する．術後1年を経過すると手術と放射線照射の影響が軽減して皮膚および乳腺全体に柔らかさが戻ってくる．術後数年を経過すると乳房の形・サイズともに左右差は目立たなくなる（図4, 5）．

術後管理・特徴的合併症

- 放射線照射終了後には，色素沈着が消失する時期まで保湿を十分に行う．
- 術後1年は，シームレスブラジャー（内側に縫い目のないもの，スポーツブラジャーのような

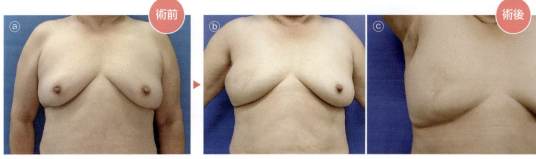

図4　症例写真(症例1，BD区域にvolumeがある例)
ⓐ 術前，ⓑⓒ 術後7年．

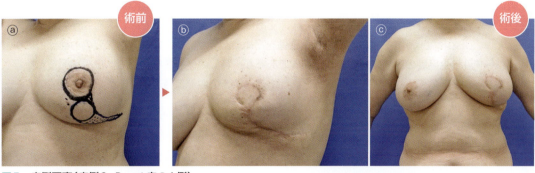

図5　症例写真(症例2，Paget病の1例)
ⓐ 術前，ⓑⓒ 術後6ヵ月．

タイプ)を使用する．
- BD区域乳房の頭側への偏位に留意する．

本術式のポイントと総括

- デザイン時，乳輪縁より1～2mm大きな円を描く．
- J字の真皮乳腺弁に付着した円形皮膚を乳房中央部へ移動する際，点Bから点B'，点Cから点C'までの移動が必要である．そのため，曲線AB，曲線ACの長さが十分であり，また皮膚～乳腺組織が柔らかい症例に適した術式である．
- 乳腺弁血流の観点から，乳房後面の大胸筋からの剥離は最低限にとどめておくことが重要である．

参考文献

1) Grisotti, A：Immediate reconstruction after partial mastectomy. Operative Techniques in Plastic and Reconstructive Surgery 1：1-12, 1994
2) 喜島祐子ほか：E領域乳癌に対するOncoplastic Surgery. PEPARS 84：25-35, 2013
3) Kijima, Y et al：Oncoplastic surgery for Japanese patients with centrally located breast cancer：partial resection and reconstruction using local skin-glandular flap. Journal of US-China Medical Science 8：133-137, 2011
4) Kijima, Y et al：Oncoplastic breast surgery for centrally located breast cancer：a case series. Gland Surg 3：62-73, 2014
5) 喜島祐子ほか：乳房温存オンコプラスティックサージャリーステップアップガイド―Volume displacement：ステップ2-②―Grisotti's flap. Oncoplastic Breast Surgery 8：145-149, 2023

II. 手術編　乳房温存療法
1. 乳房温存オンコプラスティックサージャリー　≫　B. volume replacement

[1] lateral tissue flap

宮下　穣　●東北大学大学院医学系研究科乳腺・内分泌外科学

lateral tissue flap（LTF）を用いたvolume replacementは，正面から見えない創である外側皮膚切開lateral incisionからアプローチし，自家組織を用いる比較的自然な形成手技である．C，D区域の病変に対してはLTF単独で十分に可能であり，中央，内側区域ではLTFと残存乳腺組織のvolume displacementを組み合わせて整容性を高める必要がある．本術式は病変の占拠部位にかかわらず乳房全区域の病変に対して施行可能であるが，特に内側病変に対しては皮膚切開長と整容性のバランスから慎重に適応を検討する必要がある．LTFの血流保持や病変部位による形成の工夫を含めて概説する．

適応基準と除外基準

- **適応基準**：LTFを用いたvolume replacementのよい適応は外側のC，D区域の病変である．また，残存乳腺組織のvolume displacementを併せて行うのであれば，病変の占拠部位にかかわらず乳房全区域への適応が可能である．一方で本術式はlateral incisionで行うため，内側のA，B区域病変の際は皮膚切開長がどうしても長くなる．創の長さと整容性のバランスから，現在は内側病変に対しては乳輪縁切開で手術を行うことが多くなっている．
- **除外基準**：本術式では脂肪組織であるLTFを用いて乳房形成を行うため，切除乳腺組織に比べてLTFのvolumeが極端に小さいときは十分な整容性を確保できないため相対的に適応とはしていない．その場合は，周囲の残存乳腺組織を用いた形成を優先している．

手術説明のポイント

- 正面から創が見えないという利点があること．
- lateral incisionから広範囲に皮弁作成を行うため，頻度は少ないが乳頭乳輪複合体（NAC）の血流障害，壊死の可能性があること．
- 乳房サイズの左右差が生じること．また中長期的に乳房形成部の萎縮が起こる可能性があること．

手術の実際

当教室では1994年に当時の大内憲明教授が中心となり乳房温存療法を開始して以来，LTFを用いた乳房形成を行ってきた[1,2]．当初は病変の占拠部位にかかわらずlateral incisionから病変を切除しLTFと残存乳腺組織を用いて乳房形成を行っていたが，現在では整容性と皮膚切開長のバランスから占拠部位によって利用する組織を選択している．

①デザイン（図1）

- LTFで乳房形成を行う際は，原則lateral incisionで行っている．術前に患者が座位で上肢を下ろした状態で，正面から創が見えなくなる乳房外縁の位置に皮膚切開ラインをデザインする．
- センチネルリンパ節生検は同術創から行うことが可能であるが，腋窩郭清を行う場合は術野の展開が不十分であれば適宜頭側に皮膚切開を延長して行う．その際に正面から創が見えないよ

図1 デザイン
ⓐ 正面から創が見えなくなる乳房外縁の位置に皮膚切開ラインをデザイン．
ⓑ デザインは患者が座位で上肢を下ろした状態で行う．

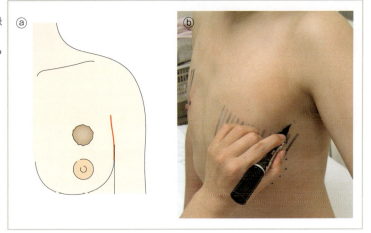

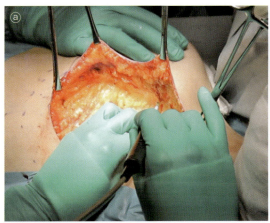
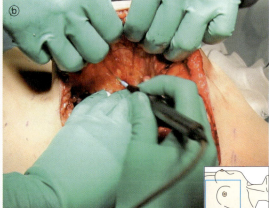

図2 皮弁作成
ⓐ 皮弁作成では皮下の血流アーケードを温存する．
ⓑ 視野展開では皮弁牽引による過度な緊張がかからないように留意する．

うに切開ラインが大胸筋外縁より前方に位置しないように留意する．

②皮弁作成・乳房部分切除（図2）

- 腫瘍直上・近傍の皮膚切開とは異なり本術式では比較的広範囲の皮弁作成が必要になる．そのため皮弁の血流不全を起こさないために，より皮下の血流アーケードを温存することを意識する必要がある．
- また，lateral incisionから行う乳頭温存乳房全切除術（NSM）にも共通する点であるが，特に乳房内側区域までの皮弁作成が必要な場合は，視野展開の際に皮弁牽引による過度な緊張がかからないように，皮弁作成を迅速に行うよ

うに留意する．
- 病変部の予定切離ラインから数cm以上は余分に皮弁を作成し，乳房を形成した際に皮膚のひきつれが起こらないようにする．残存乳腺組織の移動が大きい場合はより広く皮弁を作成することが必要となる．
- 皮弁が十分に作成されたあとに，マーキングされた予定切離線に沿って円筒状に乳房部分切除を行う．

③LTFの作成（図3）

- lateral incisionから外側方向へ広背筋前面を目指して皮弁を作成していく．その際にLTFの組織volumeを可能な限り確保するために，

Ⅱ．手術編　乳房温存療法　061

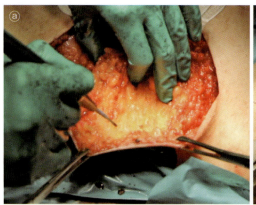
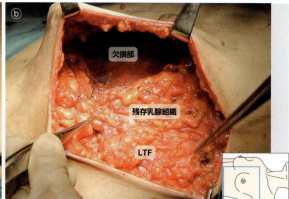

図3 LTFの作成
ⓐ 皮弁を厚くしないように広背筋前面まで外側皮弁を作成する．
ⓑ 欠損部まで牽引可能なようにLTFを授動する．
LTF：lateral tissue flap

また外側方向の皮弁が壊死に陥ることはないため，皮弁は決して厚くしないように留意する．

- 皮弁作成をより広範に行うことでLTFの可動性はよくなるが，一方で広背筋筋膜を完全に露出するような剥離を行うと広背筋とLTFを交通する細動静脈の血流を失うことになる．そのため，広背筋前面の筋腹がうっすら見える程度の剥離にとどめておくことが肝要である．
- **Point** LTFの主な支配血管は外側胸動静脈であり，これらを温存することは非常に重要である．特に頭側の腋窩領域近傍で操作を行う際に，より注意が必要である．これらを損傷することでLTFの血流不全が生じ，その後に組織が萎縮していくことで十分な組織volumeが失われ，長期的に十分な整容性を保つことができなくなる．
- 皮膚切開ラインの尾側でも十分に皮弁を作成し，LTFの可動性を上げつつドレーン挿入部を確保しておく．

④ LTFを用いたvolume replacement（図4）

- C区域の欠損に対してはLTFを頭内側に牽引するデザインで乳房形成を行う．その際に頭側への牽引が強く不自然にC区域が盛り上がるのを防ぐために，乳房を用手的に下垂させて自然な仕上がりを意識する（図5ⓐ）．
- D区域の欠損に対してはLTFを内側に牽引するデザインで乳房形成を行うが，乳房の大きい症例や切除範囲が広い際は組織volumeが不足するため，C区域の残存乳腺組織を補填に利用する．C区域まで広範囲に皮弁を作成し同部位の残存乳腺組織を尾側に下ろすようなvolume displacementを併せて行う必要がある．またその際にNACの偏位を防ぐためにE区域も十分に皮弁を作成する必要がある（図5ⓑ）．
- AC境界区域の欠損に対してはC区域の残存乳腺組織を内側へ移動させ，連続的にLTFをC区域の外側の補填に利用する（図5ⓒ）．
- BD境界区域の欠損に対してもD区域の残存乳腺組織を内側へ移動させ，連続的にLTFをD区域の外側の補填に利用する．LTFはD区域の尾側を補填する際に可動性が不足する場合が多く，適宜側胸部尾側で切開を入れてLTFを授動する（図5ⓓ）．
- E区域の欠損に対してはCD区域の残存乳腺組織を内側へ移動させ乳頭直下のvolumeを補填し，その外側部分に授動したLTFを用いて乳房形成を行う．乳頭直下では高さを保つために乳腺の縫合は深層・浅層の二層で行っている（図5ⓔ）．
- LTFを用いた乳房形成での留意点として，volume replacementの組織縫合時に組織を締めつけ過ぎないことである．LTFは脂肪組織であるため血流不全で容易に壊死に陥る．LTFが意

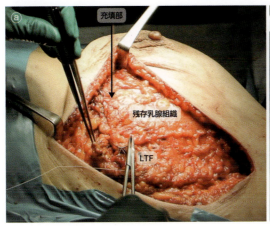
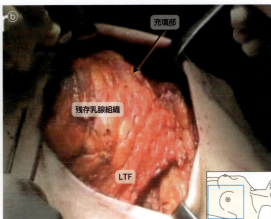

図4　LTFを用いたvolume replacement
ⓐ D区域の欠損に対してLTFを用いた乳房形成.
ⓑ AC境界区域の欠損に対してLTFを用いた乳房形成.

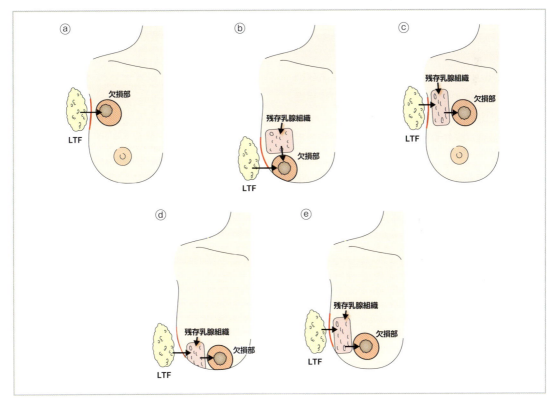

図5　LTFを用いた乳房形成の概念図
ⓐ C区域, ⓑ D区域, ⓒ AC境界区域, ⓓ BD境界区域, ⓔ E区域, に対する乳房形成.

図した位置に保持される程度の緊張で縫合することが勧められる.

術後管理・特徴的合併症

- C, D区域外側の病変で皮弁作成範囲が広くなければ必ずしも皮下ドレーンは必要ないが, 広範囲の皮弁作成を行った際は皮下ドレーンを2日以上は留置し, 剥離した皮弁の生着を心がける.
- lateral incisionでは下着の辺縁が切開部に当

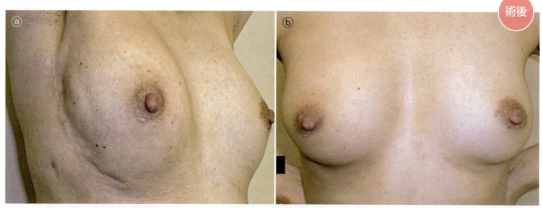

図6 症例写真（右CDE広範区域に対するLTFを用いた乳房形成）
ⓐ 側面，ⓑ 正面．

たる場合があるため，ワイヤーなどの硬い素材を避けた下着を一定期間着用する必要がある．

本術式のポイントと総括

- LTFを用いた乳房形成は，正面から見えないlateral incisionからアプローチし，自家組織を用いた比較的自然な形成手技である．
- LTFの血流，皮弁やNACの血流に留意した手技が重要である．
- 欠損部とLTFのvolumeの程度によっては，またAC境界・D〜BD境界区域では，残存乳腺組織のvolume displacementを組み合わせて整容性を高める必要がある．

文献

1) Ohuchi, N et al：Breast-conserving surgery for primary breast cancer：Immediate volume replacement using lateral tissue flap. Breast Cancer 4：135-141, 1997
2) Takeda, M et al：Breast conserving surgery with primary volume replacement using a lateral tissue flap. Breast Cancer 12：16-20, 2005

美しく仕上げるための形成外科 techniques

形成外科的テクニック ①縫合

葛城遼平 ● 中頭病院乳腺科（日本乳癌学会乳腺専門医，日本形成外科学会形成外科専門医）

- 皮膚縫合には真皮埋没縫合と表皮縫合があるが，縫合創を美しく仕上げるためには真皮埋没縫合がより重要である．
- 埋没縫合の目的は，縫合創の開大予防と死腔の排除である．
- 縫合から成熟瘢痕となって完成するまでは3～6ヵ月程度かかる．この間，縫合部の肉芽組織内に膠原線維が出現し，創を開大させるような力が働くため，埋没縫合でしっかりと減張しておくことが重要である．術直後の時点で創が平坦で，真皮面が露出するような縫合創はwide scarとなってしまう可能性が高い．
- 適切な縫合方法を図1に示す．皮下と真皮をハート形に運針することで創縁が盛り上がり，密着した状態を作ることができる．一方，円形の運針では，平坦で真皮面の露出した縫合創となってしまう（図2）．
- 縫合創は一様に盛り上げればよいわけではない．dog ear（縫合部位の余剰皮膚や隆起）が目立ちやすい創端や緊張の乏しい腋窩などは盛り上げは不要である．慣れないうちは，図3のように真皮をひろう部位の目安として補助線を引いておくとよい．
- 縫合創の仕上がりは外科医の縫合テクニックのみで決まるわけではなく，術後管理も重要である．
- 具体的には，創部開大予防のためにサージカルテープでの補強を行う．3ヵ月程度は3～4日に1度，サージカルテープの貼り替えを指導する．患者にとって習慣化するまでは面倒かもしれないが，患者教育を行うことが重要である．

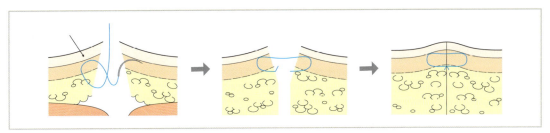

図1 適切な縫合方法
正しい「ハート形運針」．創縁が盛り上がりつつ，しっかりと密着した状態を作ることができる．

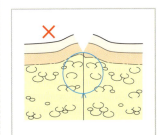

図2 不適切な縫合方法
円形の運針では，多くの場合で表層が開いて正確な密着が得られない．

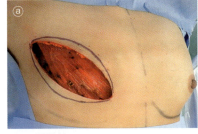
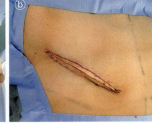

図3 補助線
慣れるまでは創縁に補助線（紫）を引くように指導している．緊張の少ない創端は隆起させるとdog earが目立つため，その必要はない．

II. 手術編　乳房温存療法
1. 乳房温存オンコプラスティックサージャリー ≫ B. volume replacement

[2] lateral advancement flap

田邊　匡 ● 済生会新潟病院外科

乳房外側部に局在する乳癌は頻度が高く，この領域の乳房部分切除術は適応症例が多い．根治性の観点から，腫瘍直上の皮膚切除を要する場合も少なくないため，皮膚切除を伴う部分切除後に整容性を向上させうる形成手技が望まれる．外側胸部前進皮弁 lateral advancement flap (LAF) は，腹部前進皮弁 abdominal advancement flap (AAF) の手技[1,2]を応用し，乳房外側領域の部分切除後に同一創から外背側に前鋸筋膜上を剥離，皮膚脂肪弁として欠損部に引き寄せて縫着，必要に応じて乳腺弁を併用し形成する手技である（図1）．手技は簡便，血行良好で脂肪硬化の懸念がない．皮膚が同時に補填されるため，皮膚切除を要した症例でも縫合後の緊張が緩和され，縫合線方向への乳頭偏位を防ぎうる．腋窩郭清を施行しない場合，ドレーンは不要，入院期間を延長させず，乳腺外科医にも導入しやすい[3]．

適応基準と除外基準

- **適応基準**：腫瘍占拠部位がC〜CD区域で，腫瘍直上の皮膚切除を要する症例が適応となる．腋窩郭清の要否，乳房の構成は問わない．
- **除外基準**：病変長径が3cmを超える症例，外側胸部の皮下脂肪がきわめて少ないやせ型の症例，乳房下垂の強い症例では術後整容性が落ちる傾向にあるため，禁忌ではないが注意を要する．

手術説明のポイント

- 乳腺欠損部に補填できる組織量は皮下脂肪厚に依存し，皮膚脂肪弁の自由度は限られるため，術後整容性は切除範囲と体型および乳房形態により変わること．
- 下垂の強い乳房では，患側乳房の縮小と下垂の軽減により，対側との左右差が目立ちやすくなること．
- 外側胸部の皮膚脂肪弁を欠損部に引き寄せて縫着するため，術後早期に側胸部の突っ張り感の出ることがあるが，次第に改善が見込まれること．

手術の実際

①デザイン（図2，3ⓐ）

- 全身麻酔導入後，肩甲骨下にクッションを入れ，両上肢を水平にした状態で超音波検査を施行，病変範囲を確認して皮膚面にマーキングする．乳房外側線に沿った斜め方向の紡錘形で，病変直上の皮膚を切除する皮膚切開デザインとする．病変辺縁より1.5〜2cmの断端距離を確保する位置に色素マーカーを注入して乳腺切離線とする．

②皮膚切開・部分切除

- Cooper靱帯を切除側に含める層で皮下を剥離，切離線の色素マーカーを半切する位置で胸壁に垂直に乳腺を切離，大胸筋前面では病変裏面の大胸筋膜を切除側に含め，乳房部分切除を行う．乳頭側断端を術中迅速病理診断に提出，断端陰性を確認する．

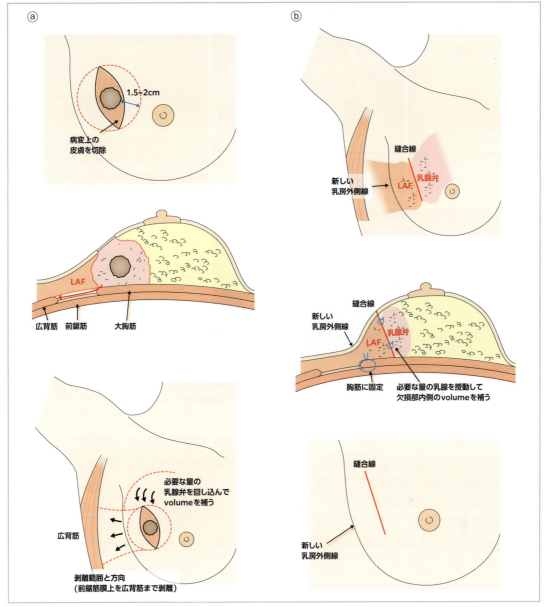

図1 外側胸部前進皮弁（LAF）の概念図
ⓐ 乳房部分切除術とLAFの作成．赤矢印は剥離ライン．
ⓑ LAFによる形成．

③LAFの作成と形成手技

- 乳房・腋窩手術が終了したあとに，同一の切開創から前鋸筋膜上の疎な組織を電気メスで切離してゆき，穿通血管は焼灼または結紮処理する．前鋸筋膜下の層に入ると，出血しやすくなるため注意を要する．外背側方向に操作を進めると，やがて現れてくる広背筋の筋収縮が，剥離終了の合図である（図3ⓑ）．

- 作成された皮膚脂肪弁を乳腺欠損部に引き寄せ（図3ⓒ），3-0モノフィラメント吸収糸で，皮下脂肪層裏面と胸壁を縫着する（図3ⓓ）．
  Point この際，大胸筋のみに針糸がかかると裂けやすいため，組織を広めにすくうようにし，可能な部位では筋膜および乳腺にも針糸をかけるようにしている．1針ずつかけてペアン鉗子

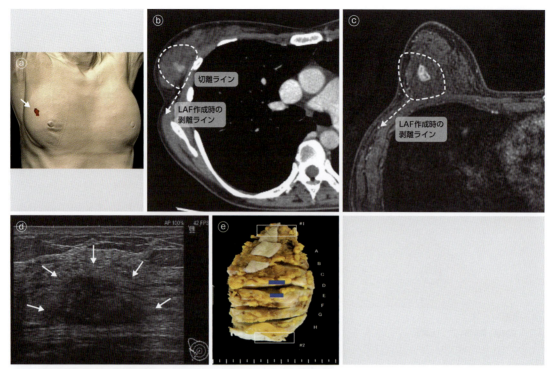

図2 術前画像および切除標本
40歳代, 右C区域乳癌. Tis (15 mm) N0 M0 Stage 0, luminal A like type.
ⓐ 病変局在, ⓑ 術前造影CT, ⓒ 術前造影MRI, ⓓ 術前超音波検査, ⓔ 切除標本 (8.5×6.2 cm).

で把持し, 仮締めをして縫着位置や深さが適正か否かを見きわめ, 必要があれば修正する (図3ⓔⓕ). 通常5～6針で縫着は完了し, 新しい乳房外側線が作成される (図4).

- 比較的切除範囲が広く, LAFにより補填される組織量が足りないとみられる場合は, 頭側の残存乳腺を剥離して乳腺弁として欠損部に回し込み, 乳頭側の組織補填に使用する. この場合, LAFは胸壁と乳腺弁に縫着される.

以上の手技は簡便で, 特別高度な技術をもった術者でなくても, 十分安全に施行可能である. そして, 特定の血管を確認・温存しなくても, 皮膚側から皮弁に十分な血行が供給されるため, 脂肪硬化の懸念は皆無である. また, 前進皮弁は皮膚と皮下脂肪を一緒に移動, 補填するため, 乳房手術の際に腫瘍上の皮膚切除を行う場合には, 不足分の皮膚が脂肪とともに側胸部から補われるため, 縫合後の緊張が緩和され, 縫合線方向への乳頭偏位を防ぎうる点でも合理的である. LAFによる形成では術後のリンパ漏が比較的少ないため, 腋窩郭清を施行しない場合ドレーンは留置していない.

術後管理・特徴的合併症

- 単結節埋没縫合により閉創後, 滅菌済皮膚接合用テープで創を寄せ, ハイドロゲルパット付きフィルムドレッシングで被覆する. 退院後の初回外来受診時までは, 原則ドレッシングを剥がさない.
- 入院中はシャワー浴, 退院後は浴槽への入浴を許可する.
- 外来受診時にドレッシングを剥がし, 手術後の傷あとケア専用テープに貼り換え, 放射線照射開始時まで創部を保護, 水平方向の張力を緩和し, ケロイドや肥厚性瘢痕の予防に努める.
- 術後早期に外側胸部の突っ張り感が出て, 消炎鎮痛薬の内服を要する場合があるものの, 長期的に鎮痛薬の使用を要する症例は経験していない.

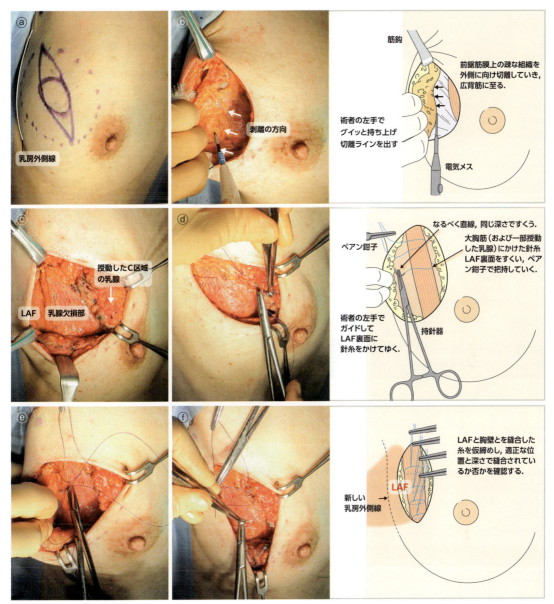

図3 LAFの作成〜胸壁への固定
ⓐ 病変直上の皮膚を切除する切開デザイン．
ⓑ 乳房部分切除後，前鋸筋筋膜上の疎な組織を外側に向け切離，広背筋に至る．
ⓒ 頭側の乳腺を授動して欠損部に引き下ろす．
ⓓ 授動した乳腺と大胸筋に針糸をかける．
ⓔⓕ 裏面よりLAFに針糸をかけ糸を鉗子で把持．

本術式のポイントと総括

- 作成した皮膚脂肪弁裏面と胸壁を縫着する際，大胸筋のみに針糸がかかると裂けやすいことがあるため，組織を広めにすくうようにし，可能な部位では筋膜および乳腺にも針糸をかけることが望ましい．
- 皮膚脂肪弁裏面に針糸をかける際，位置と拾う組織の量および深さを揃えるように運針する必要がある．これらにばらつきがあると，きれいな直線状の新しい乳房外側線にならない．
- 1針ずつかけてペアン鉗子で把持し，仮締めを

II．手術編 乳房温存療法　069

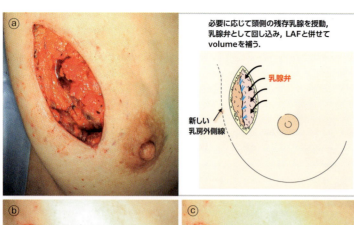

図4 LAFと乳腺の縫合〜閉創
ⓐ かけておいた糸を結紮．LAFと乳腺・胸筋の固定終了．
ⓑ 授動乳腺とLAFの浅層を縫合．
ⓒ 浅層縫合中．
ⓓ 浅層の縫合が終了．
ⓔ 皮膚縫合が終了．
ⓕ ドレッシング終了．新しい乳房外側線が形成された．

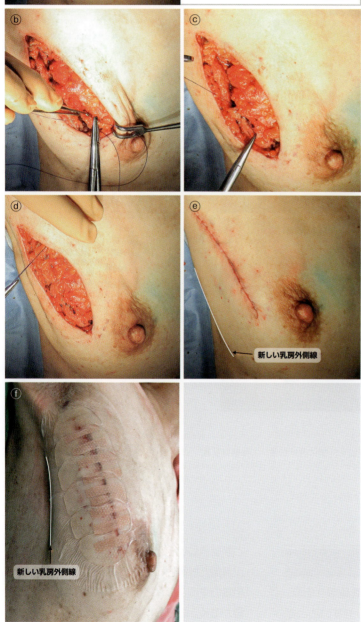

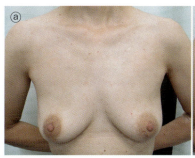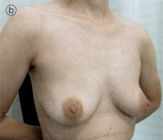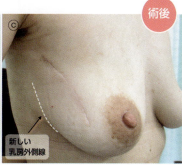

図5 症例写真
術後1年.
ⓐ 正面：左右差はほとんどわからない．
ⓑⓒ 右側面：新しい乳房外側線が形成されている．

して縫着位置や深さが適正か否かを見きわめ，必要であれば修正することが肝要である．
- 乳腺切除範囲の広さと乳房の形態および外側胸部の皮下脂肪厚を併せ考えて，どの程度の乳腺弁併用が必要であるかを想定，脂肪硬化しない程度の剥離範囲で乳腺弁を作成し，欠損部に回し込むことで整容性を高めうる．
- 比較的長い縫合線となる場合が多いため，長期的にきれいな創となるよう，創縫合はモノフィラメント吸収糸による単結節埋没縫合で，組織をしっかり密着させて行う．

文献

1) Ogawa, T et al：Oncoplastic surgery combining abdominal advancement flaps with volume displacement techniques to breast-conserving surgery for small- to medium-sized breasts. Breast Cancer 23：932-938, 2016
2) Ogawa, T et al：Abdominal advancement flap as oncoplastic breast conservation：report of seven cases and their cosmetic results. J Breast Cancer 16：236-243, 2013
3) 田邊匡ほか：乳房外側領域癌に対するOncoplastic Surgery ―有形脂肪弁と前進皮弁．Oncoplastic Breast Surgery 4：106-112, 2019

Ⅱ．手術編　乳房温存療法
1．乳房温存オンコプラスティックサージャリー　》　B．volume replacement

[3] thoracodorsal adipofascial cutaneous flap

喜島祐子 ●藤田医科大学乳腺外科学講座

胸背皮膚脂肪筋膜弁による補填法は，乳房外側切開部より病変部へ到達し乳房部分切除を実施したのちに，脱上皮化した切開部位皮膚に皮下脂肪，広背筋筋膜を縫着させた胸背皮膚脂肪筋膜弁thoracodorsal adipofascial cutaneous flapを乳腺欠損部分に補填する方法である[1-5]．乳房外側病変の部分切除時に用いられる．デザイン・手技自体は難しくはないが，術中には露出した真皮部の血管を挫滅しないよう愛護的に扱うこと，胸壁側剥離を最小限にとどめることが重要である．

適応基準と除外基準

- **適応基準**：乳房外側区域の病変，乳房下垂の程度が少ない症例．
- **除外基準**：著しい脂肪性乳房症例，皮下脂肪が極端に少ない症例．

手術説明のポイント

術後合併症として以下が起こりうることを説明する．
- flapの遠位端の壊死・石灰化が起こりうること．
- 乳頭が外側に牽引されて乳頭位置の偏位が生じること．
- 乳房サイズと形態の左右差が生じること．

手術の実際

①デザイン

- 立位で乳房のサイズ・形の左右差，乳頭乳輪の位置を確認する（図1ⓐ）[3]．手術体位で，術前画像（CT，MRI）を加味したうえで，超音波検査で確認した病変部をマーキングする．次いで切除範囲を決定する（図1ⓑ）[3]，赤破線）．
- 立位で乳房下溝線の位置をマーキングする（図1ⓒ）[3]．乳房下溝線より15 mmほど足側に円弧を描く（図1ⓓ）[3]．このラインが手術終了時の乳房下溝線となる．乳房下溝線から乳房外縁に沿ったラインを頭側へ延長する（図1ⓔ）[3]．

  Point 伸ばしたラインが長辺となる変形三角形（手裏剣型）を外側に描く（図1ⓕ）[3]．この形を描くことで，乳房外縁の閉創部の長さが等しくなる．

- 乳腺切除ラインから，中腋窩線より背側に至る「つ」の字を描く（図1ⓖ）[3] 変形三角形（手裏剣型）の実線部分の皮膚は全層で切開する．脱上皮化した部分を皮膚脂肪筋膜弁に縫着させるため，閉創痕はT字になる（図2）．

②脱上皮化，部分切除

皮膚切開に先んじて，変形三角形皮膚を脱上皮化する（図3ⓐ）[3]．乳房外側縁の実線部分を切開し，乳房部分切除範囲の円柱状部分切除を行う（図3ⓑ）[3]．図3の例では，術中迅速病理診断にて断端陰性，センチネルリンパ節転移陰性を確認した（図3ⓒ）[3]．

③乳房下溝線部の作成～結紮

- **Point** 乳房下溝線より足側に描いた円弧に沿

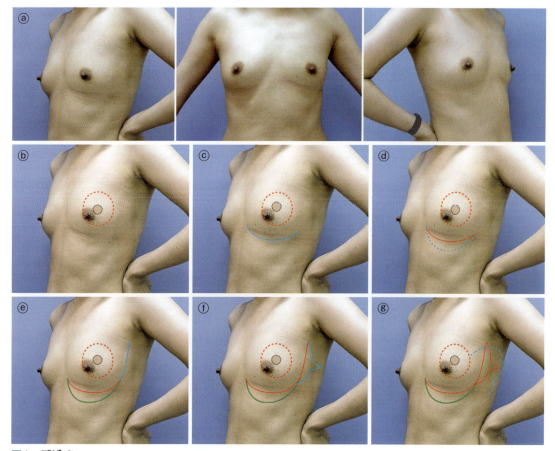

図1 デザイン
ⓐ 立位にて，乳房下溝線の位置や，乳頭位置を確認する．
ⓑ マーキング．手術体位で超音波にて病変部分および切除範囲をマーキングする．
ⓒ 立位で，乳房下溝線を描く．
ⓓ 乳房下溝線より足側に円弧を描く．
ⓔ 乳房下溝線から乳房外縁に沿ったラインを頭側へ延長する．
ⓕ 伸ばしたラインが長辺となる変形三角形（手裏剣型）を外側に描く．
ⓖ 乳腺切除ラインより，中腋窩線よりやや背側に至る「つ」の字ラインを描く．
（文献3）より引用改変）

って，内側真皮に2-0 PDS®をかけ，それを牽引して左右対称となる位置を確認しながら，胸壁に固定せずに，結紮する[5]（図3ⓓ～ⓕ，図4）[3,6]．

④脂肪筋膜弁の採取，欠損部補填，閉創

- 変形三角形の残りの辺を皮膚全層で切開し，背側に皮下剥離を進める．遠位端で深部に至り，広背筋の筋膜を付着させつつ，内側へ筋膜下の剥離を進める．**Point**「つ」の字に沿って，皮下脂肪から筋膜までを全層で切開するが，乳頭より足側の背面はなるべく剥離せず，裏側の剥離は乳頭より頭側のみにとどめておく．

- 欠損部分へは胸背皮膚脂肪筋膜弁の頭側1/2全体と，足側1/2の表面部分を滑らせるようにして授動する（図3ⓖⓗ）[3]．皮膚脂肪筋膜弁と乳腺断端を数ヵ所縫合する．皮膚脂肪筋膜弁の足側1/2の背側は胸壁に付着しているため，欠損部に縫合したあとでも，一見乳房外背側にvolumeが出ているように見える（図3ⓘ）[3]．

- 背側の皮膚（図2，＊部）縁を乳房外側線となるように胸壁に縫着し，皮膚脂肪筋膜弁の表面組織を乳房側へ充填して閉創を終了する（図3ⓙ）[6]．術前，術後像を図5[3]に示す．

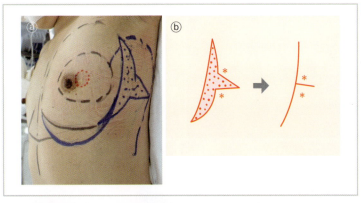

図2 術前デザインと閉創時のイメージ
ⓐ 変形三角形(手裏剣型)の実線部分が切開線となる.
ⓑ 脱上皮化した部分(ドット)は脂肪筋膜弁に縫着させるため閉創痕はT字となる.
(文献3)より引用改変)

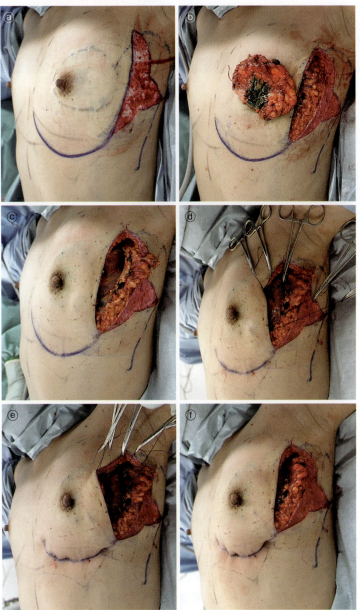

図3 術中所見
ⓐ 変形三角形部を脱上皮化する.
ⓑ 三角形長辺を全層で切開し円柱状部分切除を実施する.
ⓒ 断端陰性・センチネルリンパ節転移陰性を確認した.
ⓓ〜ⓕ 乳房下溝線を作成する. 4針をかけ頭側に挙上し, 左右対称となる位置を術中に確認して結紮した.
(文献3)より引用)

図3 つづき
⑧ 変形三角形の残りの辺を全層で切開し，背側に剥離を進める．遠位端で深部に至り，背側に広背筋筋膜を付着させて剥離する．
ⓗ 乳腺欠損部へ胸背皮膚脂肪筋膜弁を授動する．背側は胸壁から剥離する面積を最小限にとどめる．
ⓘ 胸背皮膚脂肪筋膜弁端を乳腺断端へ縫合する．
ⓙ 閉創．
（文献3）より引用）

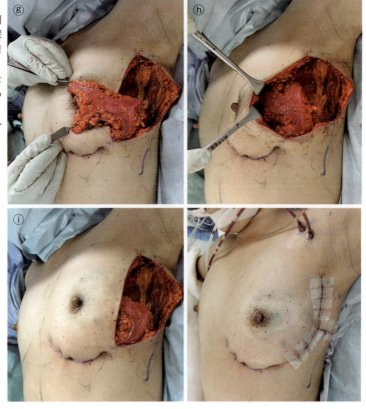

図4 volume replacementと乳房下溝線再現の概念図
ⓐ 術前．
ⓑ 円柱状部分切除後（乳輪縁切開を行った場合を図示）．
ⓒ 乳房下溝線真皮側の糸を頭側へ牽引．
ⓓ ⓒの糸を胸壁に固定せずに，結紮．
ⓔ 胸背皮膚脂肪筋膜弁（*）によるvolume replacement後．

緑線：乳房下溝線
（文献6）より引用改変）

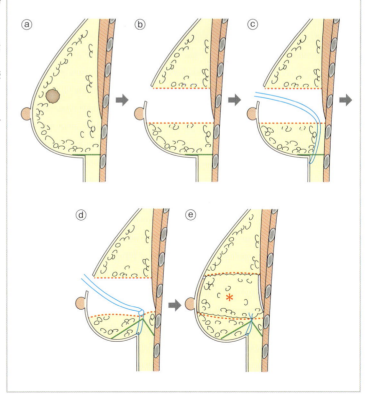

Ⅱ．手術編　乳房温存療法 | 075

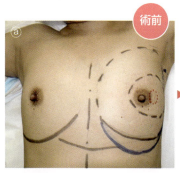
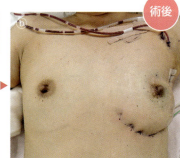

図5 症例写真（乳房下垂のないC区域乳癌症例）
ⓐ 術前，ⓑ 手術終了時.
（文献3）より引用）

術後管理・特徴的合併症

- 照射終了後には，色素沈着が消失する時期まで保湿を十分に行う．
- 術後1年は，シームレスブラジャー（内側に縫い目のないもの，スポーツブラのようなタイプ）を使用する．ワイヤー入りブラジャーを着用する場合には，乳房下溝線のカーブに合ったものを着用してもらう．
- 術後の観察において，充填部の皮下に限局した硬結を触知することがある．乳房部分切除後の再発と囊胞変性，石灰化，肉芽組織を鑑別するために，経時的な画像検査（超音波検査）が有用である．

本術式のポイントと総括

本術式は，術前および術中に責任血管を同定しないrandom flapによる補填で，乳腺外科医にとっては比較的導入しやすいと考えられる．筆者らの検討では，インドシアニングリーン（ICG）を静注し赤外線カメラで観察すると，前鋸筋表面より多数の血管が皮膚脂肪筋膜弁背面に入り背面全体が染色され，表面の観察においては，付着させた真皮が良好に染色されることが確認された[5]．乳房下溝線から乳房外縁に沿った部位に，多くの穿通枝があることが報告されているため，この部位の背面の剥離を行わないことが肝要である[7]．

筆者らは，胸背皮膚脂肪筋膜弁に付着させる真皮を三日月型にした経験がある．その場合，閉創時に異なる長さの円弧を縫合するため，縫合部にわずかにギャザーが残ることがあった．付着させる真皮の形状を変形三角形（手裏剣型）に改変した結果，水平方向に数cmの瘢痕が残るものの，縫い合わせる長さが等しくなる，皮膚脂肪筋膜弁の遠位端の処理がしやすくなる，などの利点が見いだされた[3,8]．

乳房下溝線作成については，C区域の部分切除後に乳房下溝線部が鈍角になってしまう症例も経験していたことから，胸背皮膚脂肪筋膜弁補填時に併用している[6,8]．真の乳房下溝線部に糸をかけて牽引すると，鋭角な乳房下溝線は作成されるものの，位置が頭側に変位してしまう．そのため，10～15 mm足側の皮膚にラインを描き，手術中に対側の乳房下溝線と対称となる位置に挙上・調整することが肝要と考え実施している．ほとんどの症例で，作成した乳房下溝線は対側と対称な位置，角度が保たれている（図6～9）．まれに挙上したラインが不明瞭になってしまう症例を経験する．今後長期的データを報告していく予定である．

文献

1) Kijima, Y et al：Immediate reconstruction using thoracodorsal adipofascial flap after partial mastectomy. Breast 18：126-129, 2009
2) Kijima, Y et al：Immediate reconstruction using a modified thoracodorsal adipofascial cutaneous flap after partial mastectomy. Breast 20：464-467, 2011
3) 喜島祐子ほか：乳房温存オンコプラスティックサージャリーステップアップガイド―Volume replacement：ステップ1―胸背皮膚脂肪筋膜弁（thoracodorsal adipofascial cutaneous flap）による補填術．Oncoplastic Breast Surgery 7：80-88, 2022
4) Kijima, Y et al：Histological findings of a local adipofascial flap that was implanted during breast conserving surgery. Modern Plastic Surgery 3：43-46, 2013
5) Kijima, Y et al：Oncoplastic surgery combining partial mastectomy and immediate volume replacement using a thoracodorsal adipofascial flap with a crescent-shaped dermis. Surg Today 44：2098-2105, 2014
6) Kijima, Y et al：Oncoplastic breast surgery combining partial mastectomy with resection of double equilateral triangular skin flaps. Surg Today 52：514-518, 2022
7) 藤本浩司：乳腺外科医によるオンコプラスティックサージャリー．PEPARS 183：90-100, 2022
8) Hirata, M et al：Modification of oncoplastic breast surgery with immediate volume replacement using a thoracodorsal adipofascial flap. Breast Cancer 29：531-540, 2022

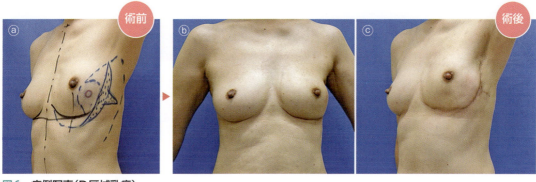

図6 症例写真(D区域乳癌)
ⓐ 術前デザイン,ⓑⓒ 術後2年.

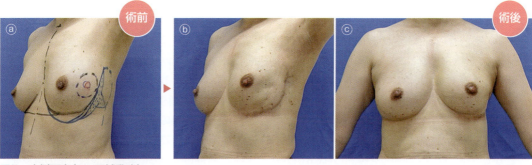

図7 症例写真(CD区域乳癌)
ⓐ 術前デザイン,ⓑⓒ 術後2年.

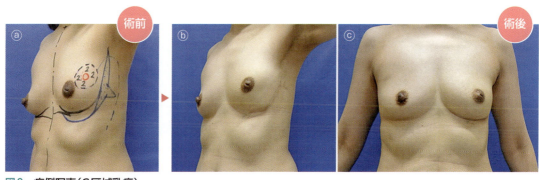

図8 症例写真(C区域乳癌)
ⓐ 術前デザイン,ⓑⓒ 術後4年.

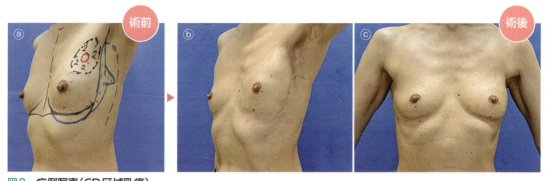

図9 症例写真(CD区域乳癌)
ⓐ 術前デザイン,ⓑⓒ 術後4年.

Ⅱ.手術編 乳房温存療法 | *077*

II. 手術編　乳房温存療法
1. 乳房温存オンコプラスティックサージャリー ≫ B. volume replacement

[4] inframammary adipofascial flap

小川朋子 ●伊勢赤十字病院乳腺外科

下部区域乳癌は乳房温存療法後に変形をきたしやすい．本術式はこの下部区域の変形予防に有効である．手技としては，乳房下溝線より尾側の上腹部皮下脂肪織に筋膜を付けた脂肪筋膜弁を舌状に作成し，乳房マウンドとして用いる．乳房部分切除術と同じ手術創から脂肪筋膜弁を採取するので，新たな手術創が生じないメリットがある．ただし脂肪性乳房 fatty breast や高齢者は flap の脂肪壊死を起こすリスクが高い．この flap は乳房下溝線近傍の肋間穿通枝を栄養血管としており，anterior intercostal artery perforator flap (AI-CAP) とほぼ同義の手技となるが，術中に穿通枝を確認する必要がないため，血管の扱いに慣れていない乳腺外科医でも比較的容易に取り入れることができる．術中に穿通枝を確認しない代わりに，適応を厳選し，flap に乳房下溝線近傍の真皮を三日月状に付け，この三日月状の部分は胸壁から剥離しないようにすることで，術後の脂肪壊死をきたしにくくすることができる[1,2]．

適応基準と除外基準

- **適応基準**：下部区域乳癌で，乳房下垂が比較的少ない高濃度乳房 dense breast 症例が最もよい適応である．比較的多くの volume が得られるので，切除量が大きな症例（20％以上）に適応可能である．欠損部が小さい場合は，abdominal advancement flap【II-1-B-[5] abdominal advancement flap 参照】など，より簡便な手技の方が，合併症や手技の容易さの観点から有用である．
- **除外基準**：高齢者や下垂の強い fatty breast は，脂肪筋膜弁の血流不全に起因した脂肪壊死をきたしやすいため，原則禁忌である．乳房が脂肪性であることと乳房下溝線部脂肪筋膜弁の血流が不良であることは本来同義ではないが，上腹部脂肪組織の血流を術前に把握することは難しく，また，筆者らの検討[2]では，マンモグラフィで脂肪性乳腺の症例は全例脂肪壊死（部分的な脂肪壊死を含む）をきたしていた．したがって，年齢やマンモグラフィの乳腺密度など，術前に確認できることを指標として用いている．

Point 脂肪壊死をきたすと術後の整容性が不良となるので，脂肪壊死をきたしやすい症例を適応から除外することは非常に重要である．

手術説明のポイント

- 脂肪筋膜弁を採取することで上腹部の皮下脂肪が薄くなるため，この部分が凹み，やや肋骨が目立つようになること．
- 血流不全により脂肪壊死が起こる可能性があり，その場合は脂肪壊死に陥った部分が固くなること．
- 術後断端陽性で乳房切除術を行うことになった際は，使用した上腹部の脂肪も切除が必要となること．

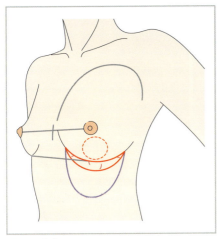

図1 デザイン
立位：脂肪筋膜弁採取部位（紫色），三日月状に脱上皮化するライン（赤色），乳頭の高さと乳房の膨らみ（灰色）をマーク．
臥位：乳房部分切除予定部位（赤破線），乳房下溝線周囲の穿通枝（赤色）をエコーを用いてマーク．

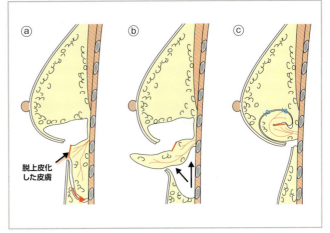

図2 改良した乳房下溝線部脂肪筋膜弁
ⓐ 乳房下溝線の皮膚切開より乳房部分切除を施行後，乳房下溝線より尾側の皮膚を三日月状に脱上皮化し，この脱上皮化した部位より尾側の皮下剥離を行う．
ⓑ 脂肪筋膜弁を挙上．
ⓒ 挙上した脂肪筋膜弁を欠損部に充填し，頭側の乳腺断端と縫合．

手術の実際

①デザイン（図1）

- 立位で乳房下溝線および乳房下溝線より尾側の脂肪筋膜弁採取部位のマークを行う．flapに乳房下溝線近傍の真皮を三日月状に付ける改良法では，皮膚を三日月状に脱上皮化するラインも乳房下溝線より約3 cm尾側にマークしておく．この三日月状に皮膚を脱上皮化する部分に肋間からの穿通枝が複数本流入しており，この脱上皮化した部位を胸壁から剥離しないようにすることで，脂肪筋膜弁への血流を確実に確保することができる．
- 立位での両側の乳頭の高さや乳房下溝線の高さ，乳房の膨らみの高さもマークしておく．
- 臥位で乳房部分切除予定部位をマークし，この際，超音波検査を使用するので，カラードプラを用いて，乳房下溝線周囲（三日月状に皮膚を脱上皮化する部分）へ流入する穿通枝の位置も確認しておく．

②皮膚切開・部分切除

- 術前にマークした乳房下溝線に沿って皮膚を切開し，乳房部分切除のための皮下剥離を行い，乳房部分切除術を施行する（図2ⓐ）．
- **Point** 皮下剥離・部分切除の際，乳房皮膚を強く牽引すると，血流障害による皮膚壊死を引き起こす可能性があるので，愛護的に扱う．

③脂肪筋膜弁作成と充填

- 術前にマークした乳房下溝線尾側の三日月状の皮膚を脱上皮化する（図3ⓐ）[1]．
- 三日月状に脱上皮化した皮膚の尾側縁に全層切開を加え，上腹部の皮下剥離を行う（図2ⓐ）．
- 術前にマークした脂肪筋膜弁採取予定部位近くまで皮下を剥離したら，徐々に深く入り，腹直筋前鞘上および外腹斜筋筋膜上に達し，腹直筋前鞘や外腹斜筋筋膜を脂肪弁に付着させて採取・挙上する（図2ⓑ，3ⓑⓒ）[1]．筋膜を付けることで，flapがしっかりし，残存乳腺との縫合も行いやすくなる．脂肪筋膜弁を採取する際に重要なことは，術前にマークした穿通枝が入る部位近傍まで脂肪筋膜弁を挙上したら，穿通枝

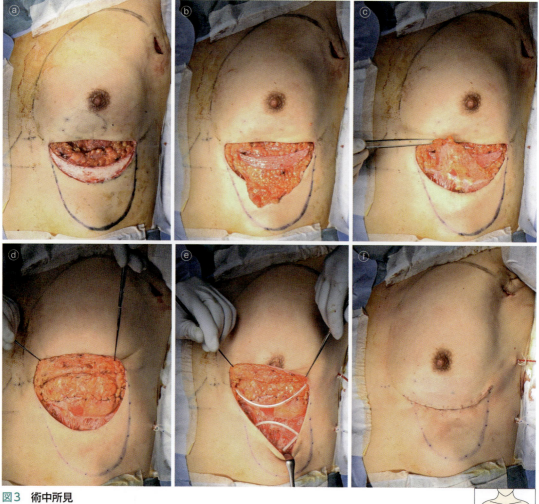

図3 術中所見
ⓐ 三日月状に皮膚を脱上皮化した状態.
ⓑ 脂肪筋膜弁採取後.
ⓒ 脂肪筋膜弁を挙上.
ⓓ 頭側の乳腺断端と挙上した脂肪筋膜弁を縫合して欠損部を充填.
ⓔ 乳房皮下,脂肪筋膜弁採取部位にドレーンを留置.
ⓕ 手術終了時.
(文献1)より引用)

を損傷しないように,より注意深く剥離を行うことである.穿通枝は乳房下溝線周囲で複数本入っており,脱上皮化した皮膚より頭側へは決して剥離しないように注意することで,穿通枝の損傷を防ぐことができる.脱上皮化した皮膚部位より尾側で穿通枝が確認された場合は,周囲は剥離しても可能な限り穿通枝は温存するようにする.

- 乳房部分切除部位にこの脂肪筋膜弁を充填し,頭側の残存乳房組織に吸収糸で固定する(図2ⓒ,3ⓓ[1]).なお,頭側の残存乳房組織は大胸筋前面から広範に剥離して尾側へ下げるようにすると,脂肪筋膜弁との縫合がスムーズに行える.適応を高濃度乳房に限定しておけば,頭側乳腺組織を広範に剥離・授動しても脂肪壊死に陥ることはない.

図4 症例写真
ⓐ 術前正面.
ⓑ 術後正面（術後6ヵ月）.
（文献1）より引用）

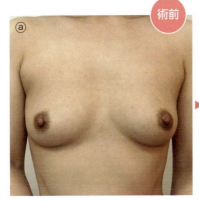
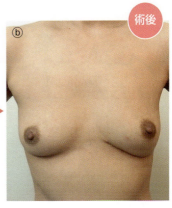

④閉創

- 脂肪筋膜弁採取部位および乳房皮下に閉鎖式ドレーンを留置する（図3ⓔ）[1]．
- 脂肪筋膜弁を翻転した部位が新たな乳房下溝線になるので，切開部尾側の皮膚を引き上げ，切開部の皮下を脂肪筋膜弁翻転部直下の筋肉に吸収糸で固定し，上腹部の皮膚切開線を乳房下溝線に一致させる．脂肪筋膜弁を翻転した位置は，立位で術前にマークした本来の乳房下溝線より3cm尾側のラインであるが，臥位では立位のときよりも乳房下溝線の位置が頭側に移動するため，臥位で尾側の皮膚を脂肪筋膜弁翻転部に固定すると，立位での乳房下溝線の高さはほぼ左右対称となる．
- 乳房下溝線で皮膚の埋没縫合を行い，手術を終了する（図3ⓕ）[1]．

術後管理・特徴的合併症

- 創部が落ち着いたら，放射線療法や薬物療法などの補助療法を施行する．脂肪筋膜弁の血流は不安定なので，脂肪壊死をきたさないために，照射は術後2ヵ月以上空けてから開始する（図4）[1]．

本術式のポイントと総括

- 脂肪筋膜弁は細い穿通枝で栄養されているだけなので，あまり血行のよい組織ではない．本術式は乳房下溝線より尾側の皮下脂肪が厚い症例をよい適応と考えてしまいがちであるが，そういう症例は脂肪筋膜弁が脂肪壊死に陥って硬化してしまう可能性が高い．したがって，脂肪が多くて採取しやすそうだからという理由で安易にこの方法を選択すべきではなく，除外基準の項でも述べたが，適応は非常に重要である．
- 本術式は乳腺外科医のみで施行可能で，適応を厳選すれば，整容性不良となりやすい下部区域の比較的大きな切除の乳房部分切除術において整容性を向上させる手技のひとつとして有用である．

文献

1) 小川朋子ほか：乳房温存オンコプラスティックサージャリーステップアップガイド—Volume replacement：ステップ1—乳房下溝線部脂肪筋膜弁. Oncoplastic Breast Surgery 7：131-137, 2022
2) Yoshikawa, M et al：A new indication and surgical procedure to reduce fat necrosis after breast-conserving surgery using an inframammary adipofascial flap. Asian J Surg 45：2268-2272, 2022

Ⅱ. 手術編　乳房温存療法
1. 乳房温存オンコプラスティックサージャリー　》 B. volume replacement

[5] abdominal advancement flap

小川朋子●伊勢赤十字病院乳腺外科

乳房周囲の皮膚・皮下組織を前進皮弁として用いるadvancement flapは乳房温存療法時に利用できる最も簡便なvolume replacement techniqueである．皮膚・皮下組織を引き寄せやすい下部〜外側区域の部分切除が適応である．引き寄せた皮膚も使用できるので，直上皮膚切除が必要な症例はよい適応である．手技としては，引き寄せた組織をそのまま胸壁へ固定する方法（A abdominal advancement flap〔AAF〕）と，頭側の残存乳腺組織と縫合する方法（B modified AAF）がある．特にB modified AAFは，頭側の残存乳腺組織と新しく作成する乳房下溝線（neo-IMF）の糸を縫合することで，IMF作成と同時に欠損部の充填を行えるので，より簡便に乳房が形成できる．また，皮下をほとんど剥離しないので脂肪性乳房fatty breastでも脂肪壊死に陥るリスクが低い．引き寄せで生じた余剰皮膚は，脱上皮化して頭側の皮膚を重ねること（落ち込まない法）で，より整容性を向上させることができる[1]．

適応基準と除外基準

- **適応基準**：乳房上内側区域の欠損以外は適応となる．充填できる量は乳房容積の10〜15%程度と少ないが，腫瘍直上皮膚切除が必要な症例は皮膚も補填できるためよい適応である．B modified AAFは皮下をほとんど剥離しないので，fatty breastは，特によい適応である．なお，B modified AAFはIMFのラインをきれいに再現することがやや困難なため，IMFが正面から見えない下垂の強い乳房がより適している．
- **除外基準**：皮膚切開の位置がIMFよりかなり離れている，または皮膚切開自体がかなり小さいなど，neo-IMF作成に必要な視野を得ることが困難な症例は避けるべきである．A 通常のAAFは皮下剥離がやや広範になるため，高齢者や下垂の強いfatty breastは除外すべきであり，このような症例はB modified AAFを考慮する．

手術説明のポイント

- 上腹部の余剰皮膚・皮下組織を吊り上げて乳房の形を形成するため，術後早期は糸をかけた部位（neo-IMF）に痛みがあること．
- neo-IMF部の痛みは，吸収糸が吸収されて吊り上げる力が弱まると，かなり改善されること．

手術の実際

①デザイン（図1）

- 立位（座位）でIMFおよびIMFより3〜4cm尾側のneo-IMFのラインをマークしておく．neo-IMFの位置を決定する際は，立位でIMF尾側の皮膚をつまみ，どのくらいの余剰皮膚・脂肪があるかを確認し，無理なく挙上できる幅とする．
- 立位時の乳頭の高さも正中皮膚にマークしておく．

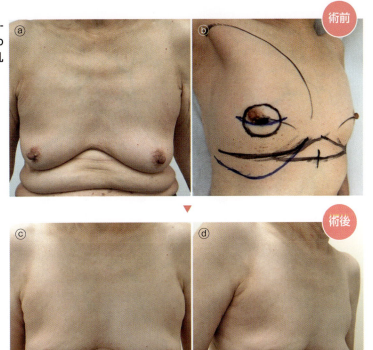

図1 症例写真（B modified abdominal advancement flap〔AAF〕を施行したCD区域乳癌）
ⓐ 術前，座位正面．
ⓑ 術前デザイン（臥位斜位）．
　青線：皮膚切開予定線とneo-IMF．
ⓒ 術後1年3ヵ月，座位正面．
ⓓ 術後1年3ヵ月，座位斜位．

- 仰臥位で切除予定範囲をマークし，この際，皮膚切除が必要な場合はその範囲もマークしておく．
- 皮膚切開予定線をneo-IMFと平行になるよう設定する．特に，引き寄せた皮膚で乳房部分切除による皮膚欠損を補う場合は，皮膚切除のラインをneo-IMFと平行に設定しておかないと，欠損部を補うことが困難となる．
- Point neo-IMFの作成には良好な視野が必要であり，視野を確保できる皮膚切開を予定することは，とても重要である．

②皮膚切開・部分切除

- 術前デザインに沿って皮膚を切開し，皮下の剥離を行う．
- B modified AAFでは，皮下剥離は最小限にとどめ，部分切除に必要な範囲までとしておく（図2ⓐ）．皮下剥離を最小限とするため，fatty breastでも術後の脂肪壊死をきたしにくい．
- A AAFを予定している場合は，この時点でneo-IMFまで皮下剥離を行っておく．乳房部分切除後は残存乳房組織を固定しにくく皮下を剥離しにくくなることと，広範に皮下剥離しておく方が部分切除をしやすいからである．通常のAAFでは，IMFより尾側の皮膚・皮下脂肪織はすべて乳房形成のvolumeとなるため，IMFより尾側では筋膜上を剥離する（図3ⓐ）．
- 皮下剥離後，乳房部分切除を施行する．

③neo-IMFの作成

- B modified AAFでは，乳房部分切除後，欠損部から大胸筋前面をneo-IMFまで剥離しておく．また，頭側も，乳房形成を行う際に頭側の残存乳腺を引き下げられるように，大胸筋前面を広範に剥離しておく（図2ⓐ）．
- 温かい生理食塩水による洗浄，止血確認後，neo-IMFより尾側からドレーンを挿入し，neo-IMFの作成を行う．ドレーンはneo-IMF作成後にneo-IMFより尾側から挿入するのは難しいので，neo-IMF作成前に挿入しておく．
- neo-IMFの皮下脂肪が厚いと折り返しが鈍角になるため，皮下脂肪が厚い症例では，neo-

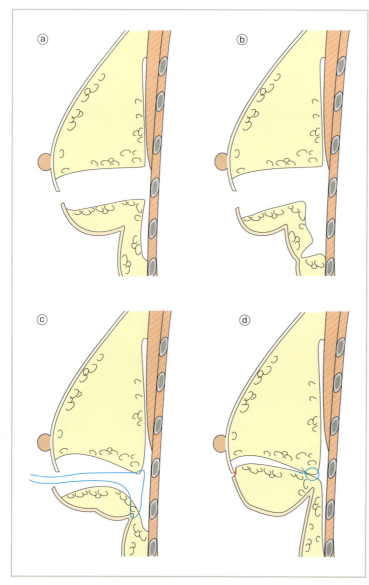

図2 B modified AAFの概念図
ⓐ 部分切除後．切除部から，尾側は大胸筋～上腹部筋膜前面をneo-IMFまで，頭側も大胸筋前面を広範に剝離．
ⓑ 皮下脂肪が厚い症例では，neo-IMFの部分で折れ返りやすいように，neo-IMFの位置の皮下脂肪層に横方向の切開を入れておく．
ⓒ neo-IMFにかけた糸を，部分切除後の頭側断端の乳腺にかける．
ⓓ neo-IMFと残存乳腺にかけた糸を結紮し，IMFを形成するとともに，頭側の乳腺を引き下げて欠損部の充填を行う．引き上げたことで生じた余剰な皮膚は脱上皮化し（赤線），頭側の皮膚を重ねる．
IMF：乳房下溝線．

IMFの皮下脂肪層を横方向に切開しておいてから（図2ⓑ，3ⓑ），吸収糸をかけて引き寄せ固定する（図2ⓒ，3ⓒ）と，深く鋭角なIMFが作成できる．

- 引き寄せるneo-IMFの位置に正確に糸をかけるため，皮膚側から21 G針を刺入して糸を誘導する方法を行う（図4）．なお，皮膚切開部位よりIMFがやや離れていて糸を誘導しにくい場合は，通常の21 G針ではなくカテラン針を使用すると操作がしやすくなる．
- **Point** また，真皮層に糸をかけ内腔へ戻した針から糸を引き抜く際（図4ⓓ），針を刺している術者が，皮膚側から針を持っている手とは逆の母指で21 G針刺入部近傍の皮膚を押してやると針先の糸が緩んで，糸が引き抜きやすくなる[1]（図5）．

④乳房形成

- 横に開いた腕を閉じ，頭側から圧迫を加え立位でマークした位置に乳頭の高さを合わせた状態で乳房形成を行う．
- 元々のIMFの皮下組織が線維化して硬くなっている症例は，neo-IMFを引き上げても，元のIMFで凹みを作ってしまうことがあるので，乳

図3 AAAFの概念図

ⓐ 部分切除後の皮下剥離ライン．IMFより尾側は，皮下ではなく筋膜上をneo-IMFまで剥離する．
ⓑ 皮下脂肪が厚い症例では，neo-IMFの部分で折れ返りやすいように，neo-IMFの位置の皮下脂肪層に横方向の切開を入れておく．
ⓒ neo-IMFにかけた糸を，IMFの胸壁にかける．
ⓓ neo-IMFと胸壁にかけた糸を結紮し，IMFを形成する．切除部周辺の乳腺・脂肪織を授動して欠損部を閉鎖する．引き上げたことで生じた余剰な皮膚は脱上皮化し（赤線），頭側の皮膚を重ねる．

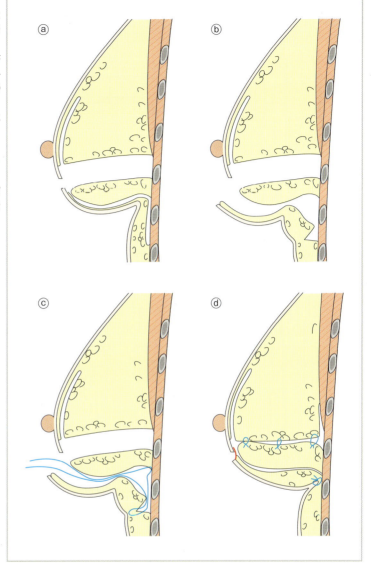

房下部区域の自然な丸みを作るため，この線維の層を縦方向に複数箇所切開しておく[1]（図6）．

- Bmodified AAFでは，neo-IMFにかけた糸と頭側の乳腺を縫合してneo-IMFを作成しつつ，頭側の乳腺断端を引き下げ，欠損部の充填を行う（図2ⓓ）．頭側の皮膚に目立つ凹みがあれば，皮下剥離を少し追加するが，脂肪壊死をきたさないように，皮下剥離は最小限にとどめる．
- AAAFでは，neo-IMFにかけた糸をそれぞれ胸壁へ結紮・固定してIMFを作成する（図3ⓓ）．可能であれば肋骨骨膜まで糸をかけて胸壁にしっかり固定する．ただし，乳房外側では，筋肉に軽く固定する程度の方が，自然なラインとなる．
- AAAFでは，部分切除による欠損部は，部分切除部周囲の乳腺・脂肪織を授動して閉鎖し，さらにAAFを補充して下部区域の形態を整える．

⑤閉創（落ち込まない法）

- 引き上げた皮膚が余って皺になりそうな症例では，尾側皮膚を脱上皮化して頭側皮膚を重ねる．この操作によって，余剰皮膚がvolumeとして役立つだけでなく，手術創部の落ち込みによる皺を防止することができる（図7）．

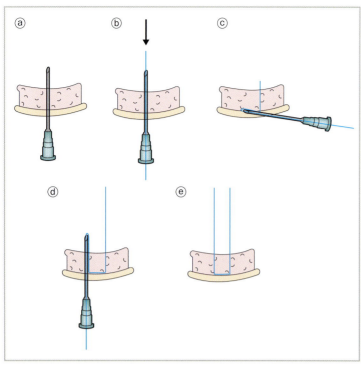

図4 予定したneo-IMFの位置に確実に糸をかける方法
ⓐ 皮膚側から21 G針を刺入する．
ⓑ 21 G針の中に内腔側から皮膚側へ（黒矢印の方向）3-0バイクリル®コントロールリリース針を通す．
ⓒ 21 G針を皮下まで引き抜き，21 G針を寝かせて，皮下（真皮層）に約1 cm通す．
ⓓ 再度，21 G針を皮膚に直角にして内腔側へ刺入する．
ⓔ 内腔側から21 G針の中を通っている糸を引き出し，21 G針を引き抜くと，neo-IMFの皮下に糸がかかっている．

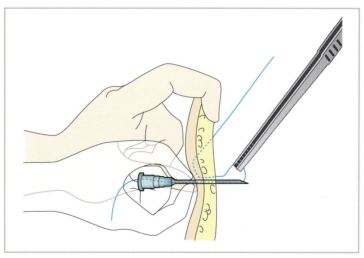

図5 糸を引き抜きやすくするコツ
針を刺している術者が，針を持っている手とは逆の母指で，皮膚側から21 G針刺入部近傍の皮膚を押すと，針先の糸が緩んで糸を引き抜きやすくなる．

術後管理・特徴的合併症

- 通常通り，創部が落ち着いたら，放射線療法や薬物療法などの補助療法を施行する（図1ⓒⓓ）．
- 下着を適切に着用することは，きれいなIMFを保つことに有用であるので，診察時には，乳房に付いた下着跡をチェックし，指導することも大事である．

本術式のポイントと総括

AAAF，Bmodified AAFともシンプルな方法であり，得られるvolumeは乳房の10～15%程度であるが，多くの症例に使用可能なvolume replacement techniqueである．

特にBmodified AAFは，ほとんど残存乳腺の授動を行う必要がなく，neo-IMFを作成しな

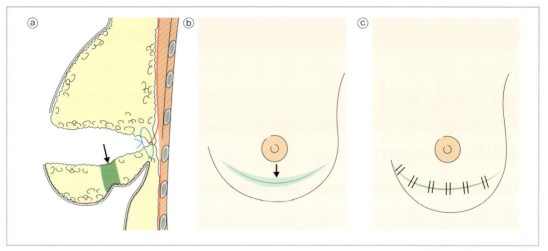

図6 乳房下部領域に自然な丸みを作る方法
ⓐⓑ IMFの皮下が線維化して硬くなっている（緑部分）症例では，neo-IMFを引き上げても元のIMFのラインが伸びず，凹みを作ってしまう．
ⓒ IMFと平行に横に走っている線維を縦方向に複数箇所，切開することで，元のIMF部が柔らかく伸び，自然な丸みが形成できる．

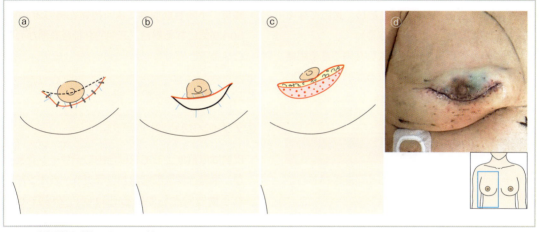

図7 手術創部が落ち込まない法
ⓐ 頭側の皮膚を尾側の余剰皮膚に重ねて仮縫合する．
ⓑ 仮縫合を外す．
ⓒ 重なっていた部分を脱上皮化する．
ⓓ 頭側の皮膚を尾側の脱上皮化した皮膚に重ねて縫合する（図1症例の手術終了後）．

がら欠損部の充填が行え，fatty breastでも脂肪壊死をきたしにくいので，コツさえ押さえれば，容易に良好な整容性が得られる有用な手技である．

文献

1) 小川朋子ほか：乳房温存オンコプラスティックサージャリーステップアップガイド—Volume replacement：ステップ1—Abdominal advancement flap & modified abdominal advancement flap. Oncoplastic Breast Surgery 7：53-60, 2022

II. 手術編　乳房温存療法
1. 乳房温存オンコプラスティックサージャリー ≫ B. volume replacement

[6] LD flap

冨田興一　● 近畿大学医学部形成外科

胸背動静脈を血管茎とする広背筋皮弁（LD flap）の特徴として，安定した皮弁血流を有する，手技が比較的容易，全区域における組織欠損に対応できることがあげられる．通常，全乳房の20〜30%程度の組織欠損が本術式の適応となるが，腋窩が皮弁移動のピボットポイントとなるため，充填できる組織量は欠損部位によって異なる．すなわち，欠損部へ充填できる組織量は外側より内側，頭側より尾側でそれぞれ少なくなることに留意する必要がある．

適応基準と除外基準

- **適応基準**：全区域の病変（ただし，適応となる欠損範囲は区域によって異なる）．
- **除外基準**：欠損量が皮弁により充填できる組織量を大きく上回ると予測される症例（特に内側，尾側の病変），広背筋が犠牲になることに抵抗のある症例．

手術説明のポイント

- 術後出血，背部漿液腫が生じる可能性があること．
- 広背筋の廃用性萎縮により皮弁量が術後にある程度減少すること．
- 肩関節の伸展力などがやや弱くなるが，日常生活にはほとんど支障がないこと．
- 随意・不随意筋収縮による再建乳房のanimationが気になる場合，二期的な神経離断が必要となること．

手術の実際

①デザイン（図1）

- 皮島は広背筋上であれば自由にデザインできるが，筆者は採取部瘢痕がブラジャーラインに隠れる横方向としている（図1ⓐ）．外側でdog earを形成しやすいため，外側が鋭，内側が鈍のろうそくの炎型としている．一方，瘢痕は長

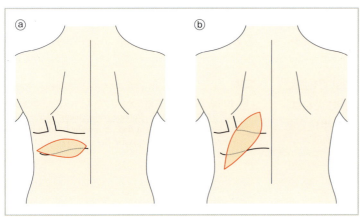

図1　広背筋皮弁（LD flap）の皮島デザイン
ⓐ 皮弁採取部瘢痕がブラジャーに隠れる横方向の皮島デザインの例．
ⓑ 斜め方向の皮島デザインの例．

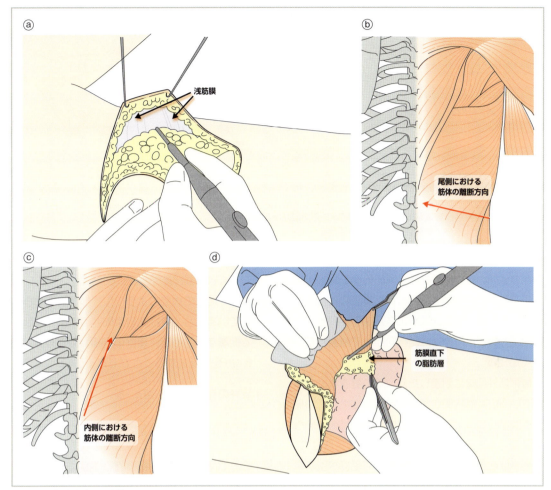

図2 広背筋皮弁の剥離
ⓐ 浅筋膜直下層で腋窩へ向かって剥離する．
ⓑ 広背筋尾側を電気メスやエネルギーデバイスで外側から内側方向へ離断する．
ⓒ 僧帽筋の外側縁に沿って広背筋内側縁を離断する．
ⓓ 筋体直下の脂肪層を攝子で尾側へ引きながら筋体直下の層を剥離する．

くなるものの，斜めのデザインとすればより多くの組織を採取できる（図1ⓑ）．

- 皮島の大きさは体格にもよるが，横デザインの場合は長さ12～14cm，幅4～6cm程度，斜めデザインの場合は長さ16～20cm，幅5～7cm程度としている．このくらいのサイズで，皮島周囲の浅筋膜下脂肪を皮弁に含める場合，皮島への穿通枝を確認する必要はない．

②皮膚切開・皮弁挙上（図2）

- 皮弁挙上は側臥位で行う．
- 皮膚切開後，浅筋膜直下まで脂肪を切開するが，皮膚面に対して垂直に切開することで，皮弁採取部瘢痕周囲が陥凹するのを防ぐ．
- その後，浅筋膜直下の層で腋窩へ向かって剥離を進める（図2ⓐ）．頭側，内側はそれぞれ肩甲骨の下端，僧帽筋の外側縁まで剥離を行う．外側は広背筋外側縁まで剥離し，頭側では側胸部切開部につなげる．
- 尾側へも同様に浅筋膜直下の層を剥離するが，筆者は皮島の尾側端より5cm程度にとどめている．あまり尾側まで剥離すると，漿液腫発生の頻度が高まり，腰部の陥凹変形も生じやすくなる．

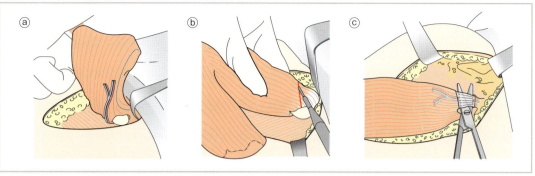

図3　広背筋停止部の離断・神経血管束の剥離
ⓐ 前鋸筋への分岐よりも中枢側で，後方から筋体裏面と神経血管束の間隙に指を挿入する．
ⓑ 挿入した指で神経血管束を保護しながら，筋停止部を離断する．
ⓒ 神経血管束周囲を鋏で剥離し，皮弁の到達距離を延長する．

- 剥離範囲の尾側において広背筋外側を同定，攝子で筋体を把持挙上し，広背筋裏面の剥離を行う．その後，電気メスやエネルギーデバイスを用いて広背筋尾側を内側へ向かって離断していく（図2ⓑ）．
- 僧帽筋外側縁に到達したら，薄い腱膜状となっている広背筋内側を僧帽筋外側縁に沿って頭側へ離断しつつ（図2ⓒ），筋体直下の層を頭側へ剥離する．その際，助手に皮弁を把持させて，術者は筋体直下の脂肪層を攝子で尾側へ引きながら筋体の直下を，適宜，肋間穿通枝を処理しつつ電気メスで剥がしていく（図2ⓓ）．

③広背筋停止部の離断・神経血管束の剥離（図3）

- 腋窩近くまで剥離したあと，皮弁を側胸部切開創から引き出す．
- 引き出した皮弁を前方へ牽引しながら，筋停止部の表面・裏面の剥離を進めると，筋体裏面に胸背神経血管束を確認できる．
- 前鋸筋への分枝を確認し，それよりも中枢側において，後方から筋体裏面と神経血管束の間に術者の指を挿入し（図3ⓐ），指で神経血管束を保護しながら電気メスで筋停止部を離断する（図3ⓑ）．
- 側胸部切開創がやや尾側に位置する場合や，側胸部に切開創がない場合など，指を筋体と神経血管束の間に挿入することが困難な場合がある．そのような場合は，鋏などで筋体を少しずつすくいながら離断していく．
- 内側や尾側の病変のように欠損部が腋窩から離れている場合，神経血管束周囲の組織を鋏などで剥離することで，皮弁の到達距離を最大5〜6cm程度延長することができる（図3ⓒ）．

④皮弁の充填・固定（図4，5）

- A区域における欠損の場合，皮弁を欠損部へ充填後，皮弁を大胸筋と数ヵ所吸収糸で固定するのみで良好な形態が得られる（図4）．
- それ以外の区域における欠損では，皮弁の腋窩方向への後戻りを予防するため，残存乳腺組織と皮弁を吸収糸で固定する（図5）．特に，最も後戻りをきたしやすい内尾側区域の欠損では，乳房下溝に沿って小さな紡錘形の皮島を露出することで，より確実に後戻りを予防できる．
- 十分な組織量が充填されていれば側臥位で閉創完了してもよいが，最終形態が心配であれば仰臥位や座位にして確認してもよい．

術後管理・特徴的合併症

- 術当日から仰臥位は可能で，患側の側臥位と腹臥位のみ制限する．
- 皮弁採取部における術後出血には注意が必要で，術後数時間はドレーン排液量と性状を注意深く観察する．静脈性の出血であれば，胸帯や弾性包帯を用いた背部圧迫で対処できることもあるが，動脈性の出血の場合は開創・止血が必

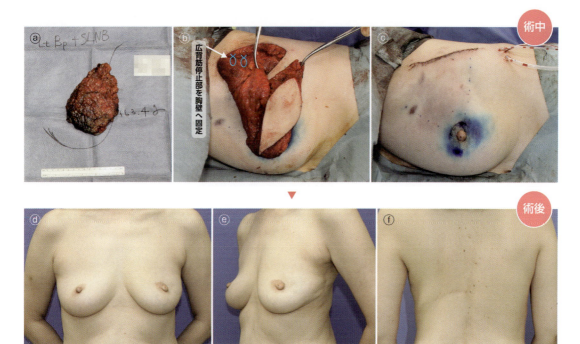

図4 症例写真（50歳代，左内頭側区域における欠損）
ⓐ 左内頭側区域に163.4 gの組織欠損を生じた．
ⓑ 約200 g（欠損量の約1.2倍，皮島14×6 cm）の広背筋皮弁を欠損部へ充填し，広背筋停止部を2ヵ所胸壁へ固定した．
ⓒ 術直後の状態．
ⓓⓔ 組織量がやや不足するも，術後5年目において良好な整容性が保たれている．
ⓕ 術後5年目における皮弁採取部の状態．

要となることが多い．
- 背部ドレーンは術後7～10日程で抜去するが，背部漿液腫を形成する頻度は比較的高く，1～2週ごとの外来での穿刺，およびトリアムシノロンアセトニド（ケナコルト-A®）の注入（排液量に応じて10～20 mg程度）を行う．漿液腫が長期化すると，腔内に被膜を形成し難治性となるため，なるべく早期の解消が重要である．

本術式のポイントと総括

本術式は手技が比較的容易であり，形成外科医の指導下である程度修練すれば，乳腺外科医のみでも施行可能と思われる．一方で，皮弁により充填可能な組織量を把握し，適応を誤らないことが重要である．本術式の適応に関するポイントを以下にまとめる．

- **Point** A区域の欠損では皮弁のほとんどを欠損部へ充填することができ，術後整容性は最も高い．
- 尾側区域の欠損では頭側区域に比べ，組織不足が整容性に与える影響はより大きい．
- 特に，内尾側区域の欠損では，欠損部へ充填されるのは皮島周囲の組織のみとなる．

これらに加えて，廃用性筋萎縮による術後の組織量減少をある程度予測しておくことも重要である．一般に，皮弁に占める筋体の割合が大きいほど，組織減少量も大きくなると予測されるが，実際は個人差も大きい．筆者の経験から，内頭側区域の欠損であれば，切除量の1.5倍程度の皮弁を移植することで，多くの場合，良好な結果が得られると思われる．

参考文献

1) 冨田興一ほか：乳房温存オンコプラスティックサージャリーステップアップガイド—Volume replacement：ステップ2—広背筋皮弁（latissimus dorsi musculocutaneous flap）による補填術．Oncoplastic Breast Surgery 8：51-59, 2023
2) 冨田興一ほか：広背筋皮弁による乳房温存術後の再建．PEPARS 125：57-63, 2017

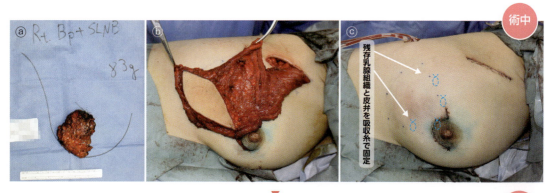
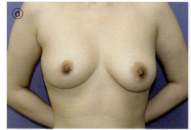
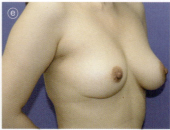
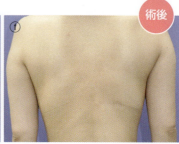

図5 症例写真（30歳代，右外尾側区域における欠損）
ⓐ 右外尾側区域に83 gの組織欠損を生じた．
ⓑ 約176 g（欠損量の約2.1倍，皮島14×5.5 cm）の広背筋皮弁を挙上した．
ⓒ 残存乳腺と皮弁を固定し，後戻りを予防した．
ⓓⓔ 術後5年目において良好な整容性が保たれている．
ⓕ 術後5年目における皮弁採取部の状態．

美しく仕上げるための形成外科 techniques

形成外科的テクニック ②脱上皮化

葛城遼平 ● 中頭病院乳腺科（日本乳癌学会乳腺専門医，日本形成外科学会形成外科専門医）

- 脱上皮化 deepithelialization とは，皮膚上皮（表皮）を除去することである．
- 単純な乳癌手術で脱上皮化を行う機会は少ないが，乳頭乳輪位置の修正をはじめ，オンコプラスティックサージャリーでは随所で必要となる手技である．
- この手技をマスターすることで，高度なオンコプラスティック手技への扉が開かれるため，高みを目指す乳腺外科医にとって必須の手技である．
- 皮膚の栄養血管は真皮直下で分岐するが，真皮深層にも進入するため，脱上皮化の際には真皮深層の温存が重要である[1]（図1）．
- 切除する層が深いと血管網が損傷されて組織が壊死し，逆に表皮が残るほど浅いと表皮嚢腫（粉瘤）を形成するため，適切な層で脱上皮化を行うことが重要である．
- 適切な層で行うコツは，①助手の適度な牽引（図2），②メスによる短冊状切開（図3）があげられる（図4）．その際も皮下脂肪まで深く切り込まないように注意する．筆者はスーパーメッツェンバウム剪刀を用いて脱上皮化している．有鈎鑷子で皮膚を手前に牽引しながらメッツェンバウム剪刀の背で切除する．
- 自家組織再建では，皮弁皮膚を広範囲に脱上皮化することが多いため，形成外科医に習って練習するのもよい．

文献

1) 今西宣晶：A. 皮弁，フラップの分類. 形成外科診療プラクティス 皮弁外科・マイクロサージャリーの実際，百束比古編，文光堂，p9, 2010

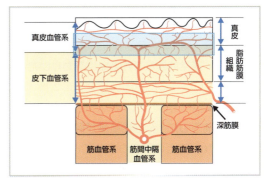

図1　皮膚・皮下組織の血管網
脱上皮化の際には真皮深層と真皮直下を走行する血管網（青四角部分）の温存が重要である．
（文献1)より引用改変）

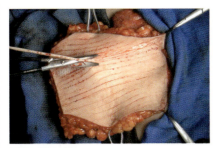

図2　脱上皮化
脱上皮化する皮膚面が下に凸になると層が深くなりやすいため，助手の適度な牽引が重要である．

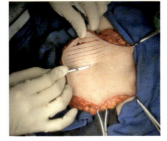

図3　短冊状切開
脱上皮化に際して，メスで短冊状に皮膚切開を入れておくと，脱上皮化がスムーズに行える．

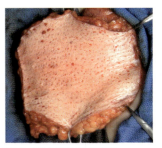

図4　脱上皮化後の皮膚
皮下脂肪が露出しないように適切な層で行う．

II. 手術編　乳房温存療法
1. 乳房温存オンコプラスティックサージャリー » B. volume replacement

[7] chest wall perforator flap

藤本浩司 ●千葉大学大学院医学研究院臓器制御外科学

volume replacement techniqueのひとつに胸壁穿通枝皮弁chest wall perforator flap (CWPF)がある．栄養血管は胸背動静脈や肋間動脈の穿通枝であり，有茎皮弁として欠損部へと充填する．CWPFには側胸部から背側にかけての穿通枝皮弁と，乳房下溝線より尾側の穿通枝皮弁の2種類に大別される[1]．本項では紙面の都合上，側胸部の穿通枝皮弁を用いた一次一期での再建を取り上げる．側胸部には胸背動脈穿通枝，外側肋間動脈穿通枝，外側胸動脈穿通枝などが存在し，それによって栄養される皮弁は乳房の30％程度の欠損を補うことが可能である．

適応基準と除外基準

- **適応基準**：側胸部の穿通枝皮弁は胸壁から立ち上がり，通常は確保できる血管茎も短いため，主にC，D区域における乳房全体の30％程度までの欠損に対して用いる．

欠損を補うのに十分な組織量が得られるかは，pinch testでどの程度つまむことが可能かをひとつの目安としているが，実際の皮弁採取量を予測するのは難しい．今までの経験から背部に紡錘形に最大限皮弁を設定した場合，CT上での乳頭部の高さでの背部皮下脂肪厚(T) mmに10を乗じた数 ($T \times 10$) が大まかな皮弁体積量となる（例：T＝12 mmなら$12 \times 10 =$ 120 mLまでなら最大限，採取が可能である[2]）．

- **除外基準**：皮下脂肪の薄い症例では，必要な組織量が確保できないため，適応とすることができない．穿通枝の血管茎が短く，欠損部まで皮弁が届かない症例は適応とはならない．しかし，胸背動脈の前下行枝に連なる場合，中枢側に遡ることで，長い血管茎を確保することができ，皮弁の大きな授動が可能となる．その場合はA区域の欠損も補填が可能である[3]．

手術説明のポイント

- 乳房部分切除の手術創以外に側胸部から背側に向かう長い手術創が加わること．
- 血流不全による皮弁の部分壊死，全壊死が起こる可能性があること．
- 放射線照射が必要なこと．
- 術後最終病理診断で断端陽性が判明した場合，後日追加切除が必要になる可能性があること．
- 一次一期再建で行う場合は，術中断端迅速病理診断において複数方向が断端陽性であった場合，一期的に再建をせず，二期的に再建をする可能性があること．断端陽性部分が複数に及ぶ場合，乳房切除が必要となる可能性もあること．

手術の実際

①使用する穿通枝の探索

- 仰臥位にて腫瘍の切除範囲を決定したあと，その外側において術前の造影CTなどを参考にしながら超音波カラードプラ検査により穿通枝の位置を決定していく．その際，患側と反対側を下にした側臥位で走査を行う．
- 広背筋前縁をメルクマールとして，その前後5 cm程度の範囲で穿通血管を探し，できるだ

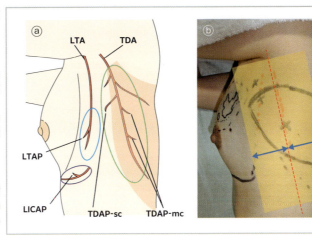

図1 側胸部の穿通枝の位置と超音波の操作範囲
ⓐ 側胸部穿通枝の位置
胸背動脈穿通枝の出現範囲（緑線），外側胸動脈穿通枝の出現範囲（水色線），外側肋間動脈穿通枝の出現範囲（紫線）．
TDA：胸背動脈，TDAP-mc：胸背動脈筋内穿通枝，TDAP-sc：胸背動脈筋間中隔穿通枝，LTA：外側胸動脈，LTAP：外側胸動脈穿通枝，LICAP：外側肋間動脈穿通枝．
ⓑ 側胸部の穿通枝を同定するには広背筋前縁（赤破線）を基準に前後5 cm（オレンジ色）の範囲で超音波による検索を行う．

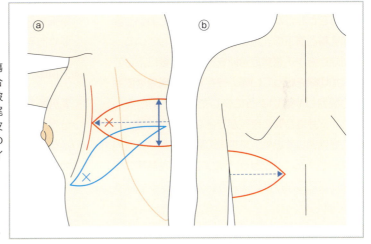

図2 胸壁穿通枝皮弁のデザイン
ⓐ 側面．
ⓑ 背面．
×は穿通枝の位置．
乳房下溝線に沿った外側切開から腫瘍摘出を行う．穿通枝が上方にある場合（赤線）は背側に向かって水平方向（青破線矢印）に20〜22 cmの長さで，頭尾方向（青実線矢印）に約7 cmの長さで皮弁をデザインする．乳房下方の穿通枝の場合（水色線），皮弁をより前方にデザインすることもある．

け欠損部位に近い穿通枝を選択する（図1）．

②デザイン

- 超音波検査などで腫瘍の切除範囲および穿通枝の位置をマーキングしたあと，胸壁穿通枝皮弁のデザインは立位にてデザインを行う（図2）．基本的なデザインは乳房下溝線に沿った外側切開のラインを引いたのち，穿通枝の高さに水平方向で背側に向かう線を設定，そこを中心とした頭尾方向に7 cmの幅を設定し，背側（皮弁遠位端）は脊柱中央よりは3 cm以上手前まで，腹側（皮弁近位端）は穿通枝を含めるようにして，紡錘形の皮弁をデザインする．皮弁の両端は閉創時にdog earを形成しないように鋭角とする．

- 穿通枝の位置によってデザインは変わりうるが，ブラジャーラインに隠れやすいこと，背部方向への切開が最小限になることを心がけながら，最終的なデザインを決定していく．

③乳房皮弁作成・乳腺部分切除

- 腫瘍切除は外側切開によりアプローチする．その際，乳房皮膚の外側縁は皮膚壊死を回避する意味で厚めに残し，腫瘍直上部においては皮弁を薄くする（図3）．腫瘍の位置が皮膚に近いような場合は，直上皮膚を切除する場合や腫瘍切除の切開に腫瘍直上切開を選択する場合もある．

- 乳頭直下は必ずしも離断する必要はないが，比較的広範な腫瘍を対象にすることが多いこと，

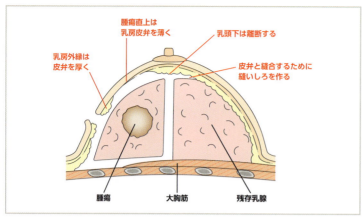

図3 乳房皮弁作成および乳腺部分切除
腫瘍切除は乳房外側切開にてアプローチする．乳房皮弁は外側縁は厚めに，腫瘍直上部は薄くする．多くの場合，乳頭直下は離断し，残存乳腺の断端には縫いしろを確保しておく．

欠損部を皮弁に配置した際の縫合が段差なく行えることなどから，ほとんどの症例において乳頭乳輪と直下の乳腺組織の間は離断している．

- 断端は術中迅速病理診断を行い，必要に応じて追加切除を行っている．残存乳腺の断端は皮弁と縫合しやすいように少しだけ皮下剥離をして，皮弁縫合時に段差ができないように縫いしろを確保しておく．末梢側の乳腺組織は乳管内進展が及ぶことがあり，残しても皮弁基部の膨隆が増えるだけなので，乳房外側縁まで切除する（図4ⓐ）．

④穿通枝皮弁の挙上

- 腫瘍切除後に側臥位とする．紡錘形にデザインした皮弁を背側より挙上していく（図4ⓑ）．
  Point 背部の切開創を可能な限りきれいに治すことが重要と考えている．そのため背部皮膚切開創は創縁壊死を回避するために，皮弁を薄くしすぎないことが肝要である．
- 実際には，皮下脂肪の浅層である防御性脂肪筋膜系protective adipofascial system（PAFS）と深層である潤滑性脂肪筋膜系lubricant adipofascial system（LAFS）[4]の間の創までは垂直に切開し，volume付加のためにはLAFSの部分の脂肪のみ付着させる．しかしながら，LAFSのみ広く取っても，血行不良となり，脂肪壊死の原因となるため，付着させる幅は5cm以下にとどめている．
- volumeが必要な場合は皮島自体の大きさで調節することになるが，皮島幅が広くなると創の緊張や創縁壊死リスクが高まるので，注意が必要である（図5）．

⑤欠損部への充填・閉創

- 乳房寄りの穿通枝周囲組織は，皮弁の移動に十分であれば必要以上に剥離していない．皮弁挙上後は，皮弁の脱上皮化を行い，主にターンオーバーの形で欠損部へと充填する（図4ⓒ）．ターンオーバーによって皮弁基部は盛り上がることもあるが，乳房下溝線に沿わせることで，むしろ乳房の外側の盛り上がりを表現するのに役立つ．
- 乳腺組織が厚い場合，移植皮弁を折り曲げることで，摘出した乳腺に相当する厚みを作る．遺残乳腺と皮弁の表面には段差が生じないように縫合する．皮弁の配置・周囲との縫合は側臥位である程度行ってしまった方がよい．仰臥位にすると，手前に皮弁が戻ってきてしまうため，奥の縫合が行いにくい（図6）．側胸部より背部に向かって吸引式ドレーンを留置し，背部の閉創を行う．
- 仰臥位に戻し，半座位として左右のバランスをチェックする．そのままで終了可能な場合もあるが，思いがけないひきつれを生じていることもあり，この確認は必須である．皮弁充填を行った乳房皮下にて吸引式ドレーンを留置し，乳房外側の閉創を行う．

図4 術中・術後写真
ⓐ 腫瘍摘出時．乳房外側切開で腫瘍切除後の欠損部．
ⓑ 皮弁挙上時．背部より皮弁を挙上したところ．
ⓒ 皮弁挿入時．皮弁を脱上皮化したあと，翻転して欠損部へと充填したところ．白矢頭：穿通枝．
ⓓ 術後正面像（術後3年）．

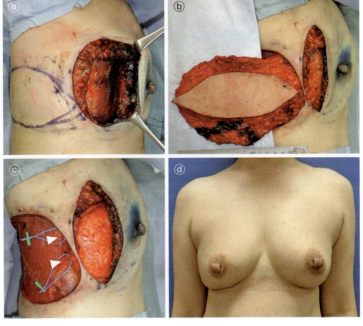

図5 皮弁挙上時の断面図
背部〜側胸部にかけての皮弁切開時は皮下脂肪の浅層である防御性脂肪筋膜系（PAFS）と深層である潤滑性脂肪筋膜系（LAFS）の間の創までは垂直に切開し，volume付加のためにはLAFSの部分の脂肪のみ5cm程度付着させるが，それ以上は皮島自体の大きさで調節する．

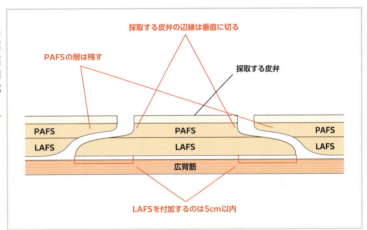

図6 皮弁挿入時
ⓐ 仰臥位では手前に皮弁が落ちてきてしまうため，皮弁を奥まで挿入するのが難しい．
ⓑ 側臥位では遺残乳腺や皮弁が自然に下に落ちるので，皮弁を奥まで挿入して，遺残乳腺と縫合しやすい．しかし，最終的には座位での確認が必要である．

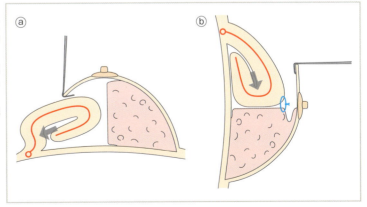

術後管理・特徴的合併症

- 術後早期は，皮弁の血流不全を防ぐために側胸部および充填部への圧迫は控える．術後1週間は創部の安静のため，患側肩関節の屈曲・外転は90°以内としている．術後1〜2ヵ月で放射線療法を行う(図4ⓓ)．

本術式のポイントと総括

- 有茎穿通枝皮弁であるため，信頼に足る血管をしっかりと残すことが生命線である．術前の超音波カラードプラ検査で，位置をしっかりと同定しておく必要がある．
- 摘出した乳腺と同量の皮弁が同様の形態で移植されれば，必然的に術後整容性は高いものとなる．切除した乳腺の形状を覚えておき，それと類似するように皮弁を形成し，配置するよう心がける．
- 腫瘍切除で生じる手術創以外に，新たな手術創を追加することになるので，背部の手術創はきれいな創となるように細心の注意を払う．

文献

1) 藤本浩司：Volume replacement―有茎穿通枝皮弁を用いた乳房温存オンコプラスティックサージャリー．日本外科学会雑誌 125：78-81, 2024
2) 藤本浩司ほか：乳房温存オンコプラスティックサージャリーステップアップガイド―Volume replacement：ステップ2―有茎穿通枝皮弁を用いたオンコプラスティックサージャリー①側胸部．Oncoplastic Breast Surgery 8：82-92, 2023
3) Saint-Cyr, M et al：The pedicled descending branch muscle-sparing latissimus dorsi flap for breast reconstruction. Plast Reconstr Surg 123：13-24, 2009
4) 今西宣晶：乳房の膜構造と脂肪との関係．乳癌の臨床 26：649-655, 2011

Ⅱ. 手術編　乳房温存療法
2. その他の乳房温存療法

[1] suture scaffold technique

相良安昭 ● 相良病院

suture scaffold technique（SST）は2010年に米国MDアンダーソンがんセンターのGainerらによって報告された，乳癌に対する乳房部分切除術後の欠損修復方法である[1]．乳腺部分切除後の欠損部周囲に4-0非吸収糸を用いて網状の足場scaffoldを作成することで，皮膚と皮下組織の陥凹を防ぐことが可能となる．筆者らはSSTを用いることで患者満足度が高く，出血や感染症などの術後合併症の増加を伴わない手技であることを報告し[2]，2018年1月〜2024年4月末時点で1,700例以上の乳癌症例における乳房部分切除術に用いてきた．

適応基準と除外基準

- **適応基準**：乳房部分切除術の適応となる症例はすべてSSTの適応となる．切除範囲の広さと整容性の低下は相関するため，乳房全体のvolumeの15〜20%程度までの切除範囲の症例が適応となると考えられる[2]．腫瘍が異なる2区域のquadrantにある多発病変に対してもよい適応となる．また，乳房のE区域やBD区域などの欠損修復が困難な部位でも，SSTを用いることで修復が容易となる（図1，2）．
- **除外基準**：大きな腫瘍（cT3以上）や広範囲な皮膚浸潤を伴う局所進行乳癌の症例は適応とならない．乳腺の切除範囲が乳房volumeの25%以上になる場合には，volume displacementを伴う他のオンコプラスティック手技を用いた乳房部分切除術もしくは乳房全切除術±乳房再建術を勧める．

手術説明のポイント

- 「腫瘍切除後の組織欠損部に非吸収糸を用いて足場を作成し，乳房皮膚の陥凹を防ぎ，部分切除後の乳房の整容性をなるべく保つ」ということを患者に伝えることによって，患者の安心感を高めることができる．
- 通常の乳房部分切除術と比較してSSTを用いても術後合併症を増やさないため，一般的な術後合併症の説明（感染症や創部壊死など）のみを行っている．
- 腫瘍の切除量や乳房のvolume，組織構成に個人差があるため，術後の乳房の整容性は良好な結果を得られる場合もあれば，左右非対称が目立つ場合もあることを伝える．
- 予定切除範囲を簡易な図で患者に説明している．追加切除を避ける必要があれば，整容性よりも根治性を重視した広めの切除範囲を提案する．

手術の実際

①切除範囲の決定

- **Point** 切除範囲を広げることで断端陽性率は減少するが，術後の乳房の整容性は悪化する．断端陰性を保ちながら切除量を抑えるためには，術前の正確な乳癌の広がり診断が重要である．
- 術前画像検査において広がりかどうか不確かな病変に対しては，穿刺吸引細胞診や針生検を追加してなるべく不要な組織切除を避ける．
- 術前画像検査に基づく適切な切除範囲に関するエビデンスはなく，浸潤癌の症例では術後病理

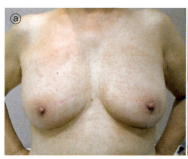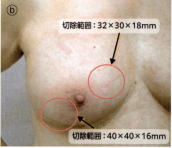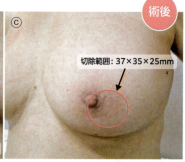

図1 症例写真(70歳代,右AB,D区域,左D区域)
右乳房部分切除術×2ヵ所,左乳房部分切除術.術後10ヵ月.

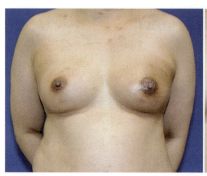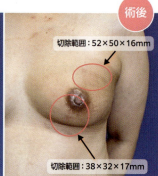

図2 症例写真(40歳代,左BD,C区域)
HER2陽性乳癌術前薬物療法後,左乳房部分切除術×2ヵ所.術後7ヵ月,放射線療法後3ヵ月.

検査にて断端に癌細胞がなければよい(no ink on tumor)[3].術前乳腺超音波検査や造影MRIにて限局性の乳癌であれば,腫瘍辺縁から1cm程度のマージン,管内進展が予想される乳癌であれば1.5〜2cm程度のマージンを切除範囲として設定している.

- 手術開始前に切除範囲を皮膚ペンでマーキングし,切除範囲に沿ってジアグノグリーンもしくはインジゴカルミンを2.5mLの注射シリンジと22G注射針で乳腺内に注入する.

②皮膚切開のデザインと手技

- 乳房温存術において,皮膚を切除摘出すると左右対称性の低下につながる.直接浸潤を疑う所見がない限り,皮膚は切除摘出しない.皮膚への直接浸潤が疑われる場合には,紡錘状に皮膚を切除する.
- AおよびC区域は横切開(Stewart切開)の方が手術痕は目立ちにくい.BおよびD区域の場合,放射状切開の方が下極の自然な形状を保つ

ことができ,乳房の整容性が高くなる.
- 腫瘍直上で皮膚切開を行うことで皮下組織をより多く残すことができ,術後の乳房形状が良好になる.乳頭乳輪に近い腫瘍の場合には傍乳輪切開を行うことで手術痕が目立ちにくくなる.
- 熱傷による創傷治癒遅延を避けるため,電気メスは真皮層にもなるべく使用しない.執刀前にエピネフリン含有の局所麻酔を皮膚切開部位に注射することによって,止血回数を減らすことができる.

③皮弁の作成と乳腺の摘出

- 術後の創縁壊死を防ぐために,皮弁作成時に皮膚を愛護的に扱うことが大切である.皮膚を鉗子で挟んだり無鈎鑷子で把持したりしないようにしている.単鋭鈎や2双鈎を真皮にかけて挙上し,表皮を損傷しないようにする.
- 皮弁作成時に皮下脂肪をなるべく厚めにすることが,創縁壊死の予防に加えて術後の整容性の向上につながる.術前画像検査や術中所見にお

図3 皮弁作成と乳腺組織の切離
赤線：切除ライン

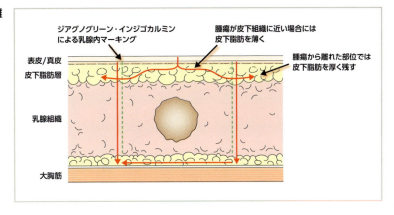

いて，腫瘍が皮膚に近く脂肪浸潤を疑う部分は皮弁を薄くし，腫瘍を越えたあたりから皮弁を厚くしていく（図3）．非浸潤性乳管癌 ductal carcinoma in situ (DCIS) などのように乳腺内にとどまっている症例では，腫瘍の直上でも皮下脂肪を厚く温存することが可能である．

- 乳腺内に注入したマーキングを確認できたら皮弁を1～2cm追加作成し，皮弁作成を終了する．切除範囲より広範に皮弁を作成する必要はない．
- 頭側，足側，内側，外側方向の皮弁作成が終了したら，摘出すべき組織を切除摘出する．
- 大胸筋側を切離する際は，腫瘍の大胸筋側への浸潤を疑う所見が術前検査や術中になければ大胸筋膜は温存している．筋膜を温存することによって術中の出血が少なく，大胸筋内への小血管の没入を防ぐことができる．
- 腫瘍が皮膚側に位置し限局しており乳房のvolumeが大きい症例では，切除範囲の乳腺組織を円柱状に大胸筋まで露出して摘出するのではなく，腫瘍を中心に摘出乳腺組織が球状となるように意識して，乳腺後隙の脂肪もなるべく残すようにしている．

④SSTとSST変法

- SSTを行う前に，生理食塩水にて切除腔を洗浄し，術後感染の原因となる脂肪の断片などを取り除く．出血が止まっていることを確認後，必要があれば乳腺断端に放射線療法のためのクリップを留置する．
- 乳房部分切除術後の空洞の上部，下部，側面，内側の組織に4-0プロリーン®縫合糸または4-0ナイロン縫合糸を用いて，縫合糸による足場を作成する．Gainerらの報告では乳腺組織に切れ目を入れてflapの柱を作成してから，4-0プロリーン®縫合糸で足場を形成している．筆者らはflapを作成せずに，針付4-0ナイロン縫合糸を部分切除後の周囲組織に直接かけて足場を作成している．
- 対向する乳腺組織間に足場を作成する．Gainerらの報告では乳腺深部に糸をかけるとしている[1]が，欧米人と比べるとアジア人は一般的に乳房のvolumeが少ないために，乳腺深部に足場を作成すると乳腺皮膚は陥凹しやすくなる．乳腺切除断端の上部に足場を作成した方が乳房皮膚は陥凹しにくくなり，乳房の整容性を保つためにより有効である（図4）．
- 糸にかかるテンションで組織が裂けて糸が外れないようにするために，適度な厚みをもって乳腺組織に針をかける（図4）．乳腺組織が少ない場合には，Cooper靱帯などの硬い組織や脂肪に厚みをもたせて針をかけるようにする．柔らかい組織のみであれば，他の部位での足場の作成を検討する．
- 縫合糸で結び目を作る際には，皮膚の凹みがなくなるまで緩めて，その位置で結び目を固定する．この一連の縫合で切除区域が交差するナイロン縫合糸で覆われるまで，約2cm間隔で続

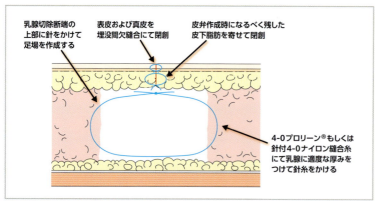

図4 suture scaffold technique の概念図

ける(図5).これらの交差するナイロン縫合糸が足場となり,皮膚を支え乳房の凹型変形を防ぐ.
- 3-0合成吸収性縫合糸を使用して,皮弁作成時になるべく残した皮下脂肪を寄せて閉創する(図4).腫瘍による脂肪浸潤にて脂肪層を残せない部分では,この操作は省略してもよい.
- 整容性の低下につながるため,乳腺部分切除腔に持続吸引式のドレーンは留置しない.

⑤皮膚縫合

- 4-0合成吸収性縫合糸を使用して表皮および真皮を埋没間欠縫合にて閉創する(図4).
- BD区域の放射状切開の場合,脂肪層と表皮-真皮層の2層で閉創すると表皮のひきつれを起こし,乳房の変形が目立つことがある.3-0合成吸収性縫合糸にて脂肪層を閉創する際に表皮のひきつれが起きる場合には,表皮および真皮1層での埋没間欠縫合のみとしている.
- 通常,乳癌手術後はバストバンドで創部をしっかり圧迫しているが,SSTの際は軽めの圧迫にとどめ,変形をきたさないようにしている.術後出血の予防のため,手術当日のみ術側をなるべく使わないようにしてもらっている.

術後管理・特徴的合併症

①術後の管理と経過

- 一般的な乳房部分切除術と同様の術後管理でよい.

- SSTが行われた部位は,血管新生や肉芽組織の形成,そしてコラーゲンの産生が行われ瘢痕組織が形成される.この組織のリモデリングによって欠損部が補填され,乳房の形状が保持される.放射線療法後も乳房の形状は保持され自然な柔らかさを保ち,長期的に良好な整容性が得られる.ただし,瘢痕組織が形成されずに摘出部位の皮膚陥凹が目立つ症例もあり,術後の整容性には個人差がある.

②合併症

- 術後早期にリンパ液や血液の溜まりによって軽度腫脹することもあるが,保存的に経過をみていくことで自然に腫脹は軽快する.局所の熱感や発赤,疼痛がない限り,穿刺などの処置や抗菌薬処方は不要である.
- 通常の乳房部分切除術と比較して,SSTを用いる乳房部分切除術で術後合併症は増えない[4].術後感染症 surgical site infection (SSI) の発生頻度は低く,軽度の皮膚発赤程度であれば抗菌薬の投与や冷却で対応可能である.保存療法で改善しないSSIに対しては,デブリードマンなどの処置が必要となる.SSTによる遅発性合併症の経験はない.

本術式のポイントと総括

- SSTは乳房部分切除後の周囲組織に4-0プロリーン®または4-0ナイロンの非吸収糸を用いて足場を作成し,閉創時に皮下脂肪を寄せて足

場の上に載せることによって，術後の皮膚の陥凹を防ぐのを目的とした手術手技である．

- 乳房部分切除術において摘出組織量が増えることは，術後乳房の整容性の低下につながる．
- 根治性を保ちながら整容性の高い手術を行うためには，術前の正確な広がり診断と適切な術式選択が重要である．
- SSTは乳房部分切除術後の整容性改善を目的とした簡便かつ効果的な手術手技である．オンコプラスティック手技のトレーニングを受けていない乳腺外科医でも実施可能であり，患者満足度が高い．SSTは長期的なフォローアップを通じて良好な整容性の維持と安全性が確認されており，乳房部分切除術における欠損修復方法として第一選択となりうる方法である．

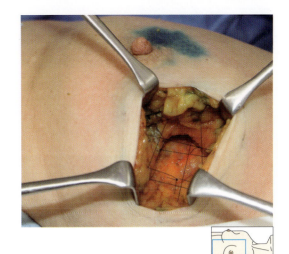

図5 術中所見（作成したsuture scaffold）

文献

1) Gainer, SM et al：The suture scaffold technique for improved cosmesis in partial mastectomy defects. J Surg Oncol 102：184-186, 2010
2) Mitsueda, R et al：Satisfaction of patients who received breast-conserving surgery using the suture scaffold technique：a single-institution, cross-sectional study. Ann Surg Oncol 29：3829-3835, 2022
3) Buchholz, TA et al：Margins for breast-conserving surgery with whole-breast irradiation in stage I and II invasive breast cancer：American Society of Clinical Oncology endorsement of the Society of Surgical Oncology/American Society for Radiation Oncology consensus guideline. J Clin Oncol 32：1502-1506, 2014
4) 満枝怜子ほか：乳房温存術におけるSuture Scaffold法の早期合併症に関する検討―単施設後ろ向きコホート研究．第31回日本乳癌学会学術総会, PO76-4, 2023

Ⅱ. 手術編　乳房温存療法
2. その他の乳房温存療法

[2] non-surgical ablation：RFA

木下貴之 ●国立病院機構東京医療センター乳腺外科

マンモグラフィ（MG）検診の普及や画像診断法や針生検の進歩により，早期乳癌の発見機会が増加してきている．日本乳癌学会全国乳がん患者登録調査報告では2004年以降，検診が関与した乳癌発見の割合と0期，Ⅰ期の早期乳癌の割合が増加してきている．乳癌手術では乳房温存療法やセンチネルリンパ節生検に代表される手術の低侵襲化ばかりでなく，高い整容性と生活の質（QOL）への配慮も要求されるようになってきた．早期乳癌の乳房温存療法は本邦では1980年代から導入され，その後の長期成績から標準治療としての地位を確立している．最近では，究極の乳房温存療法としてのnon-surgical ablation therapy（NSA）が期待されている．ラジオ波焼灼療法（RFA）は，2006年より臨床的な使用確認試験および高度医療評価制度下に早期乳癌に対する第Ⅰ相および第Ⅱ相の多施設共同臨床試験を実施し，2013年度より先進医療Bにて第Ⅲ相試験（RAFAELO試験）を開始し，この試験の短期結果で早期乳癌RFAの薬事承認および保険収載を達成した．

適応基準と除外基準

●**適応基準**：
・針生検で組織学的に通常型の原発性乳管癌であることが証明されていること．
・腫瘍の大きさが，造影MRI検査を含む術前画像検査すべてにおいて長径1.5 cm以下の単発限局性病変であること．
・癌の皮膚浸潤や皮膚所見（delle）が認められないこと．
・今回の乳癌に対する前治療（化学療法・ホルモン療法・放射線療法など）の既往がないこと．
・年齢が20歳以上の女性であること．
・術後放射線療法が実施可能なこと．
・手術，全身麻酔に耐えうる臓器機能を有すること．
・術前診断にて腋窩リンパ節転移がないこと．
＊家族性乳癌症例は，乳房部分切除術を選択した場合と同様，温存乳房の新規乳癌発症のリスクや継続的な温存乳房のスクリーニングの必要性について十分に説明したうえで適用の可否を判断すること．

●**除外基準**：
・妊娠中，もしくは妊娠している可能性がある症例．
・心臓ペースメーカまたは植込み型除細動器を留置している症例．
・局所の活動性の炎症や感染を合併している症例．
・重篤な心疾患，脳疾患を有している症例．
・人工骨などのインプラントにより，対極板を貼付できず，ラジオ波焼灼療法radiofrequency ablation therapy（RFA）が適切でない症例．
・抗血小板療法，抗凝固療法の治療中など，止血困難が予想される症例．
・画像上広範囲の乳管内病変の存在や多発病変の存在が疑われる症例．
・MGで広範な石灰化を認める症例．

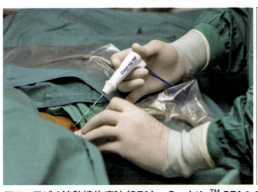
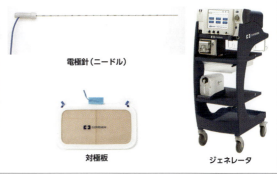

図1 ラジオ波熱焼灼療法（RFA） Cool-tip™ RFAシステム Eシリーズ

今回，早期乳癌に適応拡大されたのは，COVIDIEN社製Cool-tip™ RFAシステム Eシリーズである．
動作原理：ラジオ波焼灼装置の使用方法は，機器をセットしたあと，対極板を患者に貼付する．次にイメージガイド（通常は超音波ガイド）下でアクティブ電極を治療対象部位に穿刺，留置する．次に治療対象部位に高周波のラジオ波帯を通電し，電子の流れで生じるジュール熱により組織を焼灼する．

表1 乳房部分切除術と比較したメリット・デメリット

	メリット	デメリット
乳房部分切除術	● 標準治療で長期的な補償あり ● 乳房を綺麗に残すことも可能 ● 手術中に迅速病理検査を実施でき，追加切除などの対応ができる ● 予後や全身治療などを検討するための正確な病理診断が可能	● 乳房あるいは乳房外側部に創が数cm残る ● 乳房の形を整えるが変形が強く残ることがある ● 合併症として創部感染や出血が起こりうる
ラジオ波焼灼療法（RFA）	● 乳房の変形が少ない ● 創が最小限 ● 焼灼時間は5〜10分程度 ● 適応を遵守すれば5年成績は切除と同等	● 5年目以降の長期的予後が未知 ● しこりやひきつれが残ることがある ● 針生検・切除検体と比較した病理診断情報では10％弱の齟齬がある可能性 ● 合併症として熱傷や創部感染が起こりうる

・温存乳房内再発を含む異時性の同側乳癌症例．
・他臓器転移を認める症例．

手術説明のポイント

本治療法の医療技術の概要図を図1に示した．
Cool-tip™ RFAシステム Eシリーズが乳腺腫瘍へ適応拡大された際に改訂された添付文書に「関連学会の作成する適正使用指針に従い，医師は本品及びその他の治療選択肢を患者に示し，それぞれの治療に伴うリスクとベネフィットについて十分に説明し，患者が理解したことを確認した上で使用すること．」と記述された．適切なインフォームドコンセントはRFA実施の絶対条件になるので，治療の長所と短所を必ず丁寧に説明し，患者の理解度も含めて診療録に記録を残すように心がける．表1に標準治療である乳房部分切除術とRFAを比較して説明できるようにおのおののメリット・デメリットをまとめた．

日本乳癌学会が作成した適正使用指針[1]

乳癌RFAの承認条件として，日本乳癌学会に適正使用指針の作成と会員などへ周知することが示された．日本乳癌学会は乳癌ラジオ波焼灼療法検討ワーキングを組織し，施設要件，術者要件，患者選択基準，治療プロトコル（図2）と実施手順を作成し会員および市民へ公開した．また，RFA術者認定の条件を，①施設要件および術者要件を満たすこと，②eラーニング受講（術者用と病理医用），③National Clinical Database（NCD）乳癌登録に実装したRFA症例登録システ

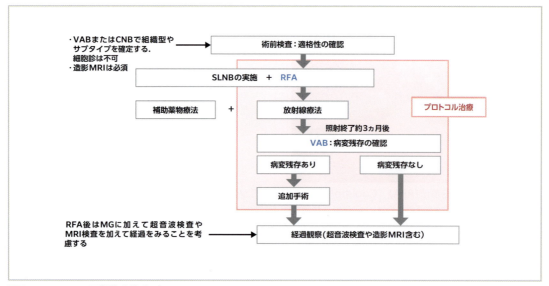

図2 RFAによる早期乳癌治療プロトコル
日本乳癌学会の適正使用指針で定められた治療全体の流れを示す．
VAB：吸引式乳房組織生検，CNB：針生検，MRI：核磁気共鳴画像法，SLNB：センチネルリンパ節生検，MG：マンモグラフィ．

ムへ症例登録すること（3年間目途）と定めた．

標準的なRFA実施手順

RFAの標準的実施手順は早期乳癌へのRFAを「体表面から乳房内病変に対して画像ガイド下にラジオ波電極針を穿刺し，病変にラジオ波による焼灼を行う手技」と定義する．

以下に実際の手順を示す．

①麻酔

- 全身麻酔にて，手術室で行うこととする．

②使用器材

- COVIDIEN社 Cool-tip™ RFAシステムEシリーズ．

③焼灼時間

- タイマー設定は30分に設定するが，特に制限は設けない．

④穿刺方法

- **Point** 可及的に腫瘍の最大割面に対し平行となるよう，また腫瘍の中心を通るように穿刺する（図3）．穿刺部位はこだわらないが，穿刺部位（皮膚）の熱傷を避ける．

⑤出力方法

- 5Wから出力を開始し，1分経過時に10Wに設定，それ以降は1分ごとに5または10Wずつ出力を上げていく．出力の上限値は設けず，出力に限界がある場合は，その出力にて焼灼を継続する．

⑥焼灼範囲

- 腫瘍縁から1cmのマージンを目標とし，ニードルポジションを設定する．焼灼中の超音波画像にて腫瘍の不明瞭化とマイクロバブルの範囲を確認し，十分な焼灼エリアを確保する．

⑦熱傷予防

- 皮膚熱傷，胸壁熱傷を予防するために，皮下組織内に適宜5％ブドウ糖液の注入を行う．また，通電中は氷嚢にて皮膚冷却を行い，必要に応じて術後も冷却を継続する．

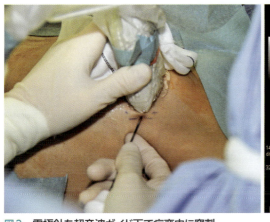
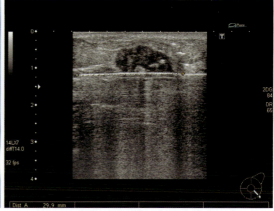

図3 電極針を超音波ガイド下で病変内に穿刺
超音波ガイド下にCool-tip™ニードルを腫瘍の中心を貫くように穿刺する．その際にニードルの先端から腫瘍の両側端（近位，遠位）までの距離を計測し，記録しておく．

⑧焼灼判定

- 焼灼度合いが増してくると，電気抵抗値が上昇してくる．一定値以上，抵抗値が上昇するとシステムは出力を中断する．この現象をロールオフ（もしくはブレイク）と称する．1回目のロールオフ後にポンプを停止し，ニードルの焼灼温度を測定する．焼灼温度が70℃以下の場合は，焼灼不良とし同じ場所にて焼灼を追加する．複数回の追加焼灼をもってしても70℃に達しない場合は，焼灼終了時の画像所見を参考に治療を中止するか否かを判断する．
- センチネルリンパ節生検を実施する場合は，原則的にRFA開始前に行うこととする．

⑨晩期の硬結形成を避けるコツ

現時点では症例数が限られているため確実なことは言及できないが，

- 2 cm電極針で焼灼可能な長径1 cm以下の小径乳癌を対象とすること．
- 放射線療法後3ヵ月の吸引式乳房組織生検vacuum-assisted breast biopsy（VAB）検査にて残存評価も兼ねてある程度の減量reductionを試ること，

が挙げられる．

術後管理・特徴的合併症

筆者らの施設ではRFA後一晩は熱傷予防のため焼灼部に保冷剤を載せて冷却を継続することにしている．

また，合併症に関して，先進医療Bにて実施した臨床試験の短期成績から，Cool-tip™ RFAシステム Eシリーズの添付文書には以下の結果が示された．

> 安全性評価対象370例において，43件の有害反応が報告された．
>
> ・RFA術中の有害反応は，熱傷7件（1.9%）．
> ・RFA施術後から放射線療法開始までの有害反応は，陥没乳頭1件（0.3%），血腫1件（0.3%），硬結7件（1.9%），出血1件（0.3%），乳腺炎1件（0.3%），乳房硬結3件（0.8%），皮下出血3件（0.8%），皮膚潰瘍1件（0.3%），疼痛1件（0.3%）．
> ・放射線療法後の有害反応は，創傷感染4件（1.1%），陥没乳頭2件（0.5%），硬結2件（0.5%），紅斑1件（0.3%），術後創感染1件（0.3%），創壊死1件（0.3%），創合併症1件（0.3%），乳腺炎1件（0.3%），乳房硬結1件（0.3%），乳房痛1件（0.3%），乳房蜂窩織炎1件（0.3%）．

また，RFA施術後の乳房あるいは創部の感染・壊死などの有害反応は9件（2.4%）という報告もある．

本術式のポイントと総括

乳癌の究極の低侵襲局所療法であるRFAなどのNSAは正しい適応や手技のもとに実施されれば，従来の外科的切除より高い整容性と劣らない局所制御能があることが確認された．本邦ではすでに他疾患で保険収載されているRFAが実用化への一番の近道と考え，その適応拡大を試みた．そしてRAFAELO試験（早期乳癌へのラジオ波熱焼灼療法の有効性の検証と標準化に向けた多施設共同研究）の安全性と有効性が評価され，早期乳癌局所療法の選択肢のひとつとして薬事承認・保険収載された．承認条件としてRFAの十分な知識と経験を有する医師が，その使用方法に関する技能や手技に伴う合併症の知識を十分に習得したうえで，治療に係る体制が整った医療機関においてRFAが実施されることとされた．日本乳癌学会が定めた適正使用指針を遵守して乳癌RFAを実施することが最も重要なポイントである．

文献

1) 日本乳癌学会：ラジオ波焼灼術（RFA）早期乳癌適正使用指針．https://www.jbcs.gr.jp/uploads/files/shikaku%20elearning/RFA/rfa.20231117.pdf（2024年12月閲覧）

Ⅲ
手術編

乳頭温存乳房全切除術(NSM)

Ⅲ. 手術編　乳頭温存乳房全切除術（NSM）

[1] NSM

吉田　敦 ● 聖路加国際病院乳腺外科

乳頭温存乳房全切除術（NSM）は，乳頭乳輪を温存しつつ，乳腺組織を全切除する手術である．当初は遺伝性乳癌卵巣癌症候群（HBOC）のリスク低減乳房全切除術（RRM）に対して行われた手術であったが，近年では乳癌手術においても高い整容性を保てる乳房全切除術の選択肢として広く行われるようになっている．
NSMでは乳房の前面に創を作らず，側方や下縁の切開を用いて手術を行う．このため手術野の確保など，安全に手術を施行するためのポイントについて手術手技の工夫も含め解説する．

適応基準と除外基準

- **適応基準**：早期乳癌であること，腫瘍乳頭間距離が十分確保されていること，患者の乳頭乳輪温存の強い希望があること．
- **除外基準**：皮膚や大胸筋に進展が予想される進行乳癌・炎症性乳癌，臨床上もしくは画像上，乳頭内までの病変進展が予想される場合，血性乳頭分泌があり，乳頭分泌細胞診で悪性の所見がある場合．

これらの条件を満たす場合，NSMは乳頭壊死を回避しつつ，美容的な整容性を保ちながら，安全な乳癌治療を行う選択肢となる．ただし，大規模な質の高い臨床試験はないため，腫瘍学的安全性については注意が必要である[1]．

手術説明のポイント

- 乳頭の裏面の組織を残すため，乳頭部再発の可能性があること．
- 血流不全による乳頭の部分壊死，変形が起こりうること．
- 再建乳房の形態から，乳頭の位置の変化の可能性があること．
- **Point** 乳頭の感覚は大きく低下する可能性が高いこと．

以上の点を患者に説明し，実際の手術後の写真を供覧し，整容性の限界を伝えておくことが重要である．

手術の実際

①デザイン

1）手術前のマーク（立位もしくは座位）

- 正中線のマーク：立位もしくは座位の状態で，正中線をマークする．
- 乳房下溝線のマーク：乳房下溝線を正中線上にマークする．
- 乳頭位置の高さのマーク：乳頭の位置に関しては，水平方向にも乳房下溝線に沿ってマークする．
- 乳房外側縁の認識：乳房の外側縁も認識し，手術時の皮膚切開線についてもマークする（図1 ⓐⓑ）．

2）手術室でのマーク（臥位）

- 組織拡張器（TE）の挿入部位の決定：
  ・患者が臥位の状態で，座位での乳頭の位置を中心に，挿入予定のTEの幅に合わせて挿入位置を決定する．
  ・水平方向のマーク：挿入位置は1cm程度内側よりにマークする．
  ・垂直方向のマーク：立位の乳房下溝線を剥離

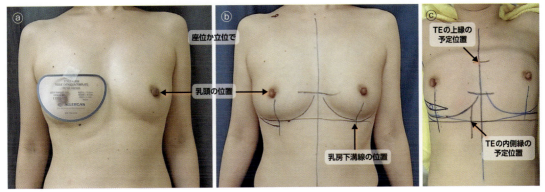

図1 デザイン
ⓐⓑ 座位か立位で，乳頭の位置，乳房下溝線の位置，皮膚切開ラインをマーキングする．
ⓒ 手術室で臥位の状況で，組織拡張器（TE）の挿入部位をマークする．この際内側縁と上縁を消毒によって消えない位置にマークする．

範囲の下端とし，上縁はTEの高さや厚みを考慮に入れ，大胸筋の剥離範囲をマークする（図1ⓒ）．

3）マークの保持
- 術前の消毒や手術操作によりマークが消えないように，手術野の外側までしっかりとマークすることが重要である．

②皮膚切開部位
- 皮膚切開部位は大きく分けて，外側切開と下縁切開がある．
- 外側切開は乳房の栄養血管である外側胸動脈の乳腺枝や内胸動脈の穿通枝を直視下に確認が可能であり安全に手術が行える利点や，センチネルリンパ節生検（SLNB）を同一創で行える利点があるため，筆者はこの方法を選択している（図2ⓐ）．
- 下縁切開は下垂した乳房で切開腺がわかりにくくなることと，TEの挿入が容易になる利点がある（図2ⓑ）．乳頭近傍の病変である場合に傍乳輪切開を加えることや，腫瘍が皮膚に近い場合に腫瘍直上の皮膚を切除することも視野を確保するうえで重要であり，症例によって個別に判断する必要がある．

③手術の開始

外側切開からの方法を示す．

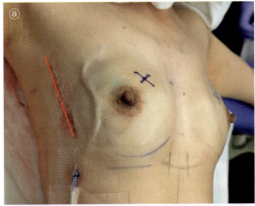
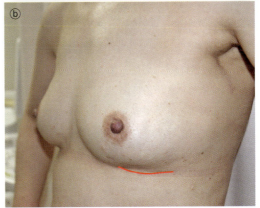

図2 外側切開と下縁切開
ⓐ 外側切開．
長所：出血点が見やすい（外側胸動脈，内胸動脈穿通枝），腋窩の視野が得やすい（センチネルリンパ節生検も容易）．短所：創が目立つことがある．
ⓑ 下縁切開．
長所：創が目立ちにくい（特に下垂した乳房），乳房下降線の形成がしやすい．短所：出血点が遠い．

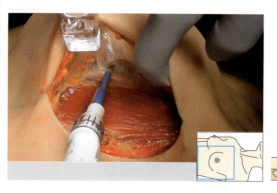
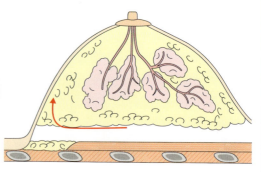

図3 乳腺辺縁の切り上げ
出血の少ない背側の操作の最後に，乳腺辺縁を背側から切り上げる．

1）皮膚切開

- 乳房外側縁に沿って7～10 cmの皮膚切開を行う．SLNBを同一創から行う場合は，上方に切開がある方が視野がよいが，下方の視野が悪くなるため，病変の位置が下方にある場合は，SLNBを別創で行うことも選択される．

2）SLNB

- 大胸筋外縁を露出させ，小胸筋外縁を切開する．腋窩の脂肪組織を創外へ出し，センチネルリンパ節を摘出する．

3）局所麻酔の注入

- 2％エピネフリン添加リドカイン（キシロカイン®）10 mLと0.75％ロピバカイン（アナペイン®）10 mLを生理食塩水（生食）80 mLで希釈した計100 mLの局所麻酔を皮下に注入する．これにより，術後の疼痛管理に加え，術中の鋭的操作時の止血効果や皮膚熱傷予防が期待される．

4）乳腺の外縁同定

- 局所麻酔が注入されているため，乳腺の外縁を同定するのが比較的容易になる．乳腺外縁を越えて背側に入り込むと，出血や術後疼痛，乳房感覚の低下の原因になるため注意が必要である．

5）大胸筋の外縁をガイドに視野を展開

- 大胸筋前面に入り込むように視野を展開する．当院では，LEDライト付き筋鉤を使用している．

④乳腺背側の剥離

1）背側の剥離

- 大胸筋の前縁を意識し，乳腺の背側を電気メスを用いて剥離する．この操作は比較的容易で，LEDライト付き筋鉤を用いることで視野が良好となり，出血もわずかである．腫瘍の進展が予想される部位では，大胸筋筋膜を切除するように剥離する．人工物による再建を行う場合，乳房の下縁側は人工物の重さを支えるため重要となる．症例によっては大胸筋の肋骨起始部を越えて尾側に剥離が及ぶため，大胸筋全面の脂肪層を剥離しすぎないように注意が必要である．

2）乳腺の辺縁の切り上げ

- 乳腺の辺縁を切り上げる（図3）．**Point** 皮下の剥離では鋭的操作を行うため，多少の出血がみられる．剥離中は止血操作が困難であるため，検体摘出までの時間短縮を目的に乳腺辺縁を切り上げておくことが，重要なポイントとなる．

⑤乳腺前面の皮下剥離

1）乳腺外縁の把持

- 乳腺外縁をアリス鉗子でしっかりと把持する．

2）乳腺前面の露出

- メッツェンバウム剪刀を用い，鋭的に皮下へ切り込まないように乳腺前面を露出していく（図4）．病変が外側付近にない場合は，整容性向

上のため外側の皮下組織を厚くする．

3) 乳腺前面の鋭的剥離

- 乳腺前面の皮下組織をメッツェンバウム剪刀で鋭的に剥離する（図5）．**Point** この手技では視野を確保できないため，メッツェンバウム剪刀の先端の抵抗などの感覚や，剪刀による皮膚の盛り上がりを参考に，剪刀を操作する手と反対の手で皮膚の上からカウンターを与えることで剥離可能である．
- 外側胸動脈乳腺枝や内胸動脈穿通枝の存在が予想される場合は，慎重に操作する必要があるため剥離を控え，それ以外の部位を優先して剥離を進める．
- 乳頭下の皮下組織の厚さに関しては議論があるが，厚めに残せると乳頭壊死などの合併症が少なくなるため，薄くならないよう注意深く行う．

⑥外側胸動脈の乳腺枝の処理

1) 外側胸動脈の処理

- 外側胸動脈の処理は直視下で行う．個人差はあるものの，乳房外側上方では乳腺組織が皮下方向に伸びて存在するため，病変の進展がない場合は過剰な切除を行わない方が整容性は向上する．

2) 乳腺上縁の操作

- 直視下で背側から切り上げた部位を確認し，電気メスで剥離していく．乳腺上縁はデコルテを形成する部位になるため，病変の進展がないと予想される場合には皮下組織を過剰に切除しない方が整容性は向上する．

⑦乳腺下縁の処理

1) 乳腺下縁の剥離

- 乳腺下縁も上縁と同様に，先に切り上げた部位をガイドに電気メスで剥離する．乳房再建時，乳腺下縁はTEやシリコンの重さを支える部位となる．大胸筋が菲薄化している場合や，下垂した乳房で大胸筋の切離が必要になる場合は，この部位の皮弁の厚さが重要となる．

2) 内胸動脈の穿通枝の処理

- 最後に，内胸動脈の穿通枝の処理を行う．切離

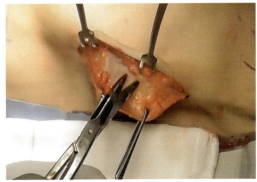

図4 乳腺前面の露出
乳腺内に切り込まないように，皮下脂肪の層に入り込む．

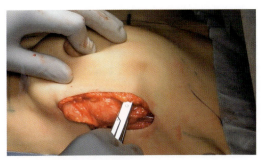

図5 乳腺前面の鋭的剥離
メッツェンバウム剪刀の先端の抵抗などの感覚や，剪刀による皮膚の盛り上がりを参考に剪刀を操作する手と反対の手で皮膚の上からカウンターを与えることで剥離可能である．

した乳腺を創外に出し，創縁の負担を軽減するために視野を展開する．穿通枝の存在に気をつけながら内縁を切離する．直視下で内胸動脈の穿通枝を同定し，結紮して切離する．摘出した検体は迅速検査に提出し，乳頭側断端を術中迅速病理診断する．

⑧乳房再建

1) 大胸筋下のポケット作成

- 大胸筋の外縁を認識し，あらかじめマーキングしたTEの内側縁・下縁を確認しながら，LEDライト付き筋鈎を用いて前鋸筋や大胸筋を損傷しないよう注意しつつ大胸筋下の剥離を行う．TEは外側上方へと移動しやすい傾向にあるため，やや内側下方にスペースを作成する．

2) 止血・洗浄

- 温生食2Lを用いて洗浄後，ガーゼでタンポナーデを行う．再建術では，術後の微量な出血

でも感染や皮膜肥厚のリスクとなるため，可能であれば血圧を上昇させて止血を確認する．

3) ドレーン挿入と感染対策

- ドレーン挿入前に，感染対策としてベンゼトニウム（ベゼトン®）を用いて創周囲を清拭し，手袋・ドレープを交換する．

4) TE挿入と固定

- 作成したポケットにTEを挿入し，生食を注入する．TEの回転防止のため，外側2つのタブをそれぞれ胸壁に固定する．固定後，可能であればTEの外側を大胸筋外縁と前鋸筋前面の組織を水平マットレス縫合で被覆する（図6）．被覆が困難な症例もあるが，被覆によりTEへの圧力が均等化し，TEに角ができるトラブルが生じにくくなる．

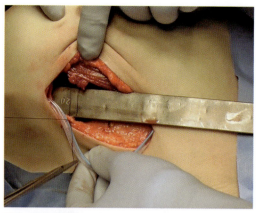

図6 TEの被覆
TEの外側を大胸筋外縁と前鋸筋前面の組織を水平マットレス縫合することで被覆する．

⑨閉創

- 皮下は3-0バイクリル®，真皮は5-0または4-0のPDS®で埋没結節縫合する．シリコンの入れ替えで再開創を行うが，極力創部が目立たないよう，6-0のナイロン縫合糸で連続縫合する．

術後管理・特徴的合併症

- 術後は乳頭が上方に偏位しないようにテープで下方に引きながら固定する．
- TEの上方移動を防止するため，バストバンドを用いて上方を圧迫するように指導する．

- 乳頭の血色不良がみられた場合は，アルプロスタジル アルファデクス（プロスタンディン®）軟膏を塗布し，血流改善を促す．

本術式のポイントと総括

- 腫瘍学的安全性oncological safety，手術の安全性surgical safety，美容的な安全性esthetic safetyのバランスを考え，十分に患者説明を行うことが大切である．

文献

1) Yamashita, Y et al：Long-term oncologic safety of nipple-sparing mastectomy with immediate reconstruction. Clin Breast Cancer 21：352-359, 2021

HBOC患者の場合のポイント

　HBOCの患者の乳癌手術や，RRMを行う場合，術式の選択において，患者が整容性を重視するのか，リスク低減を重視するのかを考慮し，それぞれの再建後の写真などを供覧し，十分に話し合う必要がある．
　整容性を重視する場合は，乳頭温存乳房全切除術（NSM）を選択し，乳頭血流を維持するため乳頭裏面の乳腺を残すことや，内側上方の皮下脂肪および外側上方の腋窩に至る脂肪組織（一部乳腺を含む）を温存することで，整容性を高めることが可能である．一方で，これらの組織を残す範囲が広がるほど，新たに乳癌が発症するリスクは高まる．リスク低減を重視する場合，これらの部位の乳腺は切除することが望ましく，その場合は皮膚温存乳房全切除術（SSM）を選択するか，または再建しない選択肢についても相談することが重要である．

Ⅲ. 手術編　乳頭温存乳房全切除術（NSM）

[2] endoscopic NSM

阿部典恵 ● 中頭病院乳腺科

乳癌手術における鏡視下手術の定義やその工程は術者や施設によりさまざまであるが，本項では気嚢法を併用した手術について概説する．
本術式は前項の直視下に比べより小さな創でかつ内側や尾側の操作が容易であることが最大のメリットである．人工物による再建を併用することが前提の術式であるが，再建術の詳細については他項に譲る．

適応基準と除外基準

通常の乳頭温存乳房全切除術（NSM）と同様であり，鏡視下の手術ということでの適応や除外基準は特にない．

- **適応基準**：下垂の少ない，人工物による再建に適した大きさの乳房．
- **除外基準**：皮膚および乳頭乳輪（乳頭乳輪複合体〔NAC〕）への癌の浸潤が疑われる症例．大胸筋や前鋸筋筋膜へ近接している症例（特にBD区域～CD区域にかけて）．

手術説明のポイント

- 気嚢による皮下気腫のリスクがあること．

手術の実際

①使用する器具（図1）

- vein retractor（VR）：吊り上げることでワーキングスペースを確保する．乳腺の後面の剥離および大小胸筋間の剥離の際に使用している．当院で使用しているVRは現在製造販売終了となっている（図1ⓐ）．
- 気嚢法の際のカメラ：2Dの硬性鏡でも可能であるが，フレキシブルの方が自由度が高く，視野展開に優れている（図1ⓑ）．
- ポートはウーンドプロテクターとシングルポートがセットとなった既製品（図1ⓒ）を用いてもよいが，ウーンドプロテクターに手術用手袋を装着し，その指先部分にポートを装着するお手製のシングルポート（図1ⓓ）が安価で有用である．

②デザイン（図2）

- 立位にて正中ラインと両側の乳房下溝線に沿ったラインをマークする．
- 乳房の外側線よりもやや背側でかつ創縁の尾側が乳頭とほぼ同じ高さになるあたりに3～6 cmの皮膚切開ラインをマークする．
- 皮膚切開は下着に隠れ，かつ立位で腕を下ろした際に隠れる位置であることが望ましい．
- 創の長さは整容性を考慮すると小さいに越したことはないが，手術後半の乳腺組織を取り出す際や磁石付き組織拡張器（TE）を挿入する際に創の大きさが不十分とならないよう，乳房の大きさや再建の方法に応じた過不足のない切開長に設定するのが望ましく，使用するウーンドプロテクター/リトラクターのサイズにもよるが3～6 cmが妥当であると考えている．

③術前準備

- 超音波検査を用いて病変の部位を確認すると同時に乳腺組織の辺縁をマーキングし，目印に色

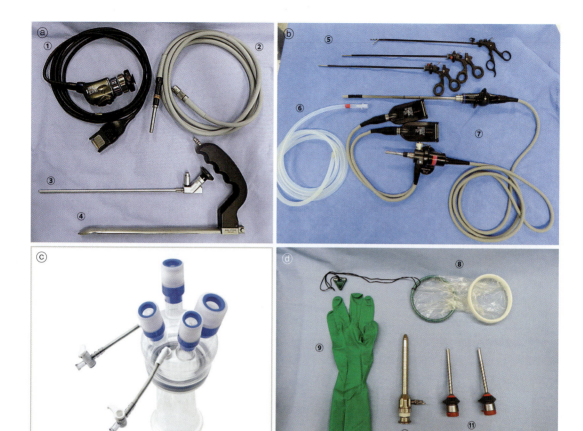

図1 使用する器具
ⓐ ①カメラヘッド，②光源，③45度硬性鏡(5 mm)，④vein retractor(Karl Stortz社)．
ⓑ ⑤鉗子，⑥送気チューブ，⑦Olympus 3 D Flexible scope(10 mm)．
ⓒ アルノート®ラップシングル．規格：AL-LS-51-1318，切開長：20-60 mm対応．
ⓓ 筆者ら作製のポート．⑧ウーンドプロテクター／リトラクター(alexis o Sサイズ)，⑨サージカルグローブ，⑩10 mmポート，⑪5 mmポート2つ．
（ⓒはアルフレッサファーマ株式会社より提供）

素(インジゴカルミンとリドカイン〔キシロカイン®〕ゼリーの混合液)を注入する．
- こうすることで乳房切除の範囲を必要最低限にとどめることができ，人工物再建においてボリューム不足となりやすいデコルテラインの整容性の向上につながる．また鏡視下手術では切除ラインがわかりにくくなることがあるため，この色素が有用である．
- 仰臥位で患側の上肢は清潔野に出し，90°外転した体位で手術を開始する(図3ⓐ)．

④センチネルリンパ節生検

- 皮膚切開を置いたのちに，まずウーンドプロテ

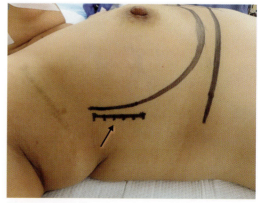

図2 マーキング
乳房の外側ラインよりもやや背側でかつ創縁の尾側が乳頭とほぼ同じ高さになるあたりに皮膚切開ラインをマーク(矢印)する．

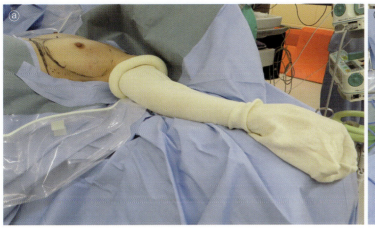
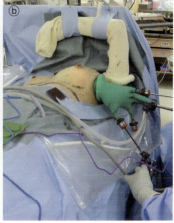

図3 体位
ⓐ 仰臥位で患側の上肢は清潔野に出し，90°外転した体位で手術を開始する（センチネルリンパ節生検から皮弁作成まで）．
ⓑ 気嚢法を開始するときに，上肢を90°屈曲させ吊り下げる．手台を外すことでワーキングスペースが広がる．

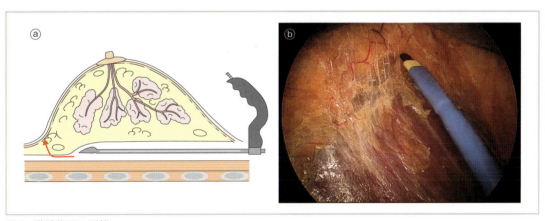

図4 乳腺後面の剥離
ⓐ 乳腺後面を vein retoractor（VR）を用いて剥離する．乳腺の辺縁では皮弁側に切り上げるようにしておくと（赤矢印），のちの乳腺切離の工程が行いやすくなる．
ⓑ VRから見た乳腺後面の剥離．根治性に影響のない範囲で筋膜は温存するのがポイント．

クター/リトラクターを挿入可能な程度の皮弁を作成し，ウーンドプロテクター/リトラクターを装着したのちにセンチネルリンパ節生検を行う．

⑤乳腺後面の剥離（図4）

- VRを用いて乳腺後面を電気メスで剥離する．
  Point のちに人工物挿入のためのポケットを作成する際に裏側から大胸筋の筋体の切離を要することがあり，その際に筋体がめくれ上がってしまうのを防ぐため根治性に影響のない範囲で大胸筋筋膜を温存することが重要である．
- 特に尾側の大胸筋の肋骨起始部や，外側の前鋸筋筋膜は人工物を完全に覆い，皮弁のトラブルを避けるためにも，可能な範囲で筋膜だけでなく脂肪組織も温存するようにしておく．
- 剥離ラインの迷子にならないようにするには，VRをしっかりと天井方向へ牽引することが重要である．VRは構造上天井方向への牽引には長けているものの，側方への牽引はやや不得手であるため，外側の剥離の際には助手に筋鈎で側方を牽引してもらうと剥離しやすくなる．
- 乳腺の辺縁で先に注入した色素が確認できれば脂肪組織を皮弁側に切り上げるようにしておくと，のちの乳腺切離の操作が行いやすくなる（図

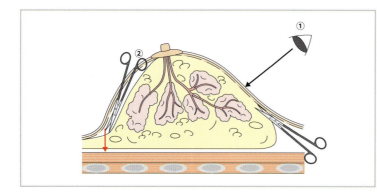

図5 皮弁の作成
①スキンフックなどで皮膚を術者側に牽引し,皮膚の表面から皮膚の厚みを視認しながら,メッツェンバウム剪刀で皮弁を作成する.
②乳腺の辺縁ではメッツェンバウム剪刀の刃を立てて胸壁側へ切り込むようにするとよい.

4ⓐ,赤矢印).

⑥皮弁の作成(図5)

- ツメッセント液(1%エピネフリン入りキシロカイン®5倍希釈200 mL)を皮下に注入する.
- 腫瘍の直上以外は厚めの皮弁となるように,やや深い層にツメッセント液を注入するようにする.
- ツメッセント液を注入する際に左手を皮膚の上に添えると厚みの調整がしやすくなる.
- ツメッセント液にて水分離hydro dissectionされた層をメッツェンバウム剪刀にて鋭的に剥離していく.
- スキンフックなどで皮膚を術者側に牽引し,皮膚の表面を視認しながら行った方が,均一な厚みの皮弁を作成することができるため,創の内側から覗き込む必要はない(図5,①).
- 乳頭直下の切離の際には,その周囲の剥離から行い,残った乳頭直下をメッツェンバウム剪刀にて切離するとよい.その際に乳頭を助手に摘んでもらうと乳頭直下は薄くなり,牽引せずに切離すると厚く残すことができる.
- 乳頭直下は厚めの方がNAC壊死のリスクは減るので,術前のMRI所見などを参考に厚さを調整し,必要に応じて乳頭直下断端を術中迅速病理診断に提出する.
- 乳腺の辺縁ではメッツェンバウム剪刀の刃先を乳腺後面へ向かって切り込むようにして切離することで,前工程で乳腺後面を剥離した層とつながりやすくなり,のちの乳腺切離の操作が行いやすくなる(図5,②).

⑦乳腺切離:気嚢法(図6)

- ここでシングルポートを装着するのだが,創縁近傍は鏡視下での切離が行いにくいため,シングルポート装着前に直視下で2～3 cm程度創縁近傍の頭側と外側の乳腺を切離しておく.
  Point またのちに引き出した乳腺の位置関係がわからなくなることがよくあるため,この時点で腋窩方向に目印の糸をかけておくとよい.
- 上肢を90°屈曲させ吊り下げる.手台を外すことでワーキングスペースが広がる(図3ⓑ).
- シングルポートを装着し二酸化炭素ガス8～10 mmHgで送気し,カメラを挿入する.
- 術者は片手に電気メスやエネルギーデバイスおよび対側の手に把持鉗子を持つ.
- 把持鉗子で乳腺を牽引し,先に注入した色素を目印に乳腺を切離していく.
- 気嚢された良好な視野のもと,直視では視認しにくい内側から尾側にかけての乳腺切離も安全かつ確実に行うことができる.
- 全周性に乳腺の切離を終えるとウーンドプロテクター/リトラクターを外し,乳腺を創部より引き出しNSMが完了となる.

⑧大小胸筋間の剥離(ポケット作成)(図7)

- 再度創縁保護のためにウーンドプロテクター/リトラクターのみを装着し大小胸筋間を電気メスで剥離したのちに,VRを挿入し大胸筋を天井方向へ牽引しながら大胸筋の肋骨の起始部を電気メスで切離していく.
- 尾側の剥離ラインの目安は大胸筋の肋骨の起始

図6 乳腺切離（気嚢法）

ⓐ 術者（左）は片手に電気メスやエネルギーデバイスおよび対側の手に把持鉗子を持ち，助手（右）がカメラを操作する．気嚢された良好な視野を，助手も共有できる．

ⓑ 右乳房の外側を切離しているところ．乳腺を左手の鉗子で左側に牽引し（矢印），右手のデバイスで色素を目印に切離している．

ⓒ 右乳房の内側を切離しているところ．乳腺を手前に牽引し（矢印），腋窩より最も遠い内側の乳腺を色素を目印に切離している．

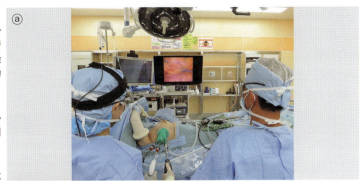
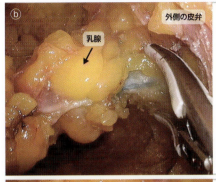 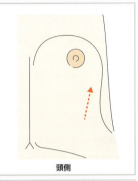
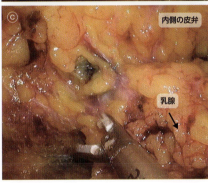 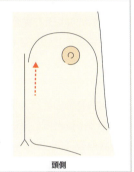

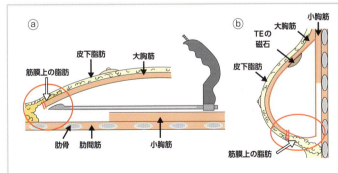 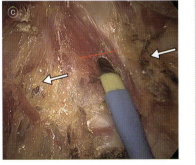

図7 大小胸筋間の剥離（ポケット作成）

大胸筋の肋骨の起始部を電気メスで切離していく．腋窩の創から近いところは筋鉤で視野展開が可能であるが，乳房下縁のところはVRを用いた方が視野良好である（ⓐⓒ）．大胸筋の起始部を完全に切離し（赤線），脂肪層（白矢印）が見えるまで切離するのがポイント（ⓐⓑ：赤で囲んだ部分，ⓒ）．ここまで剥離しておくと人工物による拡張が良好となる（ⓑ：組織拡張器（TE）を挿入しているところ）．またこの時点で大胸筋がめくれ上がってしまわないために，乳房後面の剥離の際に大胸筋筋膜や脂肪層を温存することが重要である．ⓒ：大胸筋をVRで上方に牽引している．大胸筋の両側には脂肪層が見えていて，吊り上がった大胸筋を完全に切離し脂肪層のみとする．ここがポケット下縁の目安である．

部を切離し脂肪が見える層までとしている．ここまで剥離しておくと人工物による伸展が良好となる．

- 外側は大胸筋の後面から連続して前鋸筋上を剥離するように外側へ剥離を進め，大胸筋筋膜から前鋸筋筋膜まで連続した膜で外側を覆えるようにしてポケットを作成する．

⑨人工物の挿入・閉創

- 洗浄および止血を確認後，術野全体のポビドンヨード消毒を施行後，J-VAC®サクションリザーバーに接続した15 Frドレーンを皮下および大小胸筋間に挿入し腋窩側に固定する．TEあるいは乳房インプラント（BI）を大小胸筋間に留置する．
- スーチャタブ付きのTEの場合は腋窩の創部から視認可能な12時方向と，10時あるいは2時方向の2ヵ所を胸壁に固定する．
- TEあるいはBIを完全に覆うように大胸筋の外側と前鋸筋筋膜を3-0バイクリル®で縫合したのちに，閉創する．
- NACの頭側変位予防のために，NACを立位時の対側乳房の乳頭乳輪の位置をマーキングした正中ラインと同じ高さになるまで尾側に牽引した状態でステリーテープと透明のフィルムで外固定し手術終了とする(図8)．

術後管理・特徴的合併症

- NACの外固定は術後1ヵ月は継続する．

本術式のポイントと総括

- 本術式は傍乳輪切開を加えないため，NAC壊死のリスクも低く整容性に長けた術式である（図9）．
- 小さな創から覗き込む必要もなく，術者のみならず助手も同じ視野を共有できるため，教育的にも有意義である．
- 必要とする道具が多いため，コスト面での問題は残る．

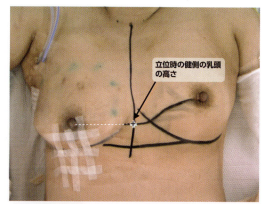

図8 乳頭乳輪複合体（NAC）の外固定
NACを立位時の乳頭乳輪の位置まで尾側に牽引し，ステリーテープと透明なフィルムで外固定する．

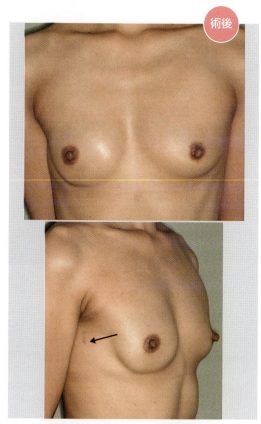

図9 症例写真（A区域に2cm大の腫瘍）
NACの位置はほぼ左右対称で，腋窩の創（矢印）も小さく目立たない．

参考文献

1) Lai, HW et al：Single-port three-dimensional (3D) videoscope-assisted endoscopic nipple-sparing mastectomy in the management of breast cancer：technique, clinical outcomes, medical cost, learning curve, and patient-reported aesthetic results from 80 preliminary procedures. Ann Surg Oncol 28：7331-7344, 2021

[3] robotic NSM

福間英祐 ● 亀田総合病院乳腺科

Ⓐロボット支援下乳頭温存乳房全切除術robotic NSM (R-NSM) は，外側胸単一切開でセンチネルリンパ節生検，NSM，人工物を用いた同時再建を行う．NSM後の整容性は患者の生活の質（QOL）に大きくかかわる．整容性は左右対称である再建が最も重要なことであるが，術創を目立たない部位に置く，すなわち病変の直上ではない切開（病変非直上切開）で行うNSMもよりよい整容性が期待できる．患者のライフスタイルなどの背景により希望する切開部位は異なる．傍乳輪・腋窩切開で行うⒷ内視鏡下endscopic NSM (E-NSM)[1]はそのひとつであるが，ドレスや水着を着用したときに腋窩切開痕が目立ち，傍乳輪切開でのNSM後の乳頭乳輪複合体（NAC）壊死率は高いといわれている．

Toescaらにより外側胸単一切開より行うR-NSMが，2017年に報告[2]されて以来急速にアジア各国に広まった．外側胸単一切開からロボット支援下内視鏡手術操作までの組織剝離preparationがⒶR-NSMにおける重要なポイントである．外側胸単一切開で行うⒷE-NSMも同様のpreparationを行う．ⒶR-NSM，ⒷE-NSM手技の違いについて詳述する．本項ではDa Vinci Xiシステム（Intuitive社）を用いたⒶR-NSMについて説明する．

適応基準と除外基準

- **適応基準**：①乳房はCカップ以下の大きさが対象である．②腫瘍径5cm以下で皮膚浸潤がなく（少なくとも皮膚・腫瘍間距離が3mm以下）で，③リンパ節転移陰性（cN0）が望ましい．④術前画像診断（乳房MRが有用である）で乳癌の乳頭乳輪への進展nipple involvement (NI) が認められないこと．⑤*BRCA1/2*をはじめとする遺伝性乳癌関連遺伝子の病的バリアントをもつ症例を対象としたリスク低減乳房全切除術（RRM）はよい適応である．
- **除外基準**：①cN1でもⒶR-NSMを行うことがあるが，リンパ節転移個数が多い場合は適応外である．②胸壁浸潤のある症例は適応外である．③大胸筋浸潤がある場合は大胸筋部分切除を行うが，その場合は人工物を用いた同時再建を行わない．

手術説明のポイント

- 患者の生活スタイルに合わせ，3.5〜4.5cmの外側胸単一切開の部位を相談する．
- センチネルリンパ節生検で腋窩郭清が必要な場合は，切開を腋窩方向に延長するか，腋窩別切開を置く必要があることを説明する．
- 血流不全によるNAC・皮弁壊死が起きうることを説明する．
- 乳頭基部生検の術中迅速病理診断結果にて，術中NAC切除をする場合があることを説明する．永久標本結果にて，術後NAC切除がありうることを説明する．
- 人工物再建を前提としているので，感染などで外側胸切開以外の手術創が発生しうることを説明する．

手術の実際

A R-NSM

①デザイン（図1）

- 再建を前提としたNSMと同様の立位マーキングをする．3.5〜4.5 cmの外側胸切開は中腋窩線上で，臥位になったときの乳頭レベルを切開の中心に置くが，普段着ているドレスなどを着用し，立位で患者の希望する切開位置を調整する．

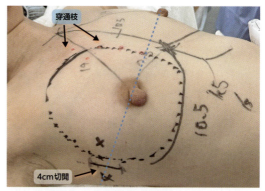

図1　外側胸単一切開に用いる部位
立位で体表マーキング後，臥位になり乳頭レベル（破線）で，中腋窩線上に3.5〜4.5 cmの切開を置く．切開部位はあらかじめ患者と相談する．術前に，カラードプラ超音波検査で穿通枝位置（水色）をマーキングするとよい．

②ツメッセント法と乳房切除範囲への色素注入

- 予定乳切線やや内側にジェリーで粘稠化した色素を点墨する．その後，乳房内側から外側の順で100万倍エピネフリン（ボスミン®）液を注入する（ツメッセント法）．刺入点は可及的に予定乳切線外で刺入部位を減らすことが皮弁壊死予防のためのコツである（図2）．

③外側胸切開

- 中腋窩線上で，乳頭レベルに3.5〜4.5 cmの縦切開を置く（図1）．臥位になった時点で乳腺組織が背側に下垂する場合は，より背側に切開を置く．前鋸筋筋膜露出後，大小胸筋外側縁を頭尾側まで十分剥離する（図3）．背側を含め皮下組織の十分な剥離を行い，ラッププロテクター™（八光商事社）を装着する．同創からのセンチネルリンパ節生検で転移陽性であれば，腋窩方向に2〜3 cm程度同切開に追加切開を加える場合もある．

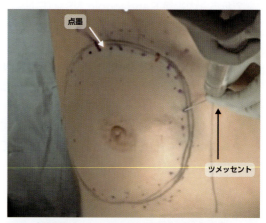

図2　切開前のツメッセントと予定乳切線の点墨
ジェリーと色素を混合した液と23 G針を用いて予定乳切線の点墨を行う（白矢印）．点墨位置は予定乳切線のやや内側である．予定乳切線（できればその外側）から可及的に穿刺点を減らすようにしてツメッセントを行う（黒矢印）．

④直視下大胸筋筋膜剥離

- ライト付き筋鈎を用いて直視下に広範な大胸筋筋膜剥離を行う．術者は椅子に座り大胸筋筋膜剥離面に目線を合わせることで，胸骨傍より1インチ外側までの広範な剥離が可能である（図4ⓐ）．

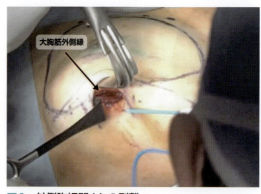

図3　外側胸切開よりの剥離
前胸筋膜露出，背側方向剥離，大小胸筋外側縁露出（矢印）を行う．大胸筋外側剥離は頭腹側点墨位置を越えるまで行う．

⑤直視下皮弁作成

- 同切開から1～2cmの範囲で，直視下に電気メスで皮弁作成をする．その後片手を皮膚面に置き，皮弁厚を触知しながら長メッツェンバウム剪刀で予定乳切線の少し手前まで均等な皮弁作成を行う（図4ⓑ）．

⑥直視下乳腺残存組織切離

- 点墨した乳切予定線上の乳腺残存組織を，ライト付き筋鈎を用いて乳頭レベルまで切離する（図4ⓒ）．

①～⑥までの操作でDa Vinci Xiドッキング前のpreparationは終了する．ペイシェントカート装着前（ドッキング前）に行う直視下操作が終了する．

4～4.5cmの外側胸単一切開によるⒷE-NSMでも，①～⑥の操作はほぼ同様である．

⑦ロボット支援下操作

ドッキング後，送気下にNSM完遂に必要な残存操作を行う．

- 胸骨傍近傍2.5cm以内の大胸筋膜剥離（図5ⓐ）と，乳房下溝線・鎖骨下の残存組織の切離を胸骨傍近傍まで行う（図5ⓑ）．
- 皮弁作成は直視下で乳頭レベルまでは終了しているので，乳房内側の皮下トンネル間の残存組織を切離する（図5ⓒ）．
- Point 大胸筋筋膜剥離・皮弁作成終了後に残存した間質組織が胸骨傍近傍にあり，組織を凝固しながら切離する．穿通枝が存在するため，十分な凝固操作が重要である．

以上でNSMは終了する（図5ⓓ）．検体取り出し前に，送気圧を低減し，皮弁や大胸筋面の止血を行う．

⑧検体取り出し

- 外側胸切開より検体を取り出し，再度止血，洗浄を行う．

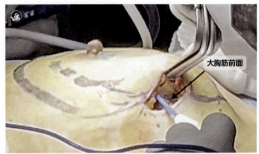
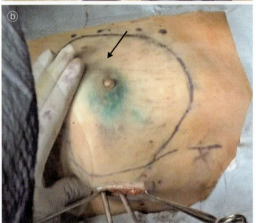
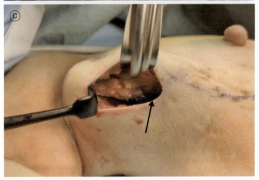

図4 組織剥離preparation直視下操作
大胸筋筋膜剥離→皮弁作成→両面間残存組織切離の順で行う．一連の操作時はラッププロテクター™（八光商事社）を用いるとよい．
ⓐ 直視下大胸筋筋膜剥離．ライト付き筋鈎で大胸筋筋膜の付着した乳腺を牽引し，筋膜剥離を進める．内側は胸骨傍2.5cmほど手前まで，頭側・尾側は着色部を越えるまで剥離する．Ⓑ内視鏡下乳頭温存乳房全切除術（E-NSM）では乳頭基部も切離するが，Ⓐロボット支援下乳頭温存乳房全切除術（R-NSM）では乳頭基部切離はロボット支援下で行う．
ⓑ 皮弁側をフックで牽引しながら，外側胸切開から長メッツェンバウム剪刀で皮弁作成を行う．均等な皮弁厚を保つため，左手でメッツェンバウム剪刀先端の皮弁厚を確認しながらやはり筋膜剥離と同等の範囲で皮弁作成を行う．
ⓒ 大胸筋筋膜面，皮弁面の剥離が胸骨傍2.5cm外側まで終了しているので，外側から乳頭レベルまでの点墨した頭尾側残存組織切離は直視下に容易に行える．

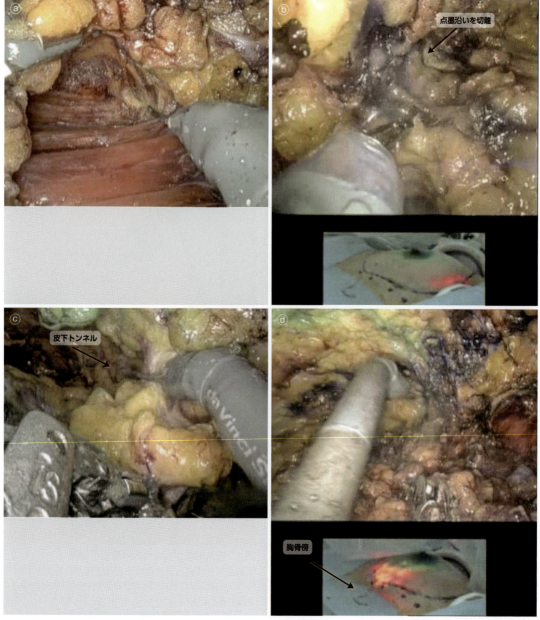

図5 ドッキング後ロボット支援下操作
ⓐ 残存した胸骨傍近傍 2.5 cm 以内の大胸筋膜剥離を行う.
ⓑ すでに終了している乳頭レベルから胸骨傍近傍まで乳房下溝線・鎖骨下の残存組織の切離を点墨に沿い凝固モードで行う.
ⓒ 乳房内側の皮下トンネル間の残存組織をカッティングモードで切離する. 皮弁熱傷に注意し皮膚との距離に留意する. 乳頭基部の切離は通電せず行う.
ⓓ ⓐⓑⓒ後に残存した胸骨傍間質組織を挟むように凝固しながら切離する.

⑨大小胸筋間インプラント留置

- 外側胸切開よりライト付き筋鈎を用いて直視下に前鋸筋浅層剥離と大小胸筋間にimplant留置スペースを作成(pectoral pocket)し, implantを留置する.

B E-NSM

A R-NSMに述べた①～⑥のpreparationの終了後，非気嚢下に内視鏡を用いて外側胸単一切開から残存組織切離を行い，NSMが施行できる．

①非気嚢下内視鏡下筋膜剥離

- vein retractorを用いて胸骨傍やや外側まで内視鏡下筋膜剥離を行う．剥離は電気メスで行う．あらかじめマーキングした胸骨傍内胸穿通枝までの剥離は避ける（図6ⓐ）．

②残存組織切離

- vein retractorを挿入し，乳腺組織をケリー鉗子などで牽引しながら，内視鏡下に残存組織切離を行う．穿通枝の凝固切離のためバイポーラシザーズ（PowerStar™）を用い，組織を挟み込むように切離する（図6ⓑ）．

術後管理・特徴的合併症

- 一般の人工物再建したNSMと同様に，人工物の偏移を予防する圧迫固定を行う．
- NAC壊死率低減のためアルプロスタジル アルファデクス（プロスタンディン®）軟膏塗布を行う．
- ロボット操作は気嚢下に行うので患者により皮下の握雪感を訴える場合がある．

本術式のポイントと総括

- 術者が椅子を用いた座位をとることで，外側側胸切開から頭側，尾側，内側方向への皮弁作成，大胸筋筋膜剥離，同剥離面間の残存組織切離は広範囲に行うことができる．内側の穿通枝近傍（胸骨傍）など直視下操作が及ばない部位を，ロボット支援下あるいは内視鏡下に切離することが手術時間の短縮，合併症の低減につながる（最後の1インチ，図6ⓒ）．

文献

1) 沢井清司ほか 編：鏡視下乳腺手術の実際．金原出版，2002
2) Toesca, A et al：Robotic nipple-sparing mastectomy for the treatment of breast cancer：feasibility and safety study. Breast 31：51-56, 2017

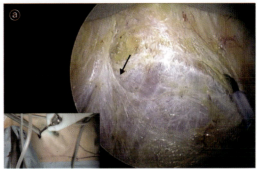
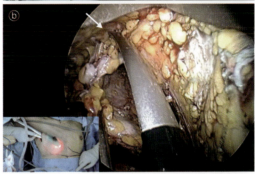
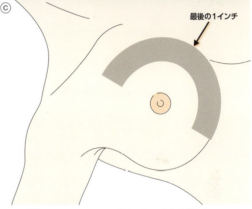

図6 B E-NSMにおける非気嚢下内視鏡操作
ⓐ 内視鏡下筋膜剥離．vein retractorを用い内視鏡下に電気メスで筋膜剥離を行う．あらかじめマーキングした胸骨傍内胸穿通枝までの剥離は避ける．癌根治に問題なければ乳房尾側の大胸筋筋膜は温存する（黒矢印）．
ⓑ 残存組織切離．vein retractor視野下に，バイポーラシザーズ（PowerStar™）で残存組織切離を行う．穿通枝の凝固切離のため組織を挟み込んで切離するのがポイントである（白矢印）．
ⓒ 外側胸単一切開からのA R-NSM，B E-NSMで重要な部位は最後の1インチである．確実にロボット支援下，あるいは内視鏡下での組織切離を行う．

IV
手術編

再建方法

Ⅳ. 手術編　再建方法
1. 人工物

[1] expander-implant

白石知大 ● 杏林大学医学部形成外科

大胸筋下にexpanderを挿入する手術を行い，外来で皮膚を拡張したあとにexpanderを抜去してimplantを挿入する手術を行う2段階の手術であり，乳房全切除術と同時にexpanderを挿入する一次二期再建と乳癌の切除から時間をおいてexpanderを挿入する二次二期再建とがある．

適応基準と除外基準

- **適応基準**：異物を被覆するための大胸筋もしくはその他の組織の厚みが十分に残っていること．
- **除外基準**：手術・放射線照射などにより皮膚軟部組織の菲薄化・瘢痕化がみられる症例．

手術説明のポイント

術後合併症として，以下のことを説明する．
- 拡張に限界があること．
- implantは永久的な埋入を目的とした製品ではないこと．
- 感染・被膜拘縮・位置異常を生じる可能性があること．
- 定期的な経過観察が必要であること．
- 乳頭温存乳房全切除術(NSM)の場合には乳頭の偏位が生じやすいこと．
- implantの種類に応じた乳房インプラント関連未分化大細胞型リンパ腫(BIA-ALCL)の発生リスク．

手術の実際

expander挿入

①デザイン(図1)

- 術前に立位で胸部の正中線，両側乳房下溝線(IMF)，両側IMF最下端の位置を結んだ直線をデザインしておく．仰臥位では，この直線は曲線になりやすい．**Point** 大切なのは皮膚のデザインの位置ではなく，胸壁に対してどの位置に挿入すべきかなので，座位にして確認したり，健側乳房を手で尾側に押し下げて健側のIMF下端の位置を確認したりして，それに相当する位置に挿入すること．

②大胸筋下の剥離

- 大胸筋外側縁から内側に向かい大胸筋下の剥離を進める．内側では内胸動静脈の穿通枝があるので気をつける．

③尾側と外側の剥離

- 乳房は大胸筋の尾側端よりも尾側まで存在するため，expanderの尾側・外側は大胸筋から外れた領域に留置される．これに対してさまざまな被覆方法がある．
  ・被覆しない
  ・人工物で被覆する(吸収性メッシュなど)
  ・筋肉・筋膜などで被覆する
- 被覆しない利点はexpanderの拡張が容易になりやすいこと，被覆しない欠点は乳房切除の腔と連続するため感染のリスクが高まる可能性が考えられる．
- 筆者は可能な範囲で周囲組織で被覆するようにしているので，それについて述べる(図2)．

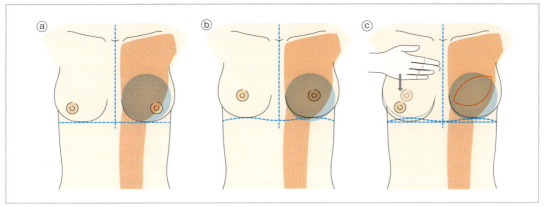

図1　expander 挿入のデザイン
ⓐ 立位．立位で対側と同じ高さに TE を挿入したイメージ．
ⓑ 仰臥位．仰臥位で正しい挿入位置は皮膚のデザインとは異なる．
ⓒ 乳房全切除後．術中座位をとるか，健側を手で引き下げて位置を確認する．

④expander の挿入，ポケットの閉鎖と閉創

- expander の挿入位置：空気を底面の形がわかるように完全に抜いておくと挿入位置を確認しやすいので，その状態で挿入しタブを数ヵ所糸で固定する．この際，吸収糸か非吸収糸かという点よりも，糸をかける組織の強度を意識して縫合固定する．肋間筋の膜は比較的強固で，肋（軟）骨に糸をかけるよりは痛みが少ないことが多い．前鋸筋や外腹斜筋の筋体は組織の強度が弱いと考えられる．
- 大胸筋と周囲組織を用いて expander を被覆し，皮膚を縫合する．この際，明らかに創縁が損傷している場合はトリミングも考慮する．
- 陰圧ドレーンを大胸筋下と皮下に挿入して閉創する．
- 陰圧ドレーンをかける前に，側胸部では皮膚が外側に流れやすいので皮膚を前方に戻してからドレーンに陰圧をかけて皮膚の位置を固定する．同様に仰臥位・上肢外転位では皮膚が頭側に移動しやすいので，皮膚を尾側に牽引してドレーンに陰圧をかけて固定して，皮膚拡張時に尾側の皮膚の緊張が高くならないようにするとよい．

implant 挿入

①デザイン（図3）

1）どこまで拡張するか

- 皮膚の拡張は注入量ではなく必要な皮膚の長さをもとに考える．腹部の皮膚を引き上げて乳房再建に利用しない．
  - 縦の長さ A≧B を目指す：expander が尾側にある場合は尾側にずれた長さ（緑線）の分は腹部に戻す皮膚なので A の長さから引く．
  - 横の長さも十分に確保されていることを確認する．

2）IMF ラインの決定

- IMF のラインは対側を参考に，特に内側が左右対称となるように長さを測りデザインする．expander で拡張されている場合はわずかに向きが変わったり縮んだりする可能性も考慮する．

②被膜の切除

- 被膜の切除についてもその必要性はさまざまな考え方がある．筆者は被膜は切除した方が皮膚の進展性が得られやすいと考え，アナトミカル型の implant を用いる場合は被膜の前面をすべて切除し，スムース型の implant を用いる場合は，頭側の膨らみを低減し，尾側の膨らみを得やすくするために，被膜は尾側のみすべて切除

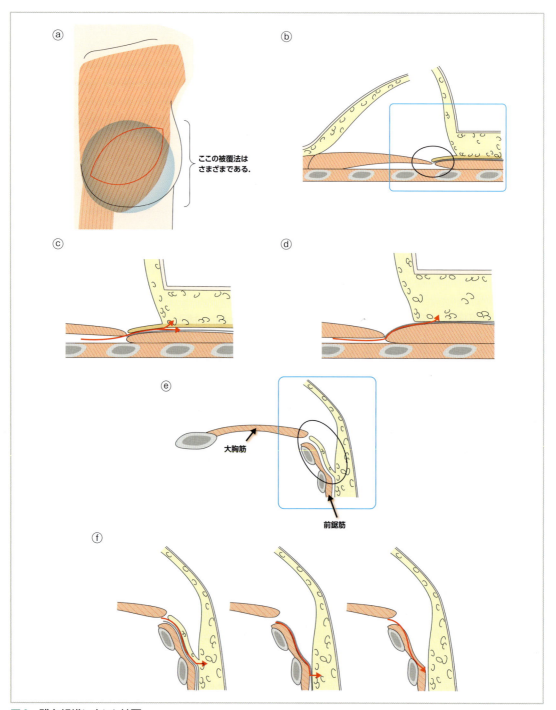

図2 残存組織に応じた被覆
筋肉・筋膜などで被覆する場合に何を用いるかは，切除で残された組織量により異なる．
ⓐ 被覆部分．
ⓑ 大胸筋尾側端と前鞘上の組織の連続性に注目．
ⓒ 前鞘上の組織が残存する場合は前鞘上でポケットを作成するとポケットの拡張性がよい．
ⓓ 前鞘上の組織がない場合は前鞘下を進み，尾側で前鞘に割を入れてポケットの拡張性を獲得する．
ⓔ 前鋸筋上の組織量に注目．
ⓕ 残存組織量により，前鋸筋筋膜上，筋膜下を選択する．外側で筋膜などに割を入れてポケットの拡張性を得る．前鋸筋上に組織がない場合は，expanderを完全に被覆するために刃分層の前鋸筋で必要だが，皮下組織の厚みなどを考慮して覆わないこともある．

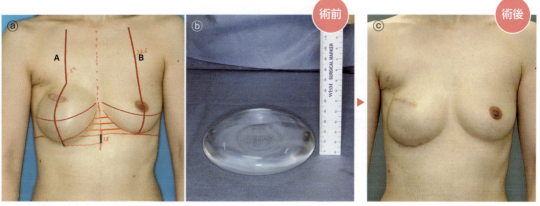

図3　症例写真（スムース型インプラント挿入）
ⓐ implant挿入術前のマーキング．
ⓑ 使用したimplant：Natrelle Inspira®シリーズ TruForm®1 M210（Allergan Aesthetics社）．
ⓒ implant挿入後1年．

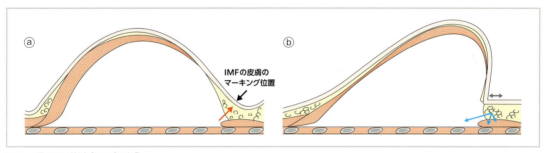

図4　乳房下溝線（IMF）形成
ⓐ ポケットの内側から割を入れて皮膚が折れ曲がるようにする．
ⓑ 割を入れた部分より尾側の組織を固定する位置を調整してIMFが形成される位置を決定する．

している．

③内側・外側・頭側の剥離

- 拡張した皮膚を新しい形に適応するように可動性を得るためには周囲を剥離する必要がある．アナトミカル型のimplantを用いる場合は，内側の大胸筋の切離，頭側の大胸筋下の剥離，外側の前鋸筋上の剥離を行い，最大限皮膚の可動性を得るようにするが，スムース型のimplantを用いる場合は，implantの偏位が起きないよう，広くなったポケットを再閉鎖する必要があるため，剥離は必要に応じて行うようにしている．

④IMF形成（図4）

- IMFのデザインが術前のデザインで誤りがないことを確認し，IMFに相当する部分の皮下組織に裏側から割を入れて皮膚がその部位で自然に折れ曲がるようにする．
- 割を入れた部位よりも尾側の皮下組織（浅筋膜）を胸壁に固定する．固定した部分が癒着しやすいように，固定位置より尾側部分に存在する被膜は底面側も切除しておく．

⑤ポケットの閉鎖

- 特にスムース型のimplant挿入後に内側・外側にimplantがずれるスペースがあるときにはそのスペースにあたる部分の被膜を切除して，そのスペースを縫合閉鎖する．

⑥閉創（図5）

- 陰圧ドレーンを挿入し，大胸筋・皮膚の層をそ

れぞれ縫合して創を閉鎖する.
- 手術終了後に座位を確認し,皮膚・implantの位置を確認してドレーンに陰圧をかける.⑤やIMFなどimplantが移動して欲しくない部分(癒着させたい部分)はテーピングをしている.
- また,スムース型のimplantを使用した場合は上胸部に圧迫のテーピングを行う.

術後管理・特徴的合併症

①術後管理

- 術後の圧迫・バストバンド管理・テーピングなどによる管理が行われているが,症例や状況により正解は変わる可能性がある.それぞれの目的をよく理解して行う.
- 完全に仰臥位では皮膚とimplantの相対的位置が立位とは大きく変わるため,筆者はimplant挿入術後の入院中(約1週間)はベッドアップ15°以上をキープしている.

②特徴的合併症[1]

- expander挿入による合併症:感染(約3%),血腫・出血・漿液腫(約2%),創縁壊死(約4%).
- implant挿入による合併症:感染(約1%),血腫・出血・漿液腫(約1%).
- 感染が生じた場合には,多くは挿入物を抜去しなければならないことが多い.洗浄・抗菌薬投与で救済できた場合も被膜拘縮のリスクが残る.

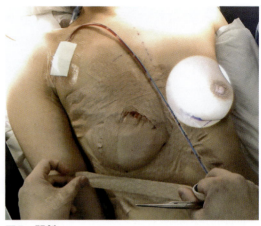

図5 閉創

本術式のポイントと総括

- 国内で乳房インプラント(BI)が保険適用されて10年を超えるが,その間使用できるimplant,expanderの製品も変化しており,本当の意味での正解は未解明の部分も多い.
- 現時点で得られる情報,形成外科的思考で予測されることを最大限生かして適切な方法を考えるしかない部分もある.

文献

1) 日本乳房オンコプラスティックサージャリー学会:乳房再建用エキスパンダー/インプラント年次報告と合併症について. http://jopbs.umin.jp/medical/guideline/jutsugogappei_chui.html(2024年9月閲覧)

Ⅳ. 手術編　再建方法
1. 人工物

Column
implantの使い分け

寺尾保信 ●がん・感染症センター都立駒込病院形成再建外科

　現在使用できる乳房インプラント（BI）は，乳房インプラント関連未分化大細胞型リンパ腫（BIA-ALCL）の発生リスクが非常に低いとされるスムース型BI（滑らかな表面）あるいはマイクロテクスチャードBI（きめが細かい凹凸がある表面）である．ここでは，スムース型およびスムース型と同等に分類されるラウンド型BI（Allergan Aesthetics社 Natrelle Inspira®シリーズおよびEstablishment Labs社 Motiva®シリーズ）とテクスチャードアナトミカル型BI（Tiger Aesthetics Medical社 Sientra® Curve™シリーズ）の使い分けに関して述べる．両者の選択で留意することは，①表面構造の違いによる被膜拘縮やBIA-ALCLなどの合併症，②形態の違いによる整容性，③サイズと柔らかさの違いの3点である．

被膜拘縮とBIA-ALCLに関して

　表面構造に関しては，2013年の人工物再建保険収載の際にはテクスチャードの被膜拘縮の予防効果が盛んに謳われていたが，現在のマイクロテクスチャードとスムース型の比較においては，テクスチャードの被膜拘縮の予防効果を支持する論文と支持しない論文がある[1-3]．これらの報告には，ヒト無細胞化真皮基準acellular dermal matrix（ADM）の使用や豊胸データの混在などがあり，日本人の再建症例にどの程度当てはまるかは不明である．しかしいずれの論文にも共通しているのは，被膜拘縮の原因は表面構造のみでなく，挿入する層（大胸筋下で発生率低下），血腫，漿液腫，残存皮膚の厚さなども影響するということで

ある．筆者のスムース型BIの経験は5年に満たないが，これらに注意して手術を行うことで，被膜拘縮の発生はテクスチャードBIと同等の印象である．BIA-ALCLに関しては両者とも非常に低率であるとされるが，スムース型BIの方がより安全と言える．

形態に関して

　片側再建でマウンド頭側が萎縮している乳房などではテクスチャードアナトミカル型BIの方が対称性を得やすい（図1）．両側再建例やマウンド頭側にvolumeがある症例ではラウンド型BIでも対称性が得られる（図2）．ラウンド型BIは立位でアナトミカル形状となることが期待できるが，この効果は柔らかいBIで突出projectionが大きい方が得られやすい．しかし，乳房の形態はBIによってのみ決定するものではなく，乳房下溝の再建などアナトミカルな形状を再建する工夫も重要となる（図3）．

サイズと柔らかさに関して

　テクスチャードアナトミカル型BIは小さいサイズの展開が限られ（projection 2.8 cm以上），やや硬い特徴がある．ラウンド型BIは硬さにバリエーションがあり，柔らかいBIの選択も可能である．柔らかいラウンド型BIはアナトミカルな形態に再建しやすく触感も優れているが，被膜拘縮や波打ちripplingの合併症が危惧されるため，残存皮下組織が薄い症例には注意が必要である．

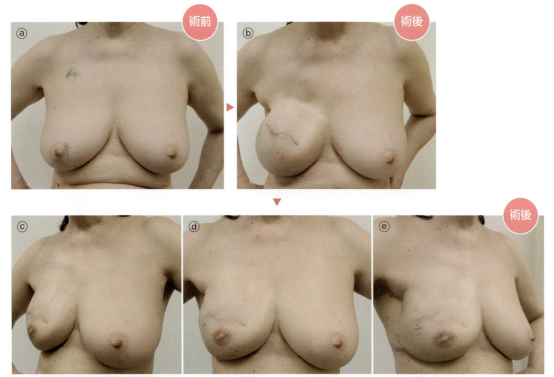

図1　症例写真（60歳代，右乳癌）
ⓐ 術前（皮膚温存乳房全切除術（SSM）），ⓑ Natrelle® 133 S MX13 450 mL（Allergan Aesthetics 社），ⓒ〜ⓔ Sientra Curve™ ブレスト・インプラント CBASE 450MP（Tiger Aesthetics Medical 社）に交換および乳頭乳輪再建，術後2年．

患者の希望に関して

　以上の点に留意してBIの種類を選択するが，最も重要なのは患者の希望である．整容的にテクスチャードアナトミカル型BIが適している患者であっても，BIA-ALCLに関してより安全なスムース型BIを希望する場合は，ラウンド型BIで対称性を得ることが求められる．形態の特徴，合併症の可能性，BIA-ALCLに関する正しい情報などを提示し，患者の希望に沿った再建を行うことが重要である．

文献

1) Spear, SL et al：Natrelle round silicone breast implants：core study results at 10 years. Plast Reconstr Surg 133：1354-1361, 2014
2) Calobrace, MB et al：Risk factor analysis for capsular contracture：a 10-year sientra study using round, smooth, and textured implants for breast augmentation. Plast Reconstr Surg 141：20s-28s, 2018
3) Unger, JG et al：Tradeoffs in implant selection for reconstructive surgery and adjuncts utilized to maximize aesthetic outcomes. Plast Reconstr Surg 144：51s-59s, 2019

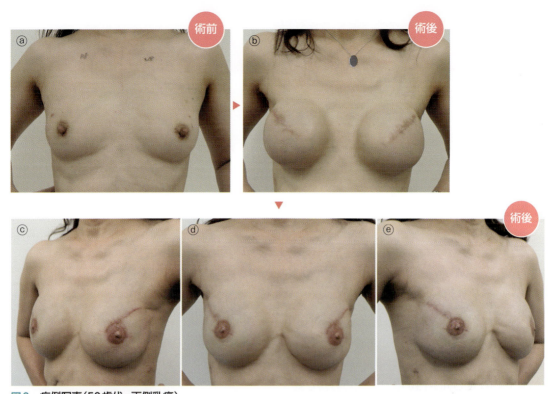

図2 症例写真（50歳代，両側乳癌）
ⓐ 術前（両側乳房全切除術），ⓑ Natrelle® 133 S MV11 280 mL（Allergan Aesthetics社），ⓒ〜ⓔ Natrelle Inspira®シリーズ TruForm®2 M275（Allergan Aesthetics社）に交換および乳頭乳輪再建，術後2年．

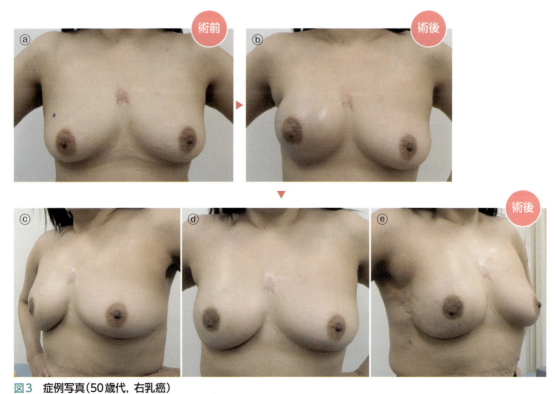

図3 症例写真（50歳代，右乳癌）
ⓐ 術前（乳頭温存乳房全切除術〔NSM〕），ⓑ Natrelle® 133 S MX13 420 mL（Allergan Aesthetics社），ⓒ〜ⓔ Motivaブレスト・インプラント エルゴノミクス™ DEMI 425に交換，術後2年．

Ⅳ. 手術編　再建方法
1. 人工物

Column
無細胞真皮マトリックス代替材料

関堂　充 ● 筑波大学医学医療系形成外科

人工物による乳房再建

　組織拡張器 (TE)，乳房インプラント (BI) は2013年の保険収載以来一時期は年間6,000例を超えるまでになった．2019年の乳房インプラント関連未分化大細胞型リンパ腫 (BIA-ALCL) によるリコールやCOVID-19の蔓延による影響で激減したが，2023年にはTEが4,748件／年，BIが4,303件／年と回復を見せている[1]．使用方法としてはTE，BIを大胸筋下の層に挿入することが日本乳房オンコプラスティックサージャリー学 (JOPBS) 会のガイドラインで定められている[2]．大胸筋下に挿入した場合，TE，BIが外側で皮下に直接触れるのを防ぐため外側の被覆に前鋸筋筋膜脂肪弁または分層前鋸筋弁を用いて人工物を完全に被覆するmuscular pocket法が一般的である[3]．しかし，大胸筋外側の組織を挙上する際に出血や術後の疼痛，神経損傷など合併症などを引き起こす可能性も大きい．また大胸筋下のスペースが切除前の乳房の容量より小さく，筋膜などの緊張のため，拡張に時間がかかるという問題がある．

乳房再建における無細胞真皮マトリックス

　無細胞真皮マトリックスacellular dermal matrix (ADM) は屍体皮膚より表皮を含めた皮膚の細胞成分を除去し，真皮成分のみにする方法として1990年代に開発されたものである．当初は熱傷，組織の被覆や組織増大などに使用されていた．2005年にはBreuingらがBIを用いた乳房一

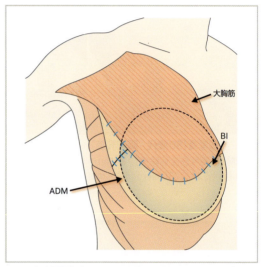

図1　無細胞真皮マトリックス (ADM) を用いた乳房インプラント (BI) の被覆

期再建にて大胸筋を切離し，大胸筋裏面のスペースを広げるためにADMを大胸筋尾側断端‑胸壁に縫合し (図1)，BIの頭側偏位の予防，十分な拡張スペースを作成する方法を報告している[4]．ADMはヒト由来，ウシ由来，ブタ由来が報告されているが，ヒト由来のものが最も多く使用されている．組織学的には再上皮化，線維芽細胞の侵入を誘導し，吸収され，組織再生の生物学的足場となるとされている．

　製品としてはAlloDerm™, NeoForm, DermaMatrix™, FlexHD®, SurgiMend®, Veritas®, SureDerm®, Oracell®, PerioDerm®, Puros® Dermis, Allopatch HD®, BellaDerm®, Allomax™, DermACELL®, など多く

のものが報告されており，欧米ではADMを用いたBIによる再建は一般的な方法となっている．また，近年ではADMでBIを被覆して大胸筋上に留置し再建する方法も報告されている．

しかし，米国食品医薬品局（FDA）では人工物を用いた乳房再建にADMを使用することは推奨しておらず，米国においてもoff-label（適応外使用）となっている．また2012～2019年の米国における全国データを用いたTEにおける術後30日目までのコホートスタディで，手術部位感染率・再手術率がADM使用群において非使用群よりも有意に高かったと報告されている[5]．

本邦では，ADMはヒトの屍体から採取して加工した製品ということで認可されていない．

またコストが，サイズによるが3,000ドル以上と高価であることも問題となっている．

現在，歯科の分野では歯肉再生にADMが個人輸入のもとで使用されているケースも報告されている．

乳房再建における人工シート

2005年には人工物をADMと同様に用いた非吸収性のMersilene meshの例が報告されている．人工物はほかにも非吸収性TiLOOP® Bra（チタンコートされたポリプロピレンメッシュ），吸収性のTIGR®matrix，DuraSorb®（ポリジオキサンメッシュ）なども報告されており，使用方法は前述のADMと同様である．

本邦で乳房用TE，BIに使用されている人工物はグリコール酸/乳酸ポリエステルからなる吸収性のバイクリル®メッシュ（ジョンソン・エンド・ジョンソン社）[6]やポリグリコール酸polyglycolic acid（PGA）からなる不織布のネオベール®シート（グンゼメディカル社）[7]などが報告されている．バイクリル®メッシュは2週目に80%の高張力を保持し，60～90日で吸収される．ネオベール®シートは加水分解され3週では引張強度が20%となり15週で吸収される．繊維間に周辺組織が浸潤し，生体反応により分解される過程で生体組織が再生されるとされている．上記のシートは手術中における縫合部・欠損部の補強，空気漏れの防止に適用され，肺切除後や膵切除後の補強などにも使用されており，コストは10×10 cmで2万円程度とADMに比較して非常に安価で保険償還可能である．ADMの代替物として使用され，海外では大胸筋上にTE・BIを留置する場合の被覆に用いた例も報告されている．

本邦での報告はまだ少ないが，今後増加していく分野と考えられる．また米国でもADMと人工物のメッシュを用いたBIによる再建の比較検討が予定されており，今後の結果が待たれる．

文献

1) 日本乳房オンコプラスティックサージャリー学会：2023年度乳房再建用エキスパンダー／インプラント年次報告と合併症について．http://jopbs.umin.jp/medical/guideline/docs/gappeisho2023.pdf（2024年7月閲覧）
2) 日本乳房オンコプラスティックサージャリー学会：乳癌，乳腺腫瘍およびリスク低減乳房切除術後の乳房再建を目的としたゲル充填人工乳房および皮膚拡張器に関する使用要件基準．http://jopbs.umin.jp/medical/guideline/docs/guideline_202304.pdf（2024年12月閲覧）
3) 前田拓摩ほか：乳癌切除後の一次再建における安全なティッシュエキスパンダー挿入法の検討—muscular pocket法．形成外科 54：1147-1154, 2011
4) Breuing, KH et al：Immediate bilateral breast reconstruction with implants and inferolateral AlloDerm slings. Ann Plast Surg 55：232-239, 2005
5) Luo, J et al：A nationwide analysis evaluating the safety of using acellular dermal matrix with tissue expander-based breast reconstruction. Arch Plast Surg 49：716-723, 2022
6) Hashimoto, Y et al：Breast reconstruction with absorbable mesh sling：dynamic infrared thermography of skin envelope. Grand Surg 6：73-81, 2017
7) Watanabe, S et al：The new bioabsorbable sheet for the sling method in immediate breast reconstruction with expander-implant：a study protocol for interventional prospective study. Nagoya J Med Sci 82：39-45, 2020

Ⅳ. 手術編　再建方法
1. 人工物

[2] direct implant

奥村誠子 ● 愛知県がんセンター形成外科部

人工物による乳房再建の主流は組織拡張器（TE）を用いた二期再建であるが，条件が整っていれば，一度で乳房インプラント（BI）を挿入し，一次一期で再建を行うことが可能である．手術に際しては，十分な軟部組織の剥離と，1度でサイズ，位置を合わせる必要がある．筆者の経験を基に概説する．

適応基準と除外基準

- **適応基準**：保険適用で行うためには乳房オンコプラスティックサージャリー学会（JOPBS）の定める使用要件基準に従う必要がある．
- 乳癌の場合，術前診断において原則としてstageⅡ以下で皮膚浸潤，大胸筋浸潤や高度のリンパ節転移を認めない症例．
- 乳腺腫瘍で乳房切除が必要な症例．遺伝性乳癌卵巣癌症候群に対するリスク低減手術として片側乳癌発症患者への対側乳房のリスク低減乳房切除術，もしくは卵巣癌発症患者で両側乳房のリスク低減乳房切除を希望する症例．
- 切除術式においては大胸筋が温存され，皮膚欠損が生じない乳頭乳輪温存乳房切除術である症例．（註：乳頭壊死などの合併症の増加が報告されているので，合併症に注意して施行すべきである）
- **除外基準**：
- 活動性の感染のある症例．
- 局所に腫瘍の遺残を認める症例．
- 妊娠中あるいは授乳中の症例．
- 局所の血行不全や薬剤の影響，その他創傷治癒が阻害される状態をもつ症例．
- 精神疾患などで不適当と判断される症例．
- その他担当医が不適当と判断した症例．

手術説明のポイント

- 安全に施行するためには，一次一期でBIを挿入できるかどうかの判断は手術中となる．乳房全切除術（乳切）後の胸部皮膚の血行状況や残存軟部組織の状態が良好で，大胸筋下に作成したスペースに，BIを挿入してもつぶれずに形状を保てることが条件である．
- 条件がクリアできない場合は安全性の担保のためと，組織の拡張の必要性のため，TE挿入とするべきである．
- サイズと位置がずれてしまう可能性はある．その場合での修正を行ったとしても手術回数は二期再建と同回数であるため不利益とはならないと考える．

手術の実際

①切除野の確認（図1）

- **Point** 乳切後に，大胸筋尾側の状態（大胸筋尾側の筋膜が残っているか），前鋸筋筋膜の状態（筋膜が残っているか），胸部皮膚の血流を確認する．
- 胸部皮膚の血流状態はインドシアニングリーン（ICG）蛍光造影が有用である．

②デザイン

- 挿入想定のBIの乳房幅width（W）と乳房高さ

height (H) より1cm程度大きく挿入予定位置をマーキングする（図2ⓐ）.
- 大胸筋の外側縁が同定されるので，大胸筋と前鋸筋筋膜の間の切開の上端はマーキングのラインの上端まで，下方は小胸筋の起始部ぐらいまでとしている（図2ⓑ）.

③挿入ポケット作成

- 大胸筋下を剥離していく．上方はマーキングのラインより上方は剥離しない．
- 下方は大胸筋の起始部をすべて切離していく（図3ⓐ）．尾側部分の筋膜が温存されていれば，起始部を切離していくと，内側は腹直筋前鞘上，外側は外腹斜筋筋膜上に入る（図3ⓑ）.
- 尾側の筋体が切離されたら，前鋸筋筋膜を筋膜弁として挙上する（前鋸筋筋膜が温存されていない場合は前鋸筋分層皮弁とする）.
- 下方は，先に作成したポケットと連続させる．
- 乳切の切除野がポケット側から越えていることを確認する.
- **Point** 乳房下溝線（IMF）の位置でポケットの上側に含まれる perifascial areolar tissue（PAT）を内側から外側まで切離する（図3ⓒ）．脂肪組織は浅筋膜の層まで切開を加えると，尾側の組織が伸展し，突出 projection（P）をしっかり出すことができる（図3ⓓ, 4）.

④サイザー挿入

- 十分に洗浄し，止血を確認し，ドレーンを挿入する．
- 術前に計測したWとHとP，切除野のW，乳腺切除量より，最適と考えるサイザーを選択する．
- サイザーを挿入し，仮固定して，座位にて確認する．
- WとHの過不足はどうか，つぶされることなくPが出ているかを確認する．
- Pがつぶされているようであれば，IMF切開部分にまだ固い組織が介在していないか確認し，切開を追加し，つぶれずにサイザーが入るようにする（図5）.

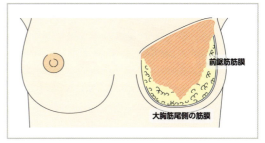

図1　切除野の確認

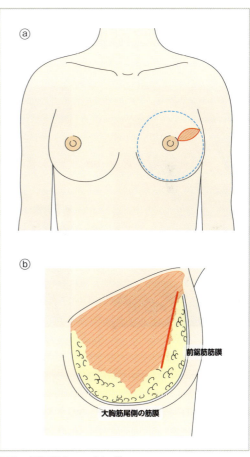

図2　挿入部のマーキング
ⓐ 挿入想定の乳房インプラント（BI）の乳房幅（W）と乳房高さ（H）より1cm程度大きく挿入予定位置をマーク（水色）.
ⓑ 赤線：大胸筋と前鋸筋筋膜の切開部位，上端：マーキングの上端，下端：小胸筋の起始部付近．

⑤BI挿入

- サイザーから最適なBIサイズを決定する.
- BI挿入後にも仮固定し，座位にて最終の位置を調整し，確定する.

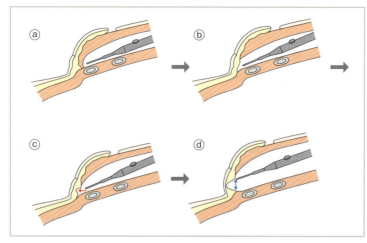

図3 尾側の切開
ⓐ 大胸筋起始部ををを剥離.
ⓑ 大胸筋尾側が切離されるとポケットは腹直筋前鞘・外腹斜筋筋膜上にできる.
ⓒ ポケットの天蓋側にperifascial areolar tissue(PAT)があり,これが固く伸展しないので切開する.
ⓓ 脂肪組織の浅筋膜の層まで切離すると組織が伸展する.

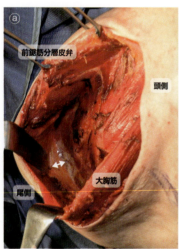
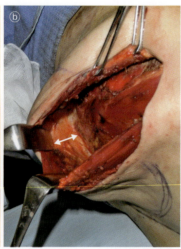

図4 尾側の伸展
ⓐ 伸展前.前鋸筋筋膜弁の場合もあり.
ⓑ 伸展後.硬い膜様組織を切開(白矢印部分).

術後管理(図6, 7)

- 術後3～4日目までチュービコット®にて圧迫固定している.
- ドレーンは排液が30 mL以下になるか,術後2週間まで留置する.
- 4日目以降はバストバンドにて固定し,退院間近よりワイヤーなしブラジャーとバストバンド着用としている.
- 再建乳房のIMFが対側よりも下方であれば,肩紐をきつめにし,マイルドに矯正をかけて調整していく.

本術式のポイントと総括

- 一次一期BI再建を安全に行うためには,乳腺外科医の切除がきわめて重要となる.
- 大胸筋尾側の組織,前鋸筋筋膜,胸部皮膚の血流が担保されていることを十分に確認することが重要である.
- 尾側の伸展が不十分であると,Pがつぶされ,形態が悪くなるうえに上方偏位の原因となるので,柔らかく伸展するまで切開することがポイントである.
- 近年,海外では大胸筋上にBIを留置する方法が数多く報告されている.本邦においてはガイドライン上大胸筋下留置であるが,安全性や整容性を含めて,今後の動向を見守る必要がある.

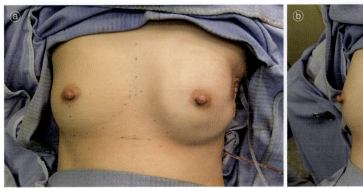
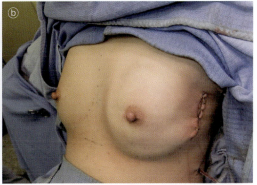

図5 サイザーの挿入
座位にて，乳房幅（W）が合っているか（ⓐ），乳房高さ（H）が厚くなっていないか，突出（P）がつぶされずに再現できているか（ⓑ）を確認する．

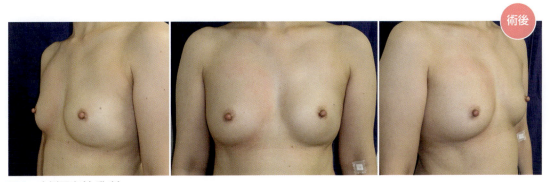

図6 症例写真（左乳癌）
挿入BI：Natrelle®410 FM 205 mL（Allergan Aesthetics社），サイズ：W 10.5 cm，H 11.5 cm，P 3.8 cm．術後5年．

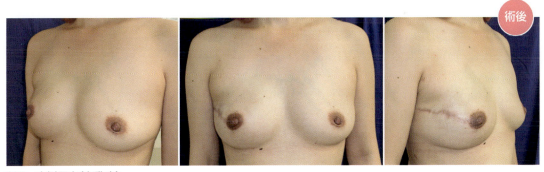

図7 症例写真（右乳癌）
挿入BI：Sientraブレスト・インプラント HSC＋Round Moderate 360 mL（Tiger Aesthetics Medical社），サイズ：W 12.5 cm，H 12.5 cm，P 5.1 cm．術後6ヵ月．

参考文献

1) Okumura, S et al：Immediate one-stage implant-based breast reconstruction without the use of acellular dermal matrix in Japanese breast cancer patients. Breast Cancer 27：759-776, 2020

Ⅳ. 手術編　再建方法
2. 皮弁

[1] pedicled TRAM flap

森　弘樹 ●東京科学大学形成・再建外科学分野

本術式は1982年にHartrampf[1]によって報告され，上腹壁動静脈から深下腹壁動静脈への連結血管choke vesselを利用し，腹直筋を「血流のcarrier」として用いて下腹部の組織で再建する方法である．遊離TRAM flapや深下腹壁動脈穿通枝皮弁(DIEP flap)に置き換わりつつあるが，2022年の米国でDIEP flapの1/20程度，本邦でも一定数が施行されており，筆者らの経験を基に概説する．

適応基準と除外基準

- **適応基準**：大きめの乳房，あるいは下垂を伴う乳房．
- **除外基準**：上腹壁血管が使用できない．下腹部に十分な脂肪がない，もしくは下腹部瘢痕を望まない．

手術説明のポイント

術後合併症として，以下が起こりうることを説明する．
- 血流不全による部分壊死・脂肪融解・脂肪硬化
- 腹直筋採取・前鞘採取による筋力低下・腹壁瘢痕ヘルニア・腹壁弛緩
- 上腹部正中付近の知覚鈍麻．
- 血腫，漿液腫．

手術の実際

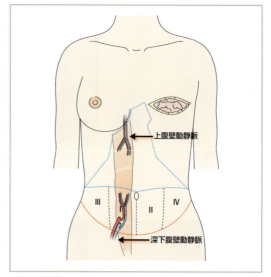

図1　デザイン
青線の範囲を剥離．

①デザイン（図1，2）

- 患側と反対側の腹直筋を用いることが多いが，同側茎の方が静脈還流圧が低いとする報告もある．
- 虫垂炎瘢痕が高い位置にある場合は対側腹直筋の使用を考慮する．
- zone Ⅱよりはzone Ⅲを信用する．臍上のzone Ⅱを使用する場合，臍上のzone Ⅰの穿通枝を皮島に含め，なければzone Ⅱは臍下のみ使用する．

②皮島剥離（図2，3）

- 臍をくり抜き，上縁から斜めに切り込み，脂肪を多めに入れ前鞘に至る．その後，季肋部に向けて肋骨弓を越えない範囲で前鞘上を剥離する．
- 頭側皮膚を引き下げ，皮弁下縁まで届くことを確認する．もし予定線まで届かない場合には下縁線を再設定する（図2）．

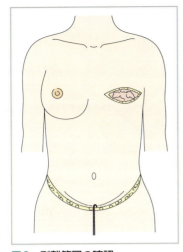

図2　剥離範囲の確認
上縁の皮膚を引き下げ，皮弁下縁まで届くことを確認．

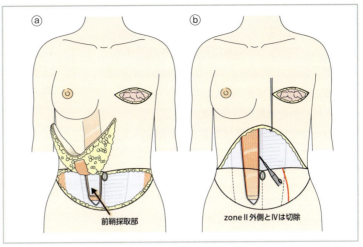

図3　前鞘切開・腹直筋剥離
ⓐ 弓状線付近で深下腹壁動静脈，腹直筋を切開する．
ⓑ 臍上は連結血管 choke vessel 温存のため全幅を含める．

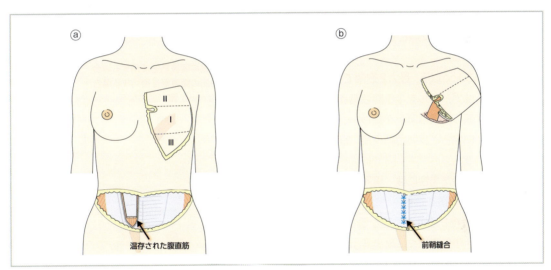

図4　皮弁移動・閉創
ⓐ 筋の折り返しは十分に余裕をつくる．
ⓑ 前鞘の縫合は単結節に，臍下には plication も加える．

- 下縁は垂直に切り込む．外側から外腹斜筋膜上で内側・外側列の穿通枝が見えるまで皮島を挙上する．

③前鞘切開・腹直筋剥離（図3）

- 前鞘を切開し，弓状線付近で深下腹壁動静脈，腹直筋を切離する．
- 皮島に付ける前鞘幅は2〜3 cmとなる．
- 上腹部では前鞘を切開し腹直筋を剥離する．
- 臍下では腹直筋外側2 cm程度を温存できるが，臍上はchoke vessel温存のため全幅を含める．

④皮弁移動・閉創（図4，5）

- 筋体を裏面から確認すると季肋部付近で上腹壁動静脈が確認できる．
- Point 筋の折り返し部には上腹壁動静脈が含まれるため，この部位の緊張や圧迫は血流不全を引き起こす．折り返した筋肉にやや余裕がある

程度が望ましい.
- 同側茎では距離が近くなるが，筋肉が重なる形になるため季肋部での筋肉の圧迫具合を確認する.
- 前鞘の縫合は単結節に臍下にはplicationも加える．メッシュは用いない.
- 仰臥位で新たな臍位置を決める.
- ドレーンを2本入れて浅筋膜・皮膚を縫合する.

⑤マウンド形成（図6）

- 詳細は【Ⅳ-2-[2] DIEP flap】に譲るが，DIEP flapと比べると皮弁の自由度が少ない.
- 乳房皮弁下に挿入される部分は脱上皮化するが，真皮下血管網をできるだけ含める.
- zone ⅡではScarpa筋膜下の脂肪を切除する.

術後管理・特徴的合併症（図7, 8）

- 1～2日はベッド上安静とし，膝を曲げて創の緊張を和らげる.
- ドレーンは30 cc以下，最大2週間で抜去する.
- 腹帯もしくはガードルを半年間装着する.
- 血腫と血管茎の異常は緊急を要し，ドレーン量が極端に多い場合と皮弁色調不良は静脈還流不全を示す.
- 部分壊死が生じた場合には，境界が明確になる10日目以降で処置を行う.
- 脂肪融解は術後2週以上してから症状が出る．脂肪硬化は年単位で徐々に縮小するが，大きなものは完全には吸収されない.
- 腹壁瘢痕ヘルニアは5％に生じた.

本術式のポイントと総括

筆者は2008年から腹部皮弁をDIEP flapに変更したため，本項では2005～2007年の自身の最終術式を示した．昔，経験豊富な医師から「有茎TRAMできれいな乳房をつくるには20例かかる」と言われたが，合併症率についてはその通りとなった．40例の少ない経験から本術式のポイントをまとめると，

- zone Ⅱよりはzone Ⅲを信用する
- zone Ⅱの浅下腹壁静脈より外側を切除する
- zone ⅡではScarpa筋膜下の脂肪を切除する

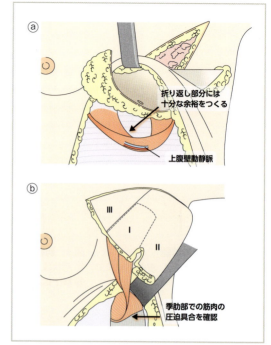

図5　皮弁
ⓐ 患側と対側の腹直筋を使用する場合.
ⓑ 患側と同側の腹直筋を使用する場合.
同側茎ではzone配置が逆になる.

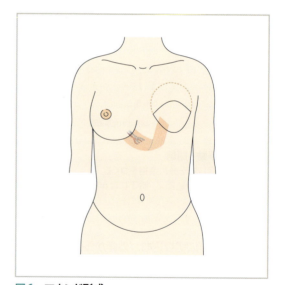

図6　マウンド形成

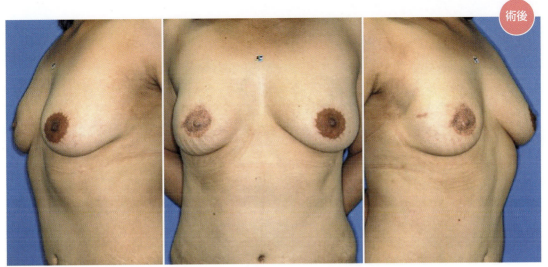

図7 症例写真（右皮膚温存乳房全切除術〔SSM〕+腹直筋皮弁〔TRAM flap〕）
術後5年.

図8 筆者のpedicled TRAM flap 合併症推移

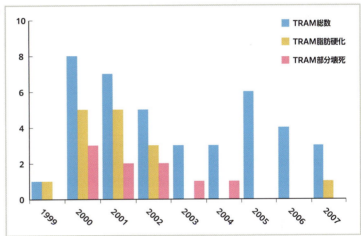

- 筋の折り返しは十分に余裕をもたせる

となる．zone Ⅱ外側やzone Ⅳを必要とする場合は対側血管吻合付加を行うことを前提にすべきと考えている．

有茎TRAMは血管吻合がないから安全であるという意見もあるが，「繊細な血流で生かす皮弁である」ための難しさがある．

文献

1) Hartrampf, CR et al：Breast reconstruction with a transverse abdominal island flap. Plast Reconstr Surg 69：216-225, 1982

参考文献

1) 野平久仁彦ほか：腹直筋皮弁（TRAM flap）による乳房再建. 形成外科34：1035-1044, 1991

[2] DIEP flap

瀧 京奈, 佐武利彦 ● 富山大学附属病院形成再建外科・美容外科

深下腹壁動脈穿通枝皮弁（DIEP flap）を用いた乳房再建術は，自家組織再建のなかでも広背筋皮弁と並んで多く用いられる標準的な術式である．筆者らは腹直筋の形態と機能を温存する皮弁採取および整容的な乳房再建，皮弁採取部である腹部の整容性改善を目指してきた．その皮弁採取のデザインと手術手技について解説する．

適応基準と除外基準

- **適応基準**：C〜Dカップ以上の大きい乳房，あるいは下垂を伴う乳房．妊娠出産歴があり今後の挙児希望がない．
- **除外基準**：下腹部に十分な脂肪がない，もしくは下腹部瘢痕を望まない．

手術説明のポイント

術後合併症として，以下が起こりうることを説明する．
- 血流不全による皮弁全壊死・部分壊死・脂肪硬化
- 腹直筋内の血管神経剥離，前鞘部分採取による腹壁瘢痕ヘルニア・腹壁弛緩
- 下腹部皮弁採取部の創縁壊死
- 血腫，漿液腫

手術の実際

①術前検査

- 超音波検査：①臍周囲の脂肪の厚さを測定する，②超音波カラードプラにより穿通枝の位置，太さなどをみる．①と②からDIEP flapの適応となるかを判断する．
- 造影CT・MDCT：深下腹壁動静脈（DIEAV）やDIEPの走行を確認する．臍との位置関係や腹直筋内の走行に注目する．下腹部の表在系静脈とDIEPとのコネクションを確認する．表在系静脈が発達していない場合，皮弁のうっ血リスクが高い．

②デザイン（図1）

- 皮弁デザインは立位で行う．臍を上縁，上前腸骨棘と前腋窩線との交点を外側遠位端とする．皮島外側遠位端の角度は60°とする[1]．
- 皮弁幅は出産歴や皮下脂肪の厚み，乳房の大きさに応じて10〜13cmで設定し，脂肪弁は上縁2〜3cm，下縁1〜2cm程度で設定する．
- 超音波カラードプラにより穿通枝の位置をマーキングする．

③皮島剥離（図1, 2）

- 腹壁のsculptingのため，白線，腹直筋外側縁，腰部の脂肪吸引を行う．
- 浅下腹壁動静脈（SIEAV）と浅腸骨回旋動静脈（SCIAV）と内側浅腹壁静脈（MSEV）をバックアップする．
- 皮島の両端から皮弁を筋膜上で剥離しながら穿通枝を見つけ確保する．
- 最も静脈が太く，拍動が視認できる穿通枝を選択する（術前MDCTを参考に太い内側列穿通枝を選択することを基本とする）．
- 臍は不等形ダイヤにくり抜く．

図1 デザイン
IMF：乳房下溝線

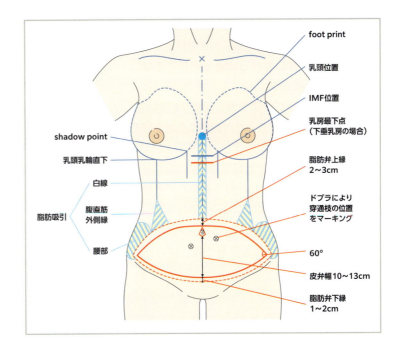

- 皮島を大きく出す場合は，肋間神経を含めた知覚神経付きDIEP flapを考慮する．

④前鞘切開・DIEAV剥離（図3，4）

- 前鞘を切開し，穿通枝とDIEAVとの合流部を確認する．DIEAVを外腸骨動脈基部まで（必要な長さと口径が得られるところまで）剥離する．
- **Point** 肋間神経の運動枝は可能な限り温存し，術後の腹壁瘢痕ヘルニアや膨隆bulgingを防ぐ．
- 血管を切離する前にインドシアニングリーン（ICG）蛍光血管造影で皮弁の血流を確認し，造影不良な部分をマーキングしておく．
- **Point** ICG蛍光血管造影により皮弁量が十分でないと思われた場合は，バックアップした対側のDIEPやSIEAV，SCIAVも剥離したあとに皮弁内吻合を行う．

⑤腹部閉創

- 腹直筋前鞘を2-0 STRATAFIX® Symmetric PDSプラス®（ジョンソン・エンド・ジョンソン社）でらせん状に連続縫合し，さらにその縫合部を包み込むようにして1号バイクリル®（ジョ

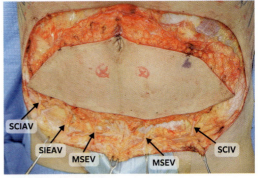

図2　皮島下縁に血管をバックアップ
SCIAV：浅腸骨回旋動静脈，SIEAV：浅下腹壁動静脈，
MSEV：内側浅腹壁静脈

ンソン・エンド・ジョンソン社）で水平マットレス縫合で二重に創閉鎖する．
- 白線が開大している場合は水平マットレス縫合で縫縮してその部分の補強を行う．
- 臍上を剣状突起部に向かって腹壁正中部のみ剥離する．剥離の際，上腹壁動脈の穿通枝は温存する．
- 縫合創の両端から持続吸引ドレーンを腹壁皮下に留置する．
- 股関節を屈曲して腹壁の緊張を緩める．まず最

も緊張の強い腹壁正中を1号絹糸で固定し，次に腹壁上外側の創縁を内側に引き寄せ上下の創縁の長さを調整しながらdog earができないよう仮固定していく．

- 上腹壁正中にリバースタガー状に小切開を加え，温存した臍をできるだけ頭側に引き上げて縫合する．
- 上前腸骨棘より内側では減張のため1号バイクリル®で盛り上げるように皮下縫合し，上前腸骨棘外側では2-0抗菌性ブレード吸収糸で盛り上げずに皮下縫合を行う．
- 4-0モノフィラメント吸収糸で真皮縫合を行い，皮膚表面にはサージカルテープを貼付する．

⑥**血管吻合**（図5）

- 血管吻合の前に皮弁の仮固定を行う．筋鉤付き開創器などを用いて術野の展開を行う．
- recipient血管は，創部が内側に至る場合には内胸動静脈を選択し，創部が外側の場合には胸背動静脈・外側胸動静脈を選択する．
- **Point** 内胸静脈が1本の場合は，中央で切離して深下腹壁静脈（DIEV）を順行性に1本，逆行性に1本それぞれ吻合するが，2本の場合はDIEVを2本とも順行性に吻合して血行再建する（内胸静脈は第2肋間で7％，第3肋間で27％が2本に分岐している）．
- 肋軟骨は可能な限り温存することで，気胸のリスクや術後の陥凹変形，疼痛を避けることができる．
- **Point** 対側DIEPやSIEAV，SCIAVも剥離した場合は，皮弁内吻合を行うことで使用できる皮弁の範囲を拡大できる．吻合先はDIEAV本幹からの分枝，外側枝，内側枝の末梢側の断端などがある．
- 皮弁を挙上した時点で皮島のうっ血を認める場合には，バックアップしておいたSIEAVやSCIAVを皮弁内吻合することで，うっ血を改善させることができる．

⑦**乳房マウンド形成**（図6）

- 穿通枝と血管吻合部の距離，健側乳房をみなが

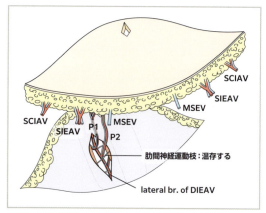

図3 前鞘切開，深下腹壁動静脈（DIEAV）剥離
DIEAVは外腸骨動脈基部まで（必要な長さと口径が得られるところまで）剥離する．
肋間神経の運動枝は可能な限り温存する．

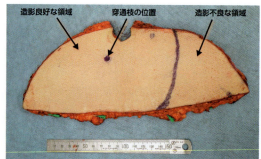

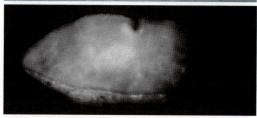

図4 インドシアニングリーン（ICG）蛍光血管造影による皮弁血流の評価
DIEAVを切離する前に皮弁血流を評価する．造影不良な領域は血流不良であり脂肪壊死の可能性が高い．乳房マウンド形成の際にトリミングを行う．

ら皮弁の配置を行う．臍周囲の脂肪が最も厚いためその部分がBE区域に来るように設置するのがよい．特に，下垂の強い乳房では，臍が内側に来るよう縦に配置する場合が多い．

- 乳房下溝線（IMF），乳頭位置，shadow point，乳房間溝，上胸部のfoot printの位置を，左右正確に写し取ることが対称性の乳房を形成するうえで重要である．

図5　内胸静脈の吻合方法
右内胸静脈の例を示している．
ⓐ 内胸動脈1本，内胸静脈2本の場合，すべて順行性に吻合．
ⓑ 内胸動脈1本，内胸静脈1本の場合，内胸静脈は順行性と逆行性にそれぞれ吻合．

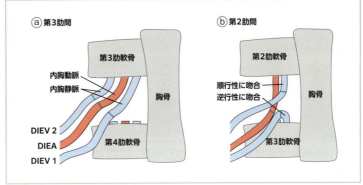

図6　乳房マウンド形成
ⓐ 皮弁を縦置きでセッティングした場合．臍部が最も厚いため，BE区域に来るようにする．ICG造影不良域はトリミングして乳房下溝線（IMF）を形成する．
ⓑ 皮弁を内部に入れた状態．臍の縫合創は表に出ないよう乳房皮膚の内部に入れ込む．

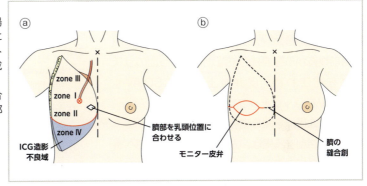

- 皮弁の臍部分は皮下を縫合し，陥凹が生じないようにする．臍の縫合創は，表に出ないように乳房皮膚の内部に入れ込むのが望ましい．
- ICG造影不良域は先にトリミングしておき，皮弁を乳房に入れ込んで座位をとりながら追加でトリミングしていく．乳房皮下の剥離が十分でない場合は，皮弁を置いた状態で乳房の各部の剥離をした方が，形のコントロールがしやすい．トリミングはライトを当てて影をみながら少しずつ行う．
- モニター皮弁の位置を決め，それ以外の部分を脱上皮denudeする．
- DIEP flapは防御性脂肪筋膜系protective adipofascial system (PAFS) と潤滑性脂肪筋膜系lubricant adipofascial system (LAFS) より構成されるが，PAFSとLAFSの両方を大胸筋に固定することで皮弁のdroopingを防ぐ．
- 頭側の固定はfoot printよりも高い位置で行うことで鎖骨下の陥凹を防ぐ．
- ドレーンを皮弁下と皮下に1本ずつ挿入し，真皮縫合を行う．モニター皮弁と乳輪は，真皮縫合を粗く行い皮膚縫合も行う．

術後管理・特徴的合併症（図7）

- 乳房全体にフィルムを皺のある状態で貼付し，その皺の程度とモニター皮弁の色調，超音波カラードプラの血流音，スケール計測により皮弁のモニタリングを行う．
- 離床は術後2日目とし，ベッド上では膝下にクッションを置いて創の緊張を和らげる．
- ドレーンは術後4日目以降，淡血性30 mL以下で抜去する．
- 腹帯を1ヵ月装着する．
- 下記の合併症に留意する．
  ・腹部瘢痕
  ・腹部漿液腫
  ・腹壁弛緩
  ・創縁壊死
  ・臍の変形

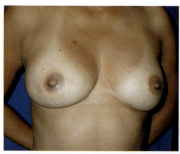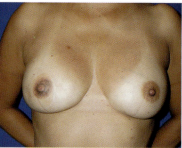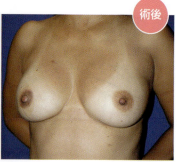

図7 症例写真（右皮膚温存乳房全切除術〔SSM〕＋深下腹壁動脈穿通枝〔DIEP〕flap）
右乳輪乳頭再建＋乳輪乳頭アートメイク後．

本術式のポイントと総括

- 術前検査から穿通枝の位置や皮弁うっ血のリスクを見きわめ，皮弁挙上の際にSCIAVやSIEAVをバックアップする．
- 肋軟骨は可能な限り温存する．
- 腹部を閉創する際は，左右両側から正中部へ寄せながら行うことで，くびれのあるウエストラインを形成できる．脂肪吸引を併用することで，腹壁正中は立体的となり，白線・腹直筋外側縁で「光と影」を作成できる．
- 乳房マウンドは座位をとりながら行う．あえて照明で影を作り，IMF，乳頭位置，shadow point，乳房間溝，上胸部のfoot printの位置を健側乳房に合わせていく．

文献

1) Lockwood, T：High-lateral-tension abdominoplasty with superficial fascial system suspension. Plast Reconstr Surg 96：603-615, 1995
2) Arnez, ZM et al：Anatomy of the internal mammary veins and their use in free TRAM flap breast reconstruction. Br J Plast Surg 48：540-545, 1995
3) 佐武利彦ほか：total rib-sparing（全肋軟骨温存）アプローチにて展開した内胸動脈を移植床血管とした自家組織乳房再建術．形成外科61（増刊）：S220-S224, 2018
4) 佐武利彦ほか：乳房再建術―マスターすべき3つの基本手技とピットフォール．PEPARS 191：79-93, 2022

参考文献

1) 佐武利彦ほか：腹部の機能温存と整容性に配慮したDIEP flapによる乳房再建―皮弁採取のデザインと腹壁形成術．形成外科63：24-33, 2020

Ⅳ. 手術編　再建方法
2. 皮弁

[3] innervated DIEP flap

素輪善弘 ● 自治医科大学形成外科・美容外科

近年，皮弁側の皮膚知覚を支配する神経の中枢端と移植先のnativeな乳房皮膚の知覚神経の断端を神経縫合することで再建乳房の知覚化を可能にする「知覚皮弁」を試みる施設が増加してきた[1]（図1）．しかし，単純に神経同士を縫合する手術計画だと移植皮弁側の神経は短く深い位置にあるため，神経縫合のために皮弁配置の自由度が制限されてしまうという問題がある．そこで，人工神経を吻合神経間に架橋interpositionするように用いることで皮弁配置の自由度が増し，神経縫合も容易になる．ここでは筆者が実際に行っている知覚化深下腹壁動静脈穿通枝皮弁（innervated DIEP flap）を概説する．

適応基準と除外基準

- **適応基準**：皮弁を用いた乳房再建で皮島が露出し，皮弁の知覚化を希望する症例．
- **除外基準**：吻合血管床として剖出される内胸動静脈と同じ顕微手術野に位置する第3あるいは第4肋間神経の前皮枝が確認されない症例．

手術説明のポイント

人工神経を架橋することで皮弁側の感覚神経と皮弁移植床側の神経の吻合を確実にし，皮弁の自由度を皮弁の知覚再建と整容性向上の両立を目指す．その際に，donor側の神経は運動神経を温存し，感覚神経のみを皮弁に付けて採取するよう心がける．

手術の実際

①（DIEP flapにおける）donor神経の剖出

- DIEP flapは深下腹壁動静脈から立ち上がる穿通枝動静脈数本で栄養される腹部の皮膚・皮下組織を移植材料とする自家組織皮弁である．栄養血管をいったん切り離し，これを胸部の内胸動静脈に顕微鏡下に吻合することで移植され

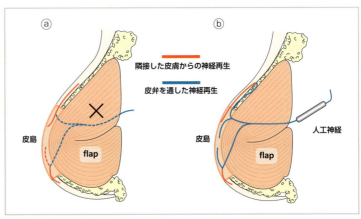

図1 皮膚へのdirect neurotizationによる再建乳房の知覚化
ⓐ 知覚皮弁（−）．
ⓑ 知覚皮弁（＋）．

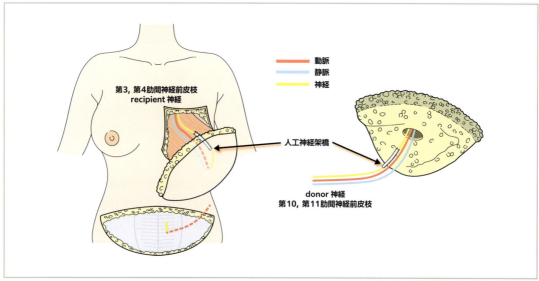

図2　人工神経で架橋した神経縫合再建術

る．血管径が大きく優位である穿通枝の多くが腹直筋内側に上行していく血管から出ていることが多いため，多くの場合はこのいわゆる「内側列」ベースの穿通枝が選ばれる．

- Point 穿通枝が同定されると，これを腹直筋と丁寧に剥離し，分離していくプロセスがあるが，その際に同時にdonor神経として皮弁に流入していく第10，第11肋間神経前皮枝が同定される．これらの神経は腹直筋内を走行中は混合神経であるが，腹直筋から表層に出たところからは皮膚を知覚する感覚神経となり，これを最大限中枢側で切断し，皮弁に縫着させる．

②recipient神経の準備と神経縫合

- recipient神経は血管吻合先（血管床）として内胸動静脈を剖出する際に第3，第4肋間神経前皮枝を同定し，これを用いる．筆者らの経験によると，これらの神経は通常，第3肋骨の下部と胸骨の接合部に同定されることが多い．
- 神経縫合は通常皮弁の血管吻合後に行うようにする．多くの場合，8-0ナイロン縫合糸を使用し，両端のそれぞれに2針ずつ水平マットレス縫合を行う（図2）．神経は神経上膜を少しすくうくらいの深さで組織を取り縫合する．

③知覚再建の臨床成績

- 筆者は乳房全切除術後にDIEP flapに人工神経を架橋した神経縫合による知覚再建を施行した8症例を対象とし，非神経縫合施行群（7症例）と比較した．
- 血管吻合後に人工神経を架橋した知覚再建に必要な時間は平均25分であった．
- 知覚再建後の精密触覚機能検査Semmes-Weinstein monofilament test（SWMT）では，flap skin（皮弁の皮島）とnative skin（皮弁で置き換えた部分以外の乳房皮膚）をともに神経再建することで識別知覚の回復率が改善した．
- 痛覚については，術後1年経過してnative skinのみ神経再建することでやや回復改善がみられた．
- また，温覚は術後1年後のnative skinに，冷覚はflap skinも含めて乳房全体に改善傾向がみられた．

術後管理・特徴的合併症

- 知覚再建をしたからと言って術後の安静度は特に変わらず，通常のDIEP flapと同様である．
- 特有の合併症はないが，神経束は血管のような伸展性，柔軟性に乏しいため，何らかの力学的

作用によって縫合部に直達的な牽引力がかかることにより，縫合が外れることが懸念される．
- また皮弁側のdonor神経に運動神経が含まれてしまうと，腹直筋が弛緩することで術後の腹壁膨隆などの原因を作ってしまうリスクも考えられる．

本術式のポイントと総括

- 現在，乳房全切除術後の自家組織を用いた乳房再建術は深下腹壁動静脈を茎とするDIEP flapを用いる方法が主流となっており，乳房の皮膚が合併切除されたとしても，腹部の皮膚を置き換えることで柔らかく良好な乳房形態が得られる．ところが，前述の通り知覚回復の問題は未解決であり，大きな課題となっている．
- 乳房の知覚は主に第2～第5肋間神経前内側・外側皮枝に神経支配されている．乳輪乳頭の知覚はこれらの神経支配が重複しているが，なかでも第4肋間神経前外側皮枝が重要とされる．よってSlezakらの報告以来，主に第4肋間神経の外皮枝をrecipient神経として選択されてきたが，実際には乳腺切除時に電気メスで大きく損傷されており，使用に耐えない場合が多い[2]．また外皮枝の解剖学的位置が乳房の中心から外側に離れているため，神経吻合を行った場合の皮弁配置に制限が生じるという難点があった．これらの理由から，最近では吻合血管床として剝出される内胸動静脈と同じ顕微手術野に位置する第3あるいは第4肋間神経の前皮枝を縫合先に選択される報告がみられる．これにより，損傷がない移植床神経を確保することができる．
- しかし，それでも移植皮弁側の神経は短く深い位置にあるため，神経縫合のために皮弁配置の自由度が制限されるという欠点は完全には克服されていなかった．そこで，筆者らは2013年に上市された人工神経を用いて，吻合神経間に架橋するように用いる使用法の有用性に気づき，これを積極的に使用することによって無理のないinnervated DIEP flapによる乳房再建を行うことができている．

文献

1) Bubberman, JM et al：Sensory recovery and the role of innervated flaps in autologous breast reconstruction-a narrative review. Gland Surg 12：1094-1109, 2023
2) Slezak, S et al：The sensational transverse rectus abdominis musculocutaneous (TRAM) flap：return of sensibility after TRAM breast reconstruction. Ann Plast Surg 28：210-217, 1992

Ⅳ. 手術編 再建方法
2. 皮弁

[4] SIEA flap

宮本慎平 ● 東京大学大学院医学系研究科形成外科学分野

浅下腹壁動脈皮弁（SIEA flap）は，腹直筋前鞘以下に全く侵襲を加えることなく採取される下腹部皮弁である．これまで下腹部皮弁は有茎横軸腹直筋皮弁（pedicled TRAM flap）→free TRAM flap→深下腹壁動脈穿通枝皮弁（DIEP flap）の順で発展してきたが，donor-siteの犠牲を最小化するという意味においては，SIEA flapはその究極形といえる．一方で，SIEAの解剖学的不安定さに起因する皮弁壊死が，他の下腹部皮弁に比べ高率に生じるとされ，現状では一般化している術式とは言い難い．SIEAが優位な症例を抽出し適応していくことが重要であり，採取にあたってはSIEAと関連する静脈系の解剖への十分な理解が欠かせない．本項では筆者の実践している術式について詳述する．

適応基準と除外基準

- **適応基準**：TRAM flap，DIEP flapと同様である．
- **除外基準**：術前造影CTでSIEAが細い，あるいは欠損している．

将来的な挙児希望がある場合の適否については，明確なエビデンスはない．

手術説明のポイント

SIEAの血管径や灌流範囲によっては，術中判断でDIEP flapへ変更する可能性がある点を説明する．

術後合併症としては，以下が起こりうることを説明する．
- 吻合部血栓・皮弁全壊死
- 皮弁部分壊死・脂肪硬化
- 腹部漿液腫・創縁壊死

手術の実際

①術前画像検査

- 造影が可能な症例では造影CTが必須である．動脈相thin sliceでのSIEAの内径が最も重要である[1]．
- SIEAは，CTの軸位断では浅下腹壁静脈（SIEV）と浅腸骨回旋静脈（SCIV）の中間に確認できる．画像上，SIEAが欠損している症例が10％前後存在するとされる．
- SIEAの走行経路は症例によって大きく異なり，鼠径靱帯と平行に走行する外側走行型と，頭側に向かって走行する内側走行型に大別できる（図1）．乳房再建に対して用いる場合は内側走行型の方が望ましいが，自験例では15％程度しか存在しない．
- 優位なDIEP穿通枝が存在しなければ，SIEAが優位である可能性が高くなる．このため，優位なDIEP穿通枝が存在するかどうかもCTの重要なチェックポイントである．
- 超音波カラードプラ検査は，SIEAだけでなくSIEVやSCIVの体表のマーキングの際に有用であり，造影CTを補完する役割を担う．しかし，SIEAの口径評価やDIEP穿通枝との比較においては，造影CTに劣る．

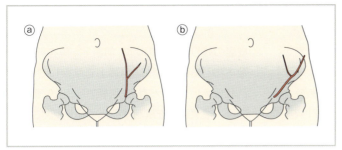
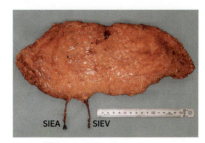

図1 浅下腹壁動脈(SIEA)の走行パターン
ⓐ 内側走行型．頭側に向かって走行するタイプ．15%程度しか存在しない．
ⓑ 外側走行型．鼠径靱帯と平行に走行するタイプ．大半がこのタイプである．

図2 挙上したSIEA flap
左のSIEAと浅下腹壁静脈(SIEV)で挙上した皮弁の裏面．皮弁の側面から血管柄が出ているのがわかる．

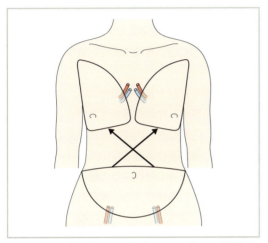
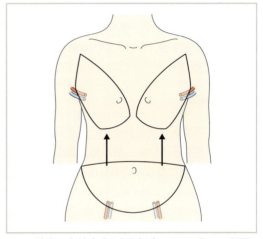

図3 内胸動静脈を用いる場合のSIEA flapの配置
対側茎のSIEAを用いる．

図4 腋窩で血管吻合を行う場合のSIEA flapの配置
同側茎のSIEAを用いる．

②デザイン

- 皮島のデザインは，【Ⅳ-2-[2] DIEP flap】と同様である．
- SIEA flapでは血管柄が皮島の側面から出る形になるため，移植床血管の選択に制約がある（図2）．
- 血管吻合を内胸で行うか，腋窩で行うかにより，どちらのSIEAを主血管茎にすべきかが変わってくる．原則として，内胸で血管吻合を行う場合は対側のSIEAを，腋窩で吻合を行う場合は同側のSIEAを主血管茎とする（図3，4）．
- 虫垂炎手術の瘢痕形成がある場合，右のSIEAは使用できない．
- Holmらは，SIEA flapのzone分類について，TRAM・DIEP flapのHartrampf分類とは異なる分類を提唱している[2]．しかし，SIEAの灌流域は症例によって大きく異なり，島状皮弁の状態にして血流を確認しないと灌流域の正確な判断はできない．原則としては，半側+αを利用してマウンド形成を行う計画を立てる．

③SIEAの確認

- **Point** SIEA flapの適否を判断するうえで，SIEAの状態（口径と拍動の強さ）が最も重要である．皮弁の挙上もまずSIEA，SIEVの直上部に皮膚切開を加えることからはじめ，SIEAの状態を直視下で確認する．
- 皮切直下の正中側でSIEVが確認でき，その約2cm外側の少し深層にSIEAが確認できる．

口径と拍動の有無を確認して，使用可能かどうかを判断する．SIEAが浅い層を走行している症例では，ここで損傷する可能性があるので，注意が必要である．
- SIEAの外側にSCIVが確認できることがあり，これも皮弁に含められるようであれば温存しておく．

④皮静脈の剥離

- SIEAより先に皮静脈系の剥離を行う．
- SIEV，SCIVとも大伏在静脈に還流しており，根部まで容易に剥離できる．
- 術後の創縁壊死や漿液腫貯留を予防するため，SIEVより正中側，SCIVより外側は剥離しないようにする．

⑤SIEAの剥離

- SIEAには分枝が多数あるが，いずれも細いため，SIEA本幹より少し離れた位置で剥離を行い，細かい枝はクリップもしくは電気凝固により処理していく．
- SIEAはベッセルループでのけん引により容易に攣縮をきたすので注意が必要である．
- SIEAの口径は近位数cmで大きく変わる．口径が少しでも大きくなるように，SIEA起始部のできるだけ近くで切断する．
- SIEAは根部に近づくと周囲組織（特にリンパ節）との癒着が強くなり，出血しやすく走行も確認しづらくなる．このため，根部では逆行性剥離には固執せず，先に近位側にあたる大腿動脈の血管鞘を開いて，SIEAの起始部を確認，確保する．起始部が確保できたら，遠位側からの剥離層とつなげる形で残りの部分を剥離する．
- SIEAの伴走静脈は，半数程度の症例でSCIVに還流しているため，SCIVと連続性を保つ形で採取することで，SCIVレベルで吻合に用いることが可能になる[1]．伴走静脈自体は非常に細いことが多いため，単独で吻合血管として用いられることは少ない．

⑥皮弁血流の確認

- 皮島の残りの部分の切開，前鞘上剥離を行うが，数本のDIEP穿通枝は前鞘上で温存しておく．これらを仮クランプした状態で，SIEA flapの血流，灌流範囲を確認する．インドシアニングリーン（ICG）蛍光造影を行うことが望ましい．
- 必要な領域の血行が確認できれば，SIEAで皮弁を挙上する．そうでない場合は，DIEP flapへの変更を考慮する．

⑦血管吻合

- SIEAは深下腹壁動脈に比べて口径が小さいので，なるべく細い移植床動脈を確保する必要がある．
- 内胸動脈本幹が太すぎる場合には，なるべく遠位で吻合する，肋間穿通枝を用いる，などで対処する．内胸動脈の内膜は脆弱であることが多いので，端側吻合は適さない．
- 内胸静脈は皮弁の静脈よりも細いことがほとんどである．口径差が大きい場合には太→細の端側吻合を行う[3]．
- 腋窩で血管吻合を行う場合には，口径差はそれほど問題にならないが，血管柄の長さによってはマウンド形成の自由度が制限されることがある．

⑧マウンド形成

- 【Ⅳ-2-[2] DIEP flap】と同じである．

術後管理・特徴的合併症（図5）

- 基本的な術後管理は，TRAM flapやDIEP flapと同様である．
- 血管柄を採取した側の鼠径部に漿液腫や創縁壊死が生じることがある．
- 腹帯は必要ない．

本術式のポイントと総括

- SIEA flapの適否は術前画像検査と術中判断が大きなポイントになる．画像上，SIEAがDIEP穿通枝より優位と判断されれば，SIEA flapに

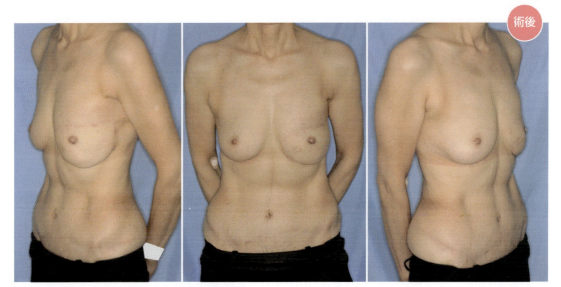

図5　症例写真（左乳房全切除術後二次一期再建）
術後1年10ヵ月．

よる再建を考慮すべきであるが，挙上後にSIEA単独での十分な灌流域を確認するまで最終判断は保留すべきである．
- 実際にSIEA flapで再建を行う場合には，移植床血管の選択などにDIEP flapとは異なる制約が生じるため，注意が必要である．

文献

1) Kita, Y et al：Anatomy of the arterial and venous systems of the superficial inferior epigastric artery flap：a retrospective study based on computed tomographic angiography. J Plast Reconstr Aesthet Surg 73：870-875, 2020
2) Holm, C et al：The versatility of the SIEA flap：a clinical assessment of the vascular territory of the superficial epigastric inferior artery. J Plast Reconstr Aesthet Surg 60：946-951, 2007
3) Miyamoto, S et al：Large-to-small end-to-side venous anastomosis in free flap transfer. J Surg Res 245：377-382, 2020

Ⅳ. 手術編　再建方法
2. 皮弁

[5] SGAP/IGAP flap

立花　岳，佐武利彦　富山大学附属病院形成再建外科・美容外科

臀部の穿通枝皮弁は1993年にKoshimaらによって報告され[1]，その後Allenらによって乳房再建に使用された[2]．臀部は脂肪が硬く線維質なため，張りのある突出した乳房形態の再建に有用である．血管柄が短く，乳房マウンドの自由度が低い皮弁であるため，術前に移植床血管と血管柄の位置関係，穿通枝の位置，脂肪弁の移植床への固定法を考慮する必要がある．A上臀動脈穿通枝皮弁（SGAP flap），B下臀動脈穿通枝皮弁（IGAP）flapについて解説する．

適応基準と除外基準

- **適応基準**：突出projectionが明瞭な乳房，臀部に十分な皮下脂肪がある，やせていて腹部皮弁が使用できない，腹部に複雑な手術既往がある，今後の出産希望がある．
- **除外基準**：臀部に十分な皮下脂肪がない，乳房の皮膚欠損が大きい．

手術説明のポイント

術後合併症として，以下が起こりうることを説明する．
- 吻合部血栓．
- 血流不全による皮弁全壊死，部分壊死，脂肪壊死，など．
- 皮弁採取部の陥凹変形，知覚鈍麻，漿液腫，左右差（ASGAP flapでは下臀溝の頭側偏位，BIGAP flapでは尾側偏位）．
- BIGAP flapでは座骨神経麻痺．
- 血管柄が短い場合に静脈移植が必要である可能性．

手術の実際

①デザイン（図1）

- 立位でデザインを行う．
- ASGAP flapでは皮島は内側縁を臀裂上縁とした緩やかに上外側に向かう紡錘形の皮島をデザインする．BIGAP flapでは皮島内側縁を臀裂近くの肛門外側，下縁を下臀溝に一致させたlazy S型の皮島をデザインする．
- 皮島は縦幅を5cm以内とし，できるだけ短くすると，術後の臀溝の偏位を予防できる．
- 脂肪弁はASGAP flapで頭側2～3cm，尾側4～5cm/BIGAP flapで頭側3～4cm，尾側2～3cmとする．
- 皮弁デザイン後に超音波ドプラ血流計を用いて，穿通枝の位置をマーキングする．
- ASGAP flapでは血管柄（穿通枝位置）は内側1/3～正中を選択することが多い．
- 内胸動静脈へ吻合する場合は再建乳房と同側から，外側血管（胸背動静脈，外側胸動静脈）へ吻合する場合は対側から皮弁を採取する．
- 外側血管（胸背動静脈，外側胸動静脈）に吻合する場合，乳房マウンドの際にlateral bulkinessになるため可能であれば内胸静脈に吻合する．
- **Point** 再建乳房の大きさを見きわめ，過不足ないように皮弁を採取することが重要となる．乳房マウンドを見据えて，移植床血管との配置，脂肪弁の固定法などを計画する．

②移植床血管準備

- 仰臥位で行う．

- 移植床血管としては通常第2, もしくは第3肋間での内胸動静脈を使用する.
- 必要に応じて第3または第4肋軟骨を除去して血管の長さを確保し, 吻合血管と口径差を合わせる.
- 皮弁血管は動脈が細く, 静脈が太いため, 口径差を解消するために内胸動脈穿通枝も移植床血管の候補となる.
- 乳房切除を外側切開で行った場合は移植床血管に胸背動静脈（基本的には前鋸筋枝）, 外側胸動静脈を使用可能である.
- 外側胸動静脈は静脈が太い場合に使用でき, より正中に位置しているため乳房マウンドがしやすくsecond choiceとなる.
- 採取できる皮弁の血管柄が短いため, できるだけ移植床血管を剥離して長さを確保する.

③皮島剥離(図2)

- 腹臥位で行う.
- 皮膚切開をして脂肪弁を頭尾側に作成する.
- ASGAP flapでは皮弁採取部の陥凹予防のため, 臀部上方外側では腸脛靱帯上の扁平な脂肪を下床に温存する. BIGAP flapでは座骨神経麻痺予防のため神経上の脂肪を温存する.

④血管剥離

- 大臀筋深筋膜を切開し筋膜下を剥離しながら穿通枝を確保する.
- 穿通枝確保後に大臀筋を筋線維方向に大きく割いて視野を確保し, 穿通枝を剥離する. 筋体へ多くの枝を出しているため丁寧に結紮処理して進める.
- 仙骨筋膜を越えた脂肪層から太い静脈が多数合流し, 中枢側のオリエンテーションがわかりにくくなるため, クランプテストで確かめながら血管剥離を進める
- 血管柄6cm以上, 動脈口径1mmを目安に血管柄を確保する.
- 血管剥離後インドシアニングリーン（ICG）検査を行い, 皮弁血流範囲を確認したあとに皮弁を切り離す.

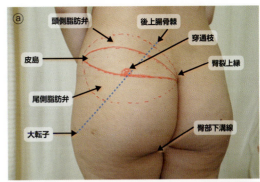

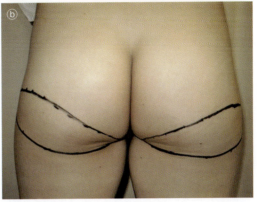

図1　デザイン
ⓐ A上臀動脈穿通枝皮弁（SGAP flap）デザイン. 穿通枝は皮弁中央〜内側にかけてのものを選択する. 穿通枝は大転子と後上腸骨棘を結んだ線の上2/3の領域に認める.
ⓑ B下臀動脈穿通枝皮弁（IGAP flap）デザイン.

⑤donor-site閉創, 体位変換(図3)

- 洗浄し, 止血したのちに割いた大臀筋を修復する.
- 漿液腫予防に大臀筋と皮下脂肪を密に2-0ブレード吸収糸で縫合するキルティング縫合を行う.
- ドレーンを1本皮下に留置し, 皮下縫合, 真皮縫合で閉創する.
- 閉創, 体位変換の間に顕微鏡下に皮弁の血管のpreparationをすることで虚血時間を短縮することができる.

⑥血管吻合

- 皮弁が硬く, 血管柄が短いため血管配置の自由度は低い.
- 血管の緊張が強い場合, 口径差が大きい場合など必要に応じて静脈移植を行う.

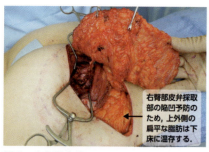
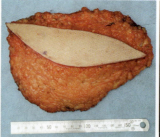
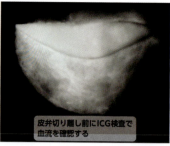

図2 皮弁挙上後
ICG：インドシアニングリーン

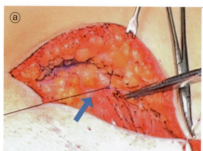
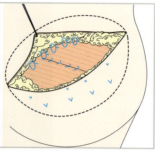
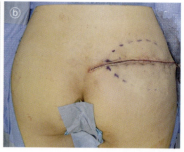

図3 donor-site閉創
ⓐ 線維方向に裂いた大臀筋は修復する．キルティング縫合はドレーンと絡まないように注意する．
ⓑ 閉創後．

⑦乳房マウンド形成，閉創（図4，5）

- 健側乳房のトップ（乳頭）の位置に皮弁の最も分厚い部分（通常は皮島）がくるように配置する．皮弁は180°回転させて配置する場合が多い．
- **Point** 血管柄が短いため，吻合部に緊張がかからないように配置することが重要である．乳房マウンドの自由度は低い．
- モニター皮弁を露出させて，ドレーンを2本挿入し閉創する．
- 臀部は真皮が分厚く，毛包があり，カラーマッチも胸部皮膚とはよくないため皮島の露出は最小限とする．皮膚欠損がある場合は組織拡張器（TE）で事前に十分に皮膚を拡張しておく．
- 乳房が大きく，ASGAP flapでvolumeが不足する場合は，両側から小さめのBIGAP flapを採取しstacked flapとして使用することで，皮弁採取部の左右差を最小限にしつつ，projectionが高い乳房形成がしやすくなる．

術後管理・特徴的合併症

- 術後3日間はベッド上安静とし，術後4日目以降に離床とする．
- 離床時に吻合血管に緊張がかからないよう乳帯を締めて離床する．
- ドレーンは離床後30 mL以下，淡血清，最大10日間で抜去する．
- 術後は吻合部の静脈血栓に特に注意する．モニター皮弁を術後頻回に確認し，血行障害を早期に発見するようにする．
- 離床後すぐに漿液腫予防にガードルの着用を開始して，2ヵ月程度着用する．
- 漿液腫は外来で定期的に穿刺を行う．約1ヵ月程度で穿刺不要となる場合が多い．

本術式のポイントと総括

- donor-siteの変形に配慮したデザイン，皮弁挙上を行う．
- 血管柄が短いため，吻合部に緊張がかからない

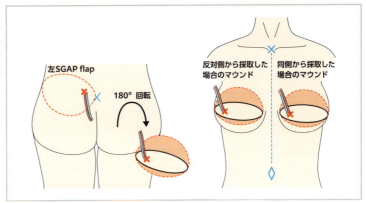

図4 ⒶSGAP flapの乳房マウンド
皮弁を180°回転させてマウンドする．移植床血管の配置を考慮すると内胸動静脈と吻合する場合は同側から，外側血管と吻合する場合は反対側から皮弁を採取するとマウンドしやすい．

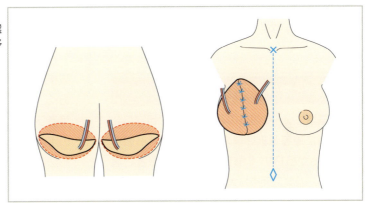

図5 ⒷIGAP flapの乳房マウンド
IGAPは皮弁の中央から外側のものを選択する．stacked IGAP flapの場合は移植床血管を2つ用意する．

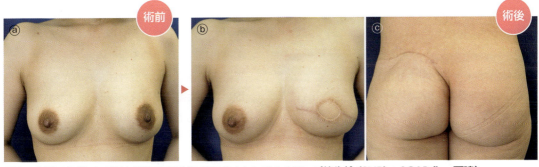

図6 症例写真(左皮膚温存乳房全切除術〔SSM〕＋センチネルリンパ節生検〔SNB〕＋SGAP flap再建)
ⓐ術前，ⓑ術後，ⓒ術後皮弁採取部．

よう配慮する．
- マウンドの自由度が低いため，それを見据えて，移植床血管との配置，穿通枝の位置，脂肪弁の固定法などを工夫する必要がある．

文献
1) Koshima, I et al：The gluteal perforatot-based flap for repair of sacral pressure sores. Plast Reconstr Surg 91：678-683, 1993

2) Allen, RJ et al：Superior gluteal artery perforator free flap for breast reconstruction. Plast Reconstr Surg 95：1207-1212, 1995

参考文献
1) Satake, T：Inferior gluteal artery perforator flap in breast reconstruction. Breast Reconstruction, Mayer, H(eds), Springer, Cham, p231-242, 2020
2) 佐武利彦ほか：上殿動脈穿通枝皮弁(SGAP flap)＆下殿動脈穿通枝皮弁(IGAP flap). PEPARS 203：36-44, 2023

IV. 手術編　再建方法
2. 皮弁

[6] PAP flap

矢野智之 ● がん研究会有明病院形成外科

本術式は2012年にAllen[1]らによって乳房再建への有用性が報告された．大腿深動脈穿通枝（PAP）を栄養血管とし，大腿内側後面の皮膚と脂肪を用いる方法である．筋体の犠牲が少ない方法であり，小〜中程度のサイズの乳房再建に適している．患者選択，適応の注意やピットフォールがある再建方法のため，そのポイントについて述べる．

適応基準と除外基準

- **適応基準**：小〜中等度の乳房，そげの目立つ乳房．特に患者選択は慎重に行い，乳房形態とvolumeからPAP flapで再建可能な患者を選択する．過度に適応拡大しないことが肝要である．
- **除外基準**：上胸部からvolumeが必要な乳房，照射の既往や二次ー再再建患者など，多くの皮膚置換が必要な患者．

手術説明のポイント

術後の整容面の問題点，合併症として下記のことを説明する．
- 上胸部のvolumeが不足し，そげ感が生じることがある．
- モニター皮弁が周囲乳房皮膚とカラーマッチ不良を起こすことがある．
- 皮弁採取部の肥厚性瘢痕．
- 皮弁採取部側の浅腓骨神経麻痺もしくは座骨神経麻痺の可能性．

手術の実際

①デザイン（図1）

- 通常，信頼しうる穿通枝を1〜3本認め，術前にペンシル型ドプラもしくはカラードプラ超音波検査を用いて穿通枝の位置をマーキングしておく，造影CTなどは不要である．
- 筆者らはリンパ管損傷予防で大腿部のリンパ管の走行をインドシアニングリーン（ICG）蛍光造影法を用いて術直前にマーキングしている[2]．穿通枝とリンパ管走行の位置関係を吟味し，皮弁の最大量が採取しやすい方から採取している．
- 横，縦，斜めデザインのおのおのの有用性が報告されており，それぞれメリット・デメリットがあるために，患者の希望と術者の好みに合わせて選択するとよい．皮弁は左右のどちらから採取してもよく，皮弁は紡錘形に，閉創に無理がない幅として6〜8cm程度で採取する．必要な乳房サイズに応じて皮島周囲に皮下脂肪を延長付加し挙上する．

②深筋膜の同定と筋体の確認

- 皮膚切開のあとにvolume付加のために皮島周囲に脂肪組織を付けるように皮下剥離を行う．この際に皮弁内側に副伏在静脈を認めることがある（図2ⓐ）．皮弁に含めることができる配置の場合には，追加ドレナージ用に皮弁に含めておく．
- 皮下剥離を終えたら深筋膜を同定し，筋膜に切開を入れて筋体を同定する．内側より長内転筋，薄筋，大内転筋と順番に同定される．特に薄筋

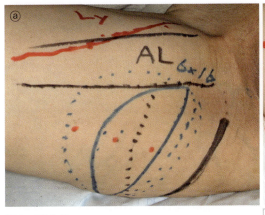
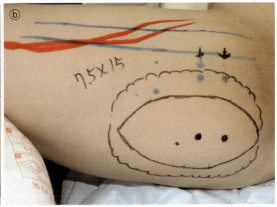
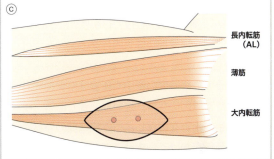

図1 デザイン
ⓐ 横配置のデザイン．
ⓑ 縦配置のデザイン．ⓐⓑともに赤線はインドシアニング
グリーン（ICG）蛍光造影法によるリンパ管の走行を示している．
ⓒ 筋体の位置関係のシェーマ．開脚位にて鼠径根部で長内
転筋が触れやすいために，これをデザインの際のメルク
マールとし，術中はこれを基準に薄筋，大内転筋を確認
し，穿通枝を同定する．
AL：長内転筋 adductor longus．

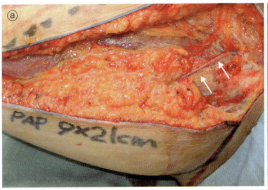
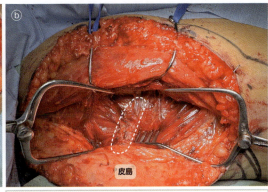
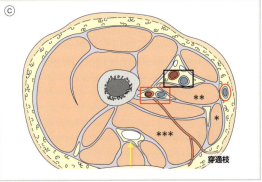

図2 組織の同定と血管剝離
ⓐ 白矢印は皮島に向かう副伏在静脈を示す．
ⓑ 白破線は皮島に入る穿通枝を示す．狭いスペースでの操作
になるためフックや開創器を適宜使用する．
ⓒ 黒枠が大腿動静脈，赤枠が大腿深動静脈とそこから派生
する穿通枝を示す．黄色矢印が坐骨神経を示す．坐骨神経
が実は術野に近く，その裏に存在することがわかる．
＊：薄筋，＊＊：長内転筋，＊＊＊：大内転筋．

はその形態から把握が容易なために，よいメル
クマールとなる．
● 途中で薄筋からの穿通枝が立ち上がってくるこ

ともあり，これを用いて transverse upper
gracilis（TUG）perforator flapとして挙上す
ることも可能であるが，PAP flapの穿通枝と比

Ⅳ．手術編 再建方法 | 163

較するとアジア人では発達が弱い印象がある．
- 穿通枝は大内転筋より立ち上がり，穿通枝が確認されたあとには，この穿通枝を深部に向かって剥離をしていく．この操作はすべて筋体内走行の剥離操作になる．筋肉への枝は細いものも含めて3次元的に上下左右に出ているために，これを丁寧に処理する必要がある．また深部に行くにつれて，限られた穴ぐらのような術野での操作になるために，開創器やフック，筋鈎を上手に使って術野を確保する（図2ⓑ）．この深部操作の際に，術野が確保しづらいため，開創器やフック，筋鈎を強くかけてしまうことがある．
- 解剖学的に，座骨神経は大内転筋の裏面を走行し，術野の近傍を走行している（図2ⓒ）[3]．**Point** そのため過度の牽引や圧迫は座骨神経麻痺をきたす原因になり，注意が必要である．また，助手が術野を確保しようと無意識のうちに患肢に荷重をかけてしまうことがある．この際に荷重のかけかたによっては浅腓骨神経を圧迫し，術後の麻痺をきたすことがあるために注意が必要である．

③血管剥離

- PAP flapは穿通枝の剥離の多くが筋体内で煩雑なために，長く剥離操作を行うことに難しさを感じることがある．また穿通枝を引き出しながら剥離するために，血管の切り離し前には十分に長く剥離されたように見えることがある．しかし，実際に栄養血管を切り離すと，血管が思った以上に縮み4～5cmの長さしか得られないことがある．そのため剥離の段階でメジャーを用いて8～10cm程度の十分な長さの剥離が終わっていることを確認してから切り離すのがよい．

④皮弁の移動と閉創（図3）

- 血管剥離が終われば，皮弁の切り離し自体は容易である．しかし大腿背側に剥離を進めすぎると後大腿皮神経を損傷するリスクがあるので注意を要する．
- 閉創も単純な閉創であるが，横デザインの場合

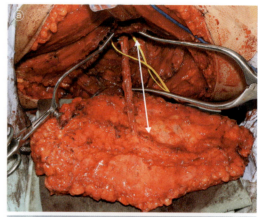
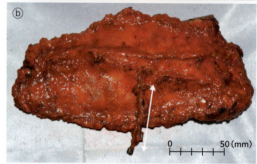

図3 血管剥離と皮弁の移動
ⓐ 剥離終了段階．穿通枝は手前に引き伸ばされて長く剥離ができたようにみえる．
ⓑ 皮弁切り離し後．乳房での血管吻合の際の配置を考えると，思ったほど血管茎が長く採れていないことがわかる．

は背側での創閉鎖になるために助手のサポートが必要となる．可動部付近であるため，術後は皮下のたまり予防として弾性包帯などで圧迫するとよい．

⑤皮弁の縫着

- 採取された皮弁は，縦デザインではやや細長い楕円状，横デザインでは同じく細長い楕円状もしくは半円形に近い形になるために，これを極力implantの形状に近い円形に近づけるようにトリミングしていく．
- この際に，PAP flapでは特に上胸部に不足が出る可能性があるということを念頭に置き，volume充填の優先度をしっかりつけて皮弁を配置していく．一般的にはlower pole側のvolume不足は修正が難しいために，尾側に優先的に配置する．upper pole側については，もしvolume不足の訴えがあった場合には後日

に自由診療で脂肪注入を用いたタッチアップを行う.
- また頭側のvolume不足や全体的なvolume不足を補うために，大胸筋を折り返してvolumeを負荷する方法[4]や，両側よりPAP flapを採取し，2つのPAP flapを1つの皮弁として結合させるstacked PAP flapといった方法（図4ⓐ），もしくはconingといって皮弁を丸く寄せる方法もある（図4ⓑ）.

術後管理・特徴的合併症

- 術後はドレーンが抜けるまで弾性包帯や着圧ストッキングを装着し圧迫を継続することで，大腿部のたまり予防とする．歩行開始は術翌日から可能である.
- 特徴的合併症として，術中に十分注意を払えば頻度は少ないが，浅腓骨神経麻痺や坐骨神経麻痺のリスクがある．覚醒したら速やかにこれらの神経障害に関連した症状がないか患者から確認する.

本術式のポイントと総括

本術式は当科では2019年ごろに導入された．donor瘢痕が患者の目につきにくく，また術後の回復も早いため，将来的な妊娠の可能性のある女性や腹部の瘢痕を気にする女性に使い勝手がよい再建方法であると，導入初期には積極的に用いられてきた．また知覚付き皮弁としての可能性も報告されていた[5]．しかし多くの症例を経験するなかで，得られる皮膚，volumeや形態に限りがあること，カラーマッチの問題から患者選択については慎重になってきた．患者適応を選べばとてもよい皮弁であり，適応患者の選定をしっかり行って用いるべき皮弁である.

- 得られる皮膚，脂肪の形態とvolumeが有茎広背筋皮弁に近く，筋体の萎縮などを考慮しなくてよいために，筆者らは主に有茎広背筋皮弁の代わりとして用いている.
- 常にvolume不足の可能性に留意し，脂肪注入，大胸筋ロールアップ，stacked PAP flapなどをバックアッププランとして考えておき，患者

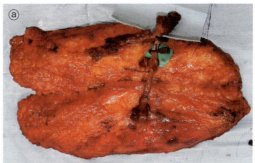

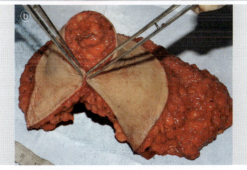

図4　皮弁の縫着
ⓐ 左右の大腿から大腿深動脈穿通枝（PAP）flapを採取し，皮弁内吻合を行って作成したstacked PAP flap.
ⓑ 皮弁の両端を寄せることによりPAP flapを円錐形のようにして丸みと突出projectionを出すconing.

にもそのことを十分に事前説明しておく.
- 血管茎は必ずしも全例で長く採れるとも限らないために，配置やrecipient血管の位置に留意する.
- 浅腓骨神経麻痺，坐骨神経といった重篤な神経障害のリスクがあることに留意し，事前に患者にも説明を行っておく.

文献

1) Allen, RJ et al：Breast reconstruction with the profunda artery perforator flap. Plast Reconstr Surg 129：16e-23e, 2012
2) Karakawa, R et al：An anatomical study of the lymph-collecting vessels of the medial thigh and clinical applications of lymphatic vessels preserving profunda femoris artery perforator (LpPAP) flap using pre- and intraoperative indocyanine green (ICG) lymphography. J Prast Reconstr Aesthet Surg 73：1768-1774, 2020
3) 眞島昂也ほか：Profunda Artery Perforator（PAP）flapによる乳房再建において，皮弁挙上の際に坐骨神経が術野に露出した1例. Oncoplast Breast Surg 9：16-18, 2024
4) Yoshimatsu, H et al：Filling the upper pole with the pectoralis major muscle flap in profunda femoris artery perforator flap breast reconstruction. Medicina (Kaunas) 58：458, 2022
5) Yano, T et al：The feasibility of harvesting an innervated profunda artery perforator flap for breast reconstruction. Plast Reconstr Surg Glob Open 8：e3160, 2020

Ⅳ. 手術編　再建方法
2. 皮弁

[7] LAP flap

上田吉生 ● 近畿大学奈良病院形成外科美容外科

自家組織による乳房再建術においては腹直筋皮弁（縦型腹直筋皮弁〔VRAM flap〕，横軸腹直筋皮弁〔TRAM flap〕，深下腹壁動脈穿通枝皮弁〔DIEP flap〕など）がゴールドスタンダードであると言っても過言ではない．しかし，何らかの理由で腹直筋皮弁を用いることができない場合，腰動脈穿通枝皮弁（LAP flap）などが第二選択肢として挙げられる．本項では，LAP flapを安全に挙上するために知っておくべき解剖学的特徴と手術のコツについて筆者らの経験を基に述べる．

適応基準と除外基準

- **適応基準**：腹直筋皮弁（VRAM flap, TRAM flap, DIEP flap）を用いることができない症例，大きめの下垂を伴わない乳房，BRCA1，2遺伝子検査陽性で両側乳房再建を希望する症例．
- **除外基準**：適切な腰動脈穿通枝がない，腰部陥凹瘢痕を望まない，腰痛症がある．

手術説明のポイント

術後合併症として，以下が起こりえることを説明する．
- 血流不全による部分壊死・脂肪融解・脂肪硬化
- 皮弁採取より尾側の臀部から大腿外側の知覚鈍麻
- 皮弁採取部の血腫・漿液腫
- 腰部の陥凹瘢痕

手術の実際

①プランニング

- 術前MRAあるいはMDCTによる画像検査は必須である．腰動脈穿通枝は，腰方形筋と脊柱起立筋の間を筋間中隔枝としてストレートに立ち上がってくる動静脈を選択する．採取可能な穿通枝血管の長さは2～3cm程度であり，遊離移植に際してバイパス血管が必要になることが多い[1]．**Point** 筆者らは，採取可能な血管が長いこと，また中枢側および末梢側の血管径が適合しやすいことから深下腹壁動静脈を好んで用いている．深下腹壁動静脈は可及的に長く採取する．
- 健側乳房の幅，高さ，突出度を計測して再建に必要な脂肪量を把握する．

②デザイン・皮弁採取

- 腹臥位で，皮弁採取を行う．
- カラードプラ超音波検査で確認した腰動脈穿通枝直上で3×10 cm程度の紡錘形デザインで皮切を行うと脂肪採取手技が簡便になる．また皮島の一部は術後のモニター皮弁として用いる．
- 皮下を斜めに切り込み脂肪を多めに入れて筋膜に至る．腰動脈穿通枝上の皮下脂肪が厚い部分で再建乳房インプラントを作製するイメージで腰部皮下脂肪を採取する[2]．

③胸腰筋膜下の切開剥離（図1～3）

- 穿通枝の位置を確認しながら腰三角からアプローチし，穿通枝の頭側および尾側の硬くて厚い胸腰筋膜を切開して脊柱起立筋膜に達する．次いで正中側の胸腰筋膜も切開する．
- 脊柱起立筋膜は厚く腰動脈穿通枝を確認しづら

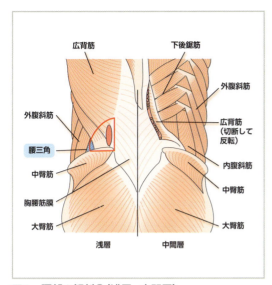

図1　腰部の解剖①（浅層・中間層）
●：穿通枝の位置，赤線：切開線．

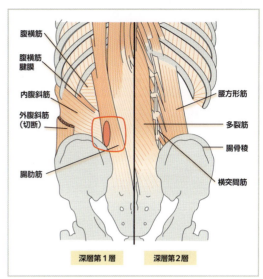

図2　腰部の解剖②（深層第1層・第2層）
●：穿通枝の位置，赤線：切開線．

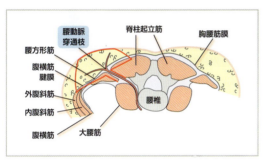

図3　腰動脈穿通枝と皮弁挙上の切開線
赤線：切開線．

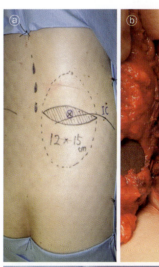
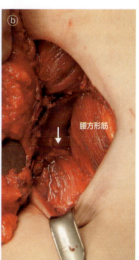
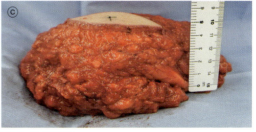

図4　皮弁採取
ⓐ 術前デザイン，ⓑ 腰動脈穿通枝（矢印），ⓒ 腰動脈穿通枝皮弁．

いため，穿通枝の確認は外側から行う．腰三角の外腹斜筋筋膜から腹横筋腱膜上に入る．さらに正中側に剥離を進めていくと腰方形筋膜に至る．腹横筋組織は水平方向に走行しているのに対して，腰方形筋組織は縦方向に走行しているので簡単に位置が確認できる．

- 腰方形筋筋膜下を正中側に剥離していくと深部から立ち上がってくる腰動脈穿通枝が容易に確認できる．そして正中側および周囲から筋膜剥離を行い，腰椎横突起レベルまで腰動脈穿通枝を掘り下げて血管茎を切離する（図4）．

④皮弁採取部閉創

- 腰三角の補強のため腹横筋と腰方形筋を可及的に縫合する．

- 持続陰圧ドレーンを留置して，浅筋膜・皮膚を縫合する．

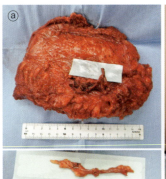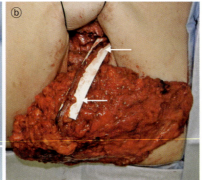

図5 血管吻合
ⓐ 腰動脈穿通枝皮弁の血管茎とバイパス血管（深下腹壁動静脈）．
ⓑ バイパス血管吻合部位．

⑤マウンド形成

- 仰臥位に体位変換して，健側乳房と対象になるように採取した皮弁のvolumeを整える．
- 次いで血管吻合操作を行う．胸部皮切の位置方向によって移植床血管として内胸動静脈あるいは胸背動静脈を選択する．バイパス血管が必要な場合にはバイパス血管の長さを調節して血管吻合を行う（図5）．
- 皮弁内の胸腰筋膜を胸壁に強固に固定して閉創する．
- 閉創の際，胸部皮切の位置を考慮してモニター皮弁を作成しておく．モニター皮弁は術後1週間で切除することもある．

術後管理・特徴的合併症

- 術後1～2日はベッド上安静とする．
- 術後1週間は，プロスタグランジンE1（PGE1），カルシウム拮抗薬，ヘパリン，ウロキナーゼを投与する．
- 術後1週間は，モニター皮弁で皮弁の血流をチェックする．
- 皮弁血流不全が疑われた場合には，躊躇なく再手術を行う．
- ドレーンは，50 mL以下，最大1週間で抜去する．
- その後の皮弁採取部の血腫・漿液腫に対しては，適宜穿刺排液する．

本術式のポイントと総括

- 腰部の後腹壁は第12肋骨・第1～第5腰椎・

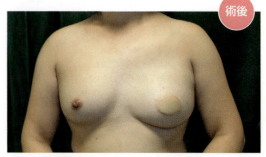

図6 症例写真
術後3年．

腸骨稜に起始停止をもつ複数の筋肉が幾層にも重なり合って構成されており，また硬くて厚い筋腱が強固に骨に付着しているのが特徴である．
- 腰動脈穿通枝皮弁挙上のポイントは腰三角にある．筋膜下の手術操作は，筋肉の走行を確認しながら進めていくと解剖学的にもオリエンテーションがつけやすく，穿通枝の同定および皮弁挙上が容易に行える．
- 本皮弁は片側腰部だけで十分なvolumeが採取可能である．しかし採取可能な血管茎が短く，バイパス血管が必要になることがある．バイパス血管の併用で血管茎が延長され皮弁の自由度が増すと同時に，縫合血管の口径差の調整も容易になる．

文献

1) Vasile, JV et al：Magnetic resonance angiography in perforator flap breast reconstruction. Gland Surg 5：197-211, 2016
2) Sultan, SM et al：Lumbar artery perforator flaps in autologous breast reconstruction. Clin Plast Surg 50：301-312, 2023

Ⅳ. 手術編　再建方法
2. 皮弁

[8] LD flap

梶川明義 ● 聖マリアンナ医科大学形成外科

広背筋皮弁（LD flap）は，1896年にTansiniが最初に報告し[1]，乳房再建にも用いられるようになった[2,3]．LD flapは血行が安定しており，合併症が少なく，手技も比較的簡単なため，乳房再建に多く用いられてきたが，腹部皮弁に比べ含まれる皮下脂肪が少ないため，大きな乳房が再建しにくく，部分切除後の再建や比較的小さな乳房の再建にのみ適応があるとされてきた．大きな乳房を再建する目的で，皮島より皮下脂肪を広く採取する方法が試みられてきたが，広く採取された脂肪の辺縁部の血行不良や，採取部の陥凹や皮膚のひきつれが目立ち，問題であった（図1）．そこで筆者らは「変形広背筋皮弁 transformer LD flap（T-LD flap）」という皮島のみを細長く採取し，周囲の皮下脂肪を広く採取しない方法を考案した[4]．本術式はその名の通り，細長い皮島を変形 transformさせ，立体的な乳房を作ることを特徴とする．本術式はこれまでより大きな乳房を安全に再建しつつ，背部に陥凹やひきつれを作らない．本術式について概説する．

適応基準と除外基準

- **適応基準**：乳房の大きさが中程度，あるいは乳房が大きくても背部の皮下脂肪が適度にある症例．一般的なLD flapに比べT-LD flapは約1.5倍まで再建が可能．マイクロサージャリーのリスクや腹部の合併症を避けたい患者．
- **除外基準**：乳房の大きさに対し，背部の皮下脂肪が極端に少ない症例．やせ型で乳房が特に大きな約10％の患者が除外される．

手術説明のポイント

術後合併症について以下を説明する．
- 背部のdonor-siteに陥凹やひきつれは生じないが，長い瘢痕ができる．
- 日常生活にほとんど問題は生じないが，乳房の奇異運動が気になることがある．
- 背部にしばらく知覚鈍麻が生じる．
- 血腫，漿液腫が生じることがある．

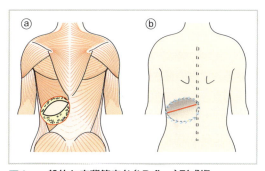

図1　一般的な広背筋皮弁（LD flap）形成術
一般的なLD flap形成術では，皮島より皮下脂肪を広く採取するため，背部の採取部に陥凹変形が目立ち，皮膚が癒着してひきつれる．

手術の実際

①デザイン

- 術前，立位で胸部に乳房マウンドの位置をマークする．乳房下溝の位置が特に重要である．背部にはT-LD flapをデザインする．まず背部に広背筋を描き，その起始部付近に上背部正中から側正中線に至るS字形の皮島をデザインす

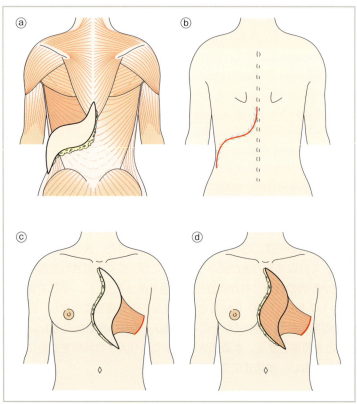

図2 変形transformer広背筋皮弁（T-LD flap）
広背筋起始部に細長いS字状皮弁をデザインし，広背筋に皮弁を載せて挙上する．
皮弁を皮下トンネルで胸部に移行し，背部は縫縮する．皮弁の表皮は除去する．

る．皮島の幅は，縫縮可能な6～8cmまでとする．皮島の長さは約30cmまでで，健側乳房の大きさと術前CTによる背部脂肪の厚みを参考に大きさを決定する．皮島は細長く蛇行した形になる（図2ⓐ）．

②皮弁挙上

- 全身麻酔下，側臥位でT-LD flapの挙上を行う．
 Point 術前のデザインに沿って皮島周囲を切開するが，皮下脂肪を皮島より広く採取しないようにして筋膜に達する．皮島より頭側の広背筋筋膜上で皮下を剥離し，正中縁は僧帽筋を頭内側に外す．皮島を載せた広背筋を尾側から肩方向へ挙上していく．

③皮弁の移行

- 胸部まで皮下トンネルを作成し，T-LD flapを移行する．背部は十分に止血を行ったのち，吸引ドレーンを留置して創を縫合閉鎖する（図2ⓑ）．

④皮島の表皮除去

- 皮島を胸部の創から外に出し（図2ⓒ），ダーマトームと剪刀を用いて深めの表皮除去を行うが，真皮の最深層は必ず温存する[5,6]（図2ⓓ）．

⑤マウンドの形成

- 筆者らは患者の健側乳房の形態に応じて皮弁の皮島を以下の種々の方法で変形transformさせ，乳房マウンドを形成する．

1) twin-birds transformer LD flap（TBT-LD flap）（図3）
- 皮島を中央部でS字状に二分割し，中央を重ね，両側先端部を巻きつけるようにして，切除乳腺に似た中高のマウンド形態を形成する．

2) peach style transformer LD flap（PST-LD flap）（図4）
- 皮島を中央で斜めに折り重ね，上胸部が薄く，

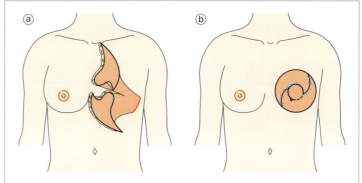

図3 twin-birds transformer LD flap（TBT-LD flap）
細長い皮島をS字状に二分割し，中央を重ねて周囲を巻きつけて乳腺形態を再現する再建法．重ねた皮島の中央部が厚く，中高の三次元的な形態となる．

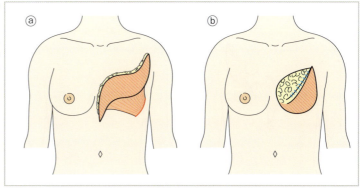

図4 peach style transformer LD flap（PST-LD flap）
細長い皮島を斜めに折り重ね，下垂した乳房形態を再現する再建法．折り畳んだ尾側のvolumeが大きく，頭側は広めに薄い形態となる．

尾側が厚い下垂乳房に似たマウンド形態を形成する．

3）tear-drop transformer LD flap（TDT-LD flap）（図5）
- TBT-LD flapを形成時に外側の皮弁先端を巻きつけず，肩方向に伸ばしたままにし，乳房から前腋窩線に至る膨隆を形成する．

4）SSM後の皮島を出す一期再建（図6）
- 皮膚温存乳房切除術（SSM）後にT-LD flapで一期再建を行う場合は，乳輪部に相当する皮島の表皮除去を行わずに残し，移植する．

⑥閉創
- 各方法で形成した表皮除去皮弁を乳房皮下ポケット内に挿入して固定し，皮島がある場合はこれを乳輪部に一致させて縫合する．ポケット内に吸引ドレーンを留置して創を縫合閉鎖する．

術後管理・特徴的合併症

①術後管理
- 術後は胸帯で1週間，乳房を固定し，排液が30 mL/日以下になるまで吸引ドレーン管理を行う．1週間後からは，ブラジャーで再建乳房を固定する．

②特徴的合併症
- 早期合併症として多いのは背部の漿液腫である．これを防ぐためには，術中に十分止血を行い，吸引ドレーンでしっかり管理する．ドレーン管理中は，腕の挙上を肩の高さまでとする．ドレーン抜去後に漿液腫を認めた場合は穿刺吸引を行う．漿液腫は通常，数回の穿刺吸引で消失するが，漿液量が多い場合は，穿刺後，トリアムシノロンを注入する．
- 後期合併症としてまれにみられるのは，胸部の

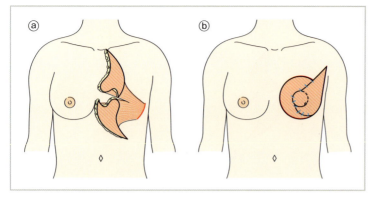

図5 tear-drop transformer LD flap (TDT-LD flap)
TBT-LD flapで，中央を重ねて片側は巻きつけ，片側は巻きつけずに前腋窩線を作る再建法．皮島を重ねた中央部が厚く，前腋窩線に自然な隆起が続く形態となる．

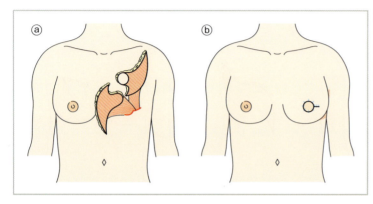

図6 SSM後に皮島を出すTBT-LD flap (TBT-i-LD flap)
皮膚温存乳房切除術（SSM）後にTBT-LD flapで一期再建を行う場合は，皮島を重ねる部分の表皮除去を行わず，乳輪部に露出させて縫合する．皮膚の余裕ができ，自然な形態を作りやすい．

奇異運動である．この奇異運動は，広背筋の張力の小さいT-LD flapでは比較的少ないが，患者が不快感を訴える場合は，1年後に局所麻酔下に広背筋離断術を行う．

本術式のポイントと総括

T-LD flapは患者の乳房の形に合わせてさまざまに変化させることができる．T-LD flapの皮島の脂肪は血行がよく，術後の脂肪硬化や萎縮がほとんどみられない．また，背部のdonor-siteは，皮下脂肪を広く採取しないため陥凹せず，柔らかでつまむことができる．

筆者は2020年7月から本術式による乳房再建を250例以上実施した．過去の一般的LD flapで作成した乳房の平均容量が185 mLに対しT-LD flapの平均容量は265 mL，中央値は170 mLに対し250 mLで，約1.5倍の大きさの乳房が再建でき，これまで腹部皮弁でなければ自家組織による再建が不可能と考えられた患者の多くがLD flapで再建可能となった．

文献

1) Tansini, I : Nuovo processo per l'amputazione della mammaella per canker. Reforma Med 12 : 3-5, 1896
2) Schneider, WJ et al : Latissimus dorsi myocutaneous flap for breast reconstruction. Br J Plast Surg 30 : 277-281, 1977
3) Bostwick, J 3rd et al : Breast reconstruction after a radical mastectomy. Plast Reconstr Surg 61 : 682-693, 1978
4) 梶川明義ほか：Twin Birds Transformer広背筋皮弁による新しい乳房再建法．Oncoplastic Breast Surgery 7 : 97-107, 2022
5) Kajikawa, A et al : Breast reconstruction using tissue expander and TRAM flap with vascular enhancement procedures. J Plast Reconstr Aesthet Surg 62 : 1148-1153, 2009
6) 梶川明義：表皮除去皮弁の作成法―SLS deepithelialization technique. 形成外科 60（増刊）: S138-S143, 2017

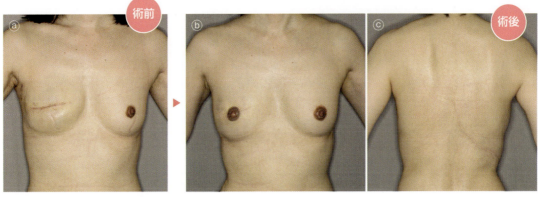

図7 症例写真（TBT-LD flap）
ⓐ 右乳房SSM，組織拡張器（TE）挿入後．左乳房容量200 mL．
ⓑⓒ TBT-LD flap形成術後2年．乳頭形成，刺青後1年．乳房形態は中高の立体的．背部は平坦で柔らかい．

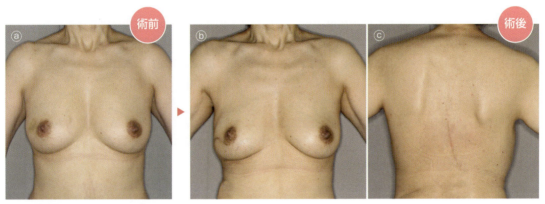

図8 症例写真（PST-LD flap）
ⓐ 右乳房乳頭温存乳房全切除術（NSM）術前．左乳房容量360 mL．
ⓑⓒ PST-LD flap形成術後1年．乳房は自然な下垂で立体的．背部は平坦で柔らかい．

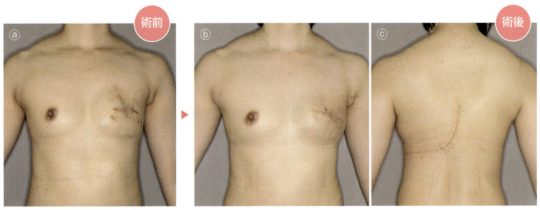

図9 症例写真（TDT-LD flap）
ⓐ 左乳房SSM，TE挿入後．右乳房容量180 mL．
ⓑⓒ TDT-LD flap形成術後10ヵ月．乳房形態は立体的で自然．背部は平坦で柔らかい．

Ⅳ. 手術編　再建方法
3. 脂肪注入

[1] 脂肪注入・ASC付加脂肪注入

武藤真由　●Lala ブレスト・リコンストラクション・クリニック横浜

本術式の乳房への適応は，脂肪注入後の脂肪壊死，囊腫などの合併症や，乳癌との鑑別がしにくいなどの理由により，米国形成外科学会（ASPS）で禁止となった歴史がある．その後Colemanによる注入方法"structural fat grafting"のほか，脂肪注入の乳房への安全性や有用性が報告され[1]，現在は乳房再建にも広く施行されている．一方，脂肪組織由来幹細胞（ASC）を付加した脂肪注入は，吉村らにより"cell-assisted lipotransfer（CAL）"[2]として広く周知されるようになったが，ASCの脂肪細胞や血管内皮細胞への分化，自己複製能，血管新生作用などにより，脂肪の生着率向上[3]や放射線照射後の組織修復効果[4]が期待できるとされる．CALで付加される細胞には，間質血管細胞群（SVF）や，SVFからASCを抽出し培養した，培養ASCがあり，本邦では再生医療等の安全性の確保等に関する法律に基づいて行う治療となっている．純脂肪および培養ASC付加脂肪注入について，筆者の経験を基に概説する．

適応基準と除外基準

- **適応基準**：乳癌が取り切れている．乳癌術後の乳房皮膚や皮下脂肪が温存されている．乳房皮膚が切除されていても，健側と比較して不足が少ない．腹部や大腿部，腰部に複数回吸引できる脂肪がある．
- **除外基準**：乳癌の治療中（抗がん薬や放射線照射中）である．乳房皮膚が健側と比較して大きく不足し，かつ皮膚の進展性がない（皮膚をpinchできない）．予想する手術回数の吸引できる脂肪がない．
- **培養ASCの場合**：上記に加え，放射線照射後，健側の乳房サイズが大きい，両側乳癌術後，やせていて吸引できる脂肪が少ない，などの条件を複合的に考慮し，患者と相談して決めている．

手術説明のポイント

- 注入した脂肪のすべてが生着するわけではない（筆者は自身の経験から，純脂肪の場合は3〜4割，培養ASCの場合は5〜6割程度だが，患者により異なること，特に放射線照射後の場合は，生着率は下がると予想されることを伝えている）．
- 乳房全切除術後の場合は，1回で終わる手術ではなく，複数回の手術を要する．
- 部分切除術後の場合も放射線照射後となるため，小さな凹みでも複数回かかる可能性がある．
- 術後合併症として，感染，囊胞oilcyst，脂肪壊死，吸引部の凹凸や一時的な知覚異常，また頻度は低いが気胸，腹腔穿刺，脂肪塞栓の報告があることを説明する．
- 保険適用外であるため自費診療になる．
- **培養ASCの場合**：培養できるのはASCのみであり，脂肪細胞を培養するわけではないため，手術の都度脂肪吸引する必要がある．

手術の実際

- 培養ASCの場合：筆者は細胞加工受託施設にASCの培養・凍結保管を委託しており，ASCを培養するための脂肪を事前に20 mL脂肪吸引して採取する（採取方法や培養凍結期間は細胞加工受託施設により異なる）．

①デザイン（図1）

立位で行う．乳房下溝線（IMF），乳房の膨らみとしたい領域，凹んでいる部位などをマーキングする．注入孔は，IMFに2，3ヵ所，乳輪辺縁や乳癌術後の瘢痕に2ヵ所としている．

- 脂肪吸引は，腹部，大腿前面・後面，腰部から選択する．一度吸引した部位は皮下瘢痕により吸引しづらくなるため，手術が複数回必要でやせている患者の場合は，計画的に吸引部を決める必要がある．
- 吸引刺入部は，臍辺縁や，大腿基部，腰部正中など，目立ちにくい部位にstab切開するマーキングとする．上腹部や側腹部を中心に吸引する場合は，臍から左右5〜10 cm程度外側とする．
- 注入孔，吸引刺入部は，黒の油性ペンでマーキングすると術後にtattooとなってしまうため，赤の油性ペンで行う．

②脂肪吸引〜脂肪の精製（図2）

- 吸引刺入部をstab切開し，ツメッセント液を注入する．筆者は，止血・術後の疼痛予防のために，1,000 mLの生理食塩水に1%リドカイン（キシロカイン®注射液「1%」エピレナリン〔1：100,000〕含有）を20 mL混合したものを，予定する脂肪注入量にもよるが，500〜800 mL程度用いている．
- 先端が鈍の吸引用カニューラを用いて電動または手動の脂肪吸引器で吸引する．浅筋膜周囲の脂肪を吸引するイメージで，左手掌を吸引部に添えて，層が深くならないよう，カニューラの先端の場所を左手掌で常に確認しながら行うと安全である．

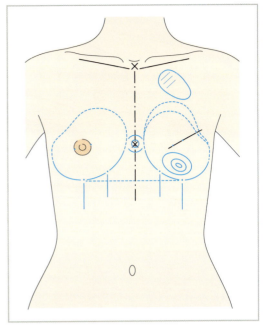

図1 注入領域のデザイン
立位で注入したい領域，凹んでいる領域などをマーキングする．

- 吸引した脂肪を，静置，洗浄，濾過，遠心分離により，麻酔液，血液や油滴を分離し除去する．筆者は70〜100 G程度の遠心分離で精製することが多い．

③脂肪注入（図3）

- 上記工程で精製した脂肪を，2.5 mLや5 mLのシリンジに分注する．
- 注入孔は18 G鋭針で開け，注入はカニューラと呼ばれる脂肪注入専用の先端が鈍の器具で行っている．カニューラを通して伝わる手の感覚で，皮下脂肪層，大胸筋内，肋骨上など，どこの層に注入しているかがわかる．鋭針での注入は，カニューラのような手に伝わる感覚はなく，また針の切れ方も使用するうちに変わってしまう．注入部を直接確認できない状況下での深層への鋭針での注入は，気胸のリスクがあるため，特に初心者は使用すべきではないと考える．
- 脂肪の注入の際は，シリンジの内筒を押す力，カニューラおよびシリンジ全体を引く力を調整

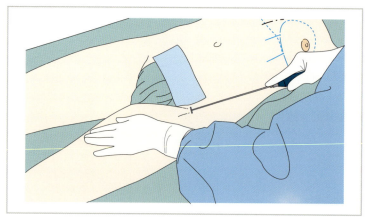

図2　脂肪吸引
大腿基部からカニューラを刺入し，左手掌を沿えて大腿前面を脂肪吸引する．

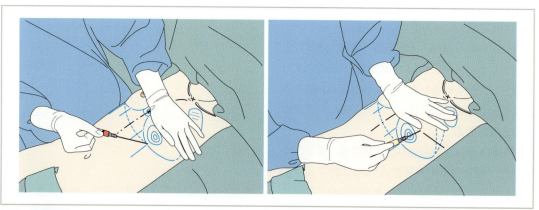

図3　脂肪注入
注入は，左手掌を添えて，どこの領域に注入しているかを感じながら行う．
デコルテ部に注入する際は，乳癌術後の瘢痕部や乳頭乳輪辺縁の注入孔から注入する．

して，細いパスタを描くようなイメージで注入する．1ヵ所にボーラスで注入すると，脂肪が壊死し，囊腫を形成するため行ってはいけない．

- Point 脂肪をできるだけ同じ層に注入しないよう，層を分けて注入する．皮下脂肪層の厚みを増やす方が生理的ではあるが，乳癌術後の皮下脂肪が薄くしか温存されていない症例では，大胸筋が主な移植床となる．やみくもに注入すると，どこに注入したかわからなくなり，同じ部位に注入を繰り返してしまう可能性があるため，注入する領域や層の順番を決めて行うとよい．筆者は浅層→深層→中間層の順に注入している．

- BDE区域に厚みがある丸い乳房形態を目指して注入するが，BD区域～IMF周囲にかけては大胸筋が徐々に薄くなるため，注入できる移植床が少ない．一度に形態を作ろうとはせず，複数回かけて徐々に厚みを増していく．

- 胸元の開いた洋服を着た際の上胸部の凹みを気にしている患者も多いため，鎖骨下～AB区域上縁のデコルテ部の皮下脂肪層にも注入する．鎖骨下～C区域の深層は口径の太い血管が多く存在するため，浅層のみに注入するようにしている．

- 内圧が高くなりすぎないように注入を終了する．触診上，注入部が硬く，毛穴が目立つようになったら内圧が高すぎるサインである．

- 組織拡張器（TE）が挿入されている場合は，TEの被膜と皮膚の間の層に注入する．ある程度脂肪を注入したら除水し，再度注入を繰り返し，徐々に生理食塩水を減量する．TEのサイズや生理食塩水の量にもよるが，2回目または3回

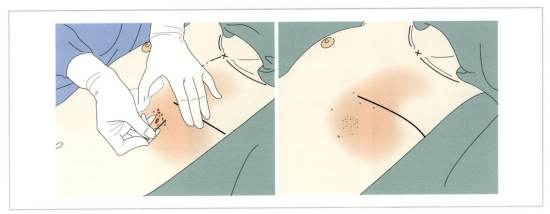

図4 リゴトミー
V字のカニューラを使用しても解除できない瘢痕は，18 Gで皮膚に多孔を形成しながら，瘢痕解除を行う．

目の手術でTEを抜去し，最終的に脂肪のみとする．
- 部分切除後の場合は，乳腺には注入しない．
- 培養ASCの場合：凍結された幹細胞を解凍，洗浄し，精製した脂肪に混合して注入用脂肪とする．

④リゴトミー（図4）

- 皮下瘢痕が強い部位は，鈍針のカニューラでは硬くて注入しづらいため，先端がV字のリゴトミー用のカニューラを主に用いている．瘢痕に蜂の巣状に穴を開けて，脂肪を注入するイメージで行う．
- やりすぎると大きな空洞が形成され，注入脂肪が癒合し壊死する．1回の手術で瘢痕を解除しようとはせず，複数回手術をする過程で徐々に改善させていく．
- 皮下浅層の瘢痕が非常に強い場合は，18 G針で皮膚に多孔を形成して皮下瘢痕を解除する．この針穴は瘢痕となり，目立たなくなることがほとんどであるが，事前に患者に同意をとっておくのがよい．ケロイド体質の患者には行わない．

術後管理・特徴的合併症

- 注入部は，安静を保つために肩の挙上や重いものを持つ行為，圧迫を術後1ヵ月間は避けるよう指示する．筆者は，移植床に陰圧をかけることで血流を増強し，浮腫状に体積を増加する目的で，術前後1ヵ月間，体外式乳房拡張器を併用している[5]．
- 吸引部は，出血予防や皮下出血斑の軽減のために術後1週間程度，腹帯，包帯や弾性ストッキングで圧迫する．吸引部の皮下出血斑は必ず出現し，消退するのに1ヵ月程度を要する．出血，血腫を認めた場合は，基本的には圧迫止血とする．
- oilcystは超音波検査で確認が可能である．2,3 mmの小さいものは経過観察としている．5 mm以上のoilcystにはならないよう手技を向上させるべきだが，できた場合は穿刺を検討する．
- 感染した場合は，切開排膿し，洗浄する．
- 重篤な合併症として，気胸，腹腔穿刺，脂肪塞栓の報告があるが，筆者は経験したことがない（図5）．

本術式のポイントと総括

本術式は，大きな瘢痕を作ることなく，自身の脂肪で再建できるのが利点である．既存の再建方法と比較すると新しい術式であり，自費診療となる分，結果に対する患者の期待も高い．また同じ手技で行っても，その結果には患者によりバラツキがある．予想される結果，目標とする結果や治療途中の経過について，患者と常に共有することが大切である．

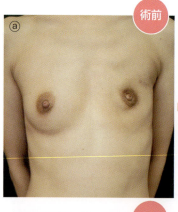
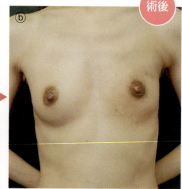
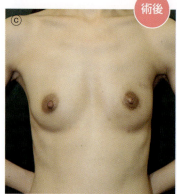
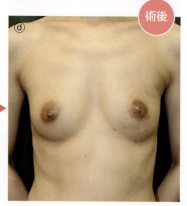

図5　症例写真
左部分切除術後，放射線照射後の再発で乳頭温存乳房全切除術（NSM）後の二次再建．
培養脂肪幹細胞（ASC）付加脂肪注入を3回施行し再建した．
ⓐ 術前．
ⓑ 1回目術後5ヵ月．
ⓒ 2回目術後5ヵ月．
ⓓ 3回目術後6ヵ月．

本術式のポイントをまとめると，
- 適切に適応を選択する．
- 丁寧な脂肪吸引，注入，リゴトミー手技を行う．
- 複数回の手術で計画的に乳房の形態を再建する．

となる．

文献

1) Coleman, SR：Hand rejuvenation with structural fat grafting. Plast Reconstr Surg 110：1731-1744, 2002
2) Yoshimura, K et al：Cell-assisted lipotransfer for cosmetic breast augmentation：supportive use of adipose-derived stem/stromal cells. Aesthetic Plast Surg 32：48-55, 2008
3) Li, M et al：The efficacy of cell-assisted lipotransfer versus conventional lipotransfer in breast augmentation：a systematic review and meta-analysis. Aesthetic Plast Surg 45：1478-1486, 2021
4) Tang, H et al：The therapeutic effect of adipose-derived stem cells on soft tissue injury after radiotherapy and their value for breast reconstruction. Stem Cell Res Ther 13：493, 2022
5) Khouri, RK et al：Brava and autologous fat transfer is a safe and effective breast augmentation alternative：results of a 6-year, 81-patient, prospective multicenter study. Plast Reconstr Surg 129：1173-1187, 2012

Ⅳ. 手術編　再建方法
4. ハイブリッド法

[1] LD flap+implant

藤井海和子 ● がん・感染症センター都立駒込病院形成再建外科

広背筋皮弁（LD flap）による乳房再建の最初の報告は1977年であり，それまで胸壁再建で使われていたLD flapを本術式と同様にシリコン乳房インプラント（SBI）と併用することで乳房再建を可能にした[1]．その後，乳房切除の術式の改良，組織拡張器や腹直筋皮弁の登場により，SBIはLD flapを必要としなくなり，LD flapも小さいサイズの乳房に使用する傾向となり，両者の併用は減少した．しかし，近年においてもさまざまな工夫による両者の併用が報告されている[2-4]．
当院では，自家組織再建を希望するが腹部皮弁を希望しない症例，対側乳癌で腹部皮弁がすでに使用されている症例，SBI再建を希望するが感染や放射線療法の既往によりSBI単独では安全性や整容性に問題が残る症例などに本術式を選択している．乳房切除が乳頭温存乳房全切除術（NSM）や乳輪温存乳房全切除術（ASM）の一次再建の場合は，背部に皮島を作らない広背筋弁（scarless LD flap）とし，乳房全切除術（Bt）や皮膚温存乳房全切除術（SSM）の一次再建では小さい皮島とすることでdonor-siteの整容性にも配慮している．当院での経験を基に概説する．

適応基準と除外基準

- **適応基準**：SBI再建を希望するが，SBI感染や放射線療法の既往がある症例，SBI再建でより整容性を高めたい症例（残存皮膚が薄い症例，スムースラウンド型インプラント使用例など），SBI再建で違和感が少ない再建を希望する症例，自家組織希望であるが腹部皮弁の希望がなくLD flap単独や他皮弁ではボリュームが足りない症例，対側乳癌で腹部皮弁がすでに使用されている症例など．
- **除外基準**：人工物を使用したくない症例，背部の瘢痕の有無に限らずLD flapを希望しない症例，すでにLD flapが使用されている症例など．

手術説明のポイント

- 大胸筋の上にSBIを入れるので，大胸筋下に挿入することによる違和感がなく，大胸筋とともに動く乳房を再建できる．
- LD flapでSBIを完全に覆うので，SBI単独より柔らかく自然な形態を再建できる．
- BtやSSMであっても，皮島露出にこだわらなければ一期再建が可能である．
- ボリュームはSBIで調整できるので大きな乳房に対応できる．また，SBI単独再建よりSBIのサイズダウンが可能となり，スムースラウンド型インプラントでも上胸部の張り出しが抑えられる．
- 通常のLD flapより皮島を小さくすることが可能で，背部の瘢痕を小さくできる．NSMやASMの場合は，scarless LD flapとすることで背部に瘢痕が残らない．
- LD flap単独より採取範囲が狭くなるため，腰部の陥凹変形が出にくく，痛みや漿液腫の合併症が減る．
- SBIを使用するので，乳房インプラント関連未分化大細胞型リンパ腫（BIA-ALCL）の発生の可能性とメンテナンスの必要性の説明が必須である．

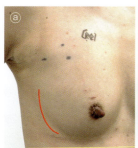
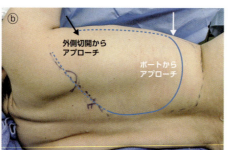

図1 デザイン
ⓐ 外側切開でアプローチ．
ⓑ 外側切開の創（黒矢印）からのアプローチ（破線の範囲）と腰部のポート（白矢印）からのアプローチ（実線の範囲）で広背筋（LD）の剥離と切離を行う．

手術の実際

①デザイン（図1）

- 外側切開のNSM・乳輪温存乳房全切除術 areolasparing mastectomy（ASM）の場合は，乳房切除創からのアプローチでのscarless LD flapとする．
- BtやSSMの一期再建の場合は，皮膚欠損部を被覆するのに十分な最小限の皮島とし，筋弁でSBIを覆いつつ皮膚欠損部に皮島が位置するようデザインする．二期再建の場合は，アプローチが可能であればscarless LD flapとする．

②皮弁挙上（図2）

- 肩甲骨より尾側では皮弁の剥離を浅筋膜上で行い，浅筋膜下の脂肪を付加する．腰部では筋体から外れた脂肪は付加しない．
- 外側切開のNSM・ASMの一次再建の場合は，乳房切除後の仰臥位のまま乳房切除創から見える範囲のLDの前面と後面の剥離を行う．体位を側臥位としてからさらに剥離を進め，腰部側方に5 mmのポートを留置し，それよりシーリングデバイスを挿入してLDの尾側と内側の切り離しを行う．ポート孔はドレーン孔として用いる．
- BtやSSMの場合は，通常のLD flapと同様に側臥位より開始するが，拡大LD flapとせずに腰部の脂肪は温存する．
- Point 広背筋停止部は胸背動脈の前鋸筋枝分岐より中枢側で全幅を切除する．胸背神経は温存するが，筋体切離部を胸壁に固定することで，

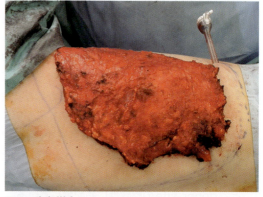

図2 皮弁挙上
LDの尾側から内側は腰部のポートからシーリングデバイスを挿入して切開する．

術後のanimationを予防する．

③皮弁の配置，SBI挿入，マウンド形成（図3）

- 仰臥位に戻し，LDを欠損範囲に敷き詰めるように配置し縫合固定する．マウンド尾側でLDを折り返して小さな乳房を作成する．BtやSSMの場合は，皮島を必要なサイズに合わせて脱上皮を行う．その後SBIを広背筋下（大胸筋上）に挿入する．
- Point サイズに迷うことがあるのでサイザーを用意しておくとよい．
- Point 用意したSBIでサイズが合わない場合や皮膚の血流不全が疑われる場合は，組織拡張器（TE）を用いて二期再建とする（TEも準備しておく）．
- 二次再建の場合は，scarless LD flapあるいは背部小切開のLD flapの移植とTEで二期再建とするか，皮島を利用して一期再建とする．すでにSBIが挿入された症例の三次再建に本術

式を行う場合は，大胸筋は胸壁に戻してscarless LD flapあるいは背部小切開のLD flapの移植とSBIの交換を行う．

④閉創

- 胸部と背部を完全に遮断すべく，皮下トンネルはpedicleのスペースのみとし，それ以外は乳房外側の皮下組織を胸壁に縫合固定する．
- 背部にドレーンを1本留置（NSMの場合はポート孔より挿入）し，術後漿液腫の予防のために2-0程度の吸収糸でキルティング縫合を行ったうえで閉創する．
- 胸部のドレーンは，LDの表面と裏面に1本ずつ留置する．

術後管理・特徴的合併症（図4～6）

- 手術翌日からSBI頭側変位予防目的で，上胸部をバストバンドで圧迫する（腋窩部でpedicleを圧迫しないよう注意する）．
- 背部漿液腫予防目的で，背部も腹帯で圧迫する．
- 血腫や漿液腫が生じた場合は，必要に応じて穿刺する．
- 上肢の挙上運動は術後4日目より開始する（バストバンド使用）．

本術式のポイントと総括

LD flapによる乳房再建ではしばしばボリューム不足が問題となる．ボリュームを補うためには，拡大LD flap，脂肪注入付加，SBI併用があり，当院では脂肪注入付加とSBI併用を使い分けている．SBI併用の利点は，SBI単独との比較では一期再建が可能，大胸筋上SBIで違和感が少ない，大胸筋上で動く乳房再建が可能，上胸部の自然な形態を作りやすい，放射線療法後などの悪条件でも可能，などである．LD flap単独との比較では，十分なボリューム，scarlessや小さい皮島とすることによる背部の整容面の改善，背部の痛みや漿液腫の軽減，などが挙げられる．

本術式は，脂肪注入器などの特別な機器が必要なく，マイクロサージャリーのように難しい手技も必要としないため，どの施設でも行うことがで

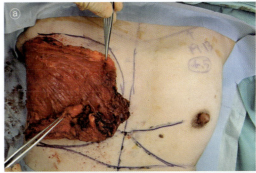
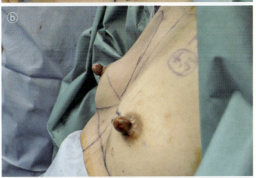
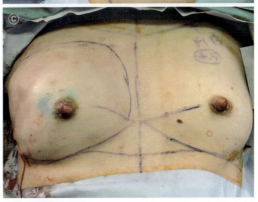

図3　皮弁の配置，シリコン乳房インプラント（SBI）挿入，マウンド形成
ⓐ 欠損範囲に広背筋を充填し，尾側は折り返してマウンドのボリュームとする．
ⓑ 広背筋皮弁（LD flap）で小さい乳房を再建する（これをSBIで豊胸する）．
ⓒ SBI挿入後．

きる．また将来的に，SBIから脂肪注入へ入れ替える足場として利用できる可能性がある．

ただし，SBIとLD flap双方の合併症についても十分説明し，同意を得る必要がある．

文献

1) Schneider, WJ et al：Latissimus dorsi myocutaneous flap for breast reconstruction. Br J Plast Surg 30：277-281, 1977

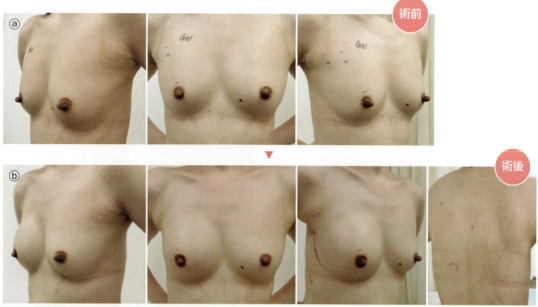

図4 症例写真（右乳頭温存乳房全切除術〔NSM〕とscarless LD flap＋SBI再建）
ⓐ 術前，ⓑ 術後1年7ヵ月．
SBI：Natrelle Inspira® M210（Allergan Aesthetics社）
背部：瘢痕，陥凹変形なし

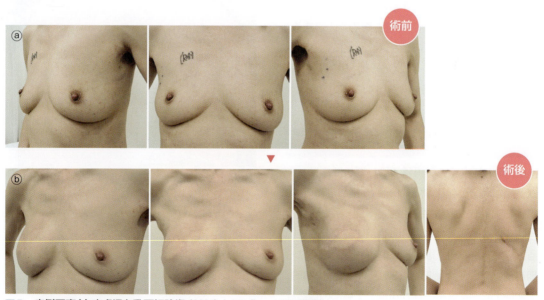

図5 症例写真（右皮膚温存乳房切除術〔SSM〕とLD flap＋SBI再建）
ⓐ 術前，ⓑ 術後1年2ヵ月．
SBI：Natrelle Inspira® L200（Allergan Aesthetics社）
背部：短い瘢痕，変形なし

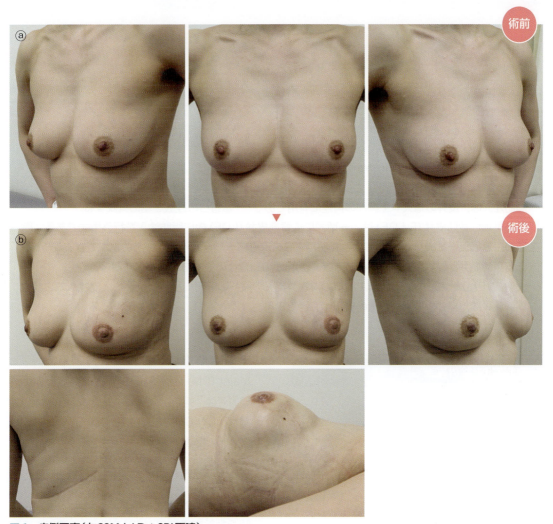

図6　症例写真（左SSMとLD＋SBI再建）
ⓐ 術前，ⓑ 術後1年10ヵ月．
SBI：Natrelle Inspira® LP165（Allergan Aesthetics社）
背部：短い瘢痕，変形なし
仰臥位：アナトミカル形態を保っている

2) Bittar, SM et al：Single-stage breast reconstruction with the anterior approach latissimus dorsi flap and permanent implants. Plast Reconstr Surg 129：1062-1070, 2012
3) Levine, SM et al：Outcomes of delayed abdominal-based autologous reconstruction versus latissimus dorsi frap plus implant reconstruction in previously irradiated patients. Ann Plast Surg 69：381-382, 2012
4) Lee, HC et al：Use of a vertical muscle-sparing latissimus dorsi flap in implant-based breast reconstruction without position change. Ann Plast Surg 81：152-155, 2018

IV. 手術編　再建方法
4. ハイブリッド法

[2] flap＋脂肪注入

田港見布江 ● 大阪大学大学院医学系研究科形成外科学

脂肪注入は，皮弁の増大や上胸部の再建に有用であり[1]，筆者らの経験を基に概説する．
脂肪付加広背筋皮弁（F-LDF）は，一期的に広背筋皮弁（LDF）内に脂肪注入を行う術式である．脂肪の生着は良好であり，LDFによる乳房再建の欠点であった容量不足を補うことができる[2]．小さな皮島や筋弁として挙上することもでき，donorの整容性に優れた再建が可能となる[3,4]．
大胸筋（PM）への脂肪注入は，上胸部の再建や皮弁の段差の解消に役立つ．また，皮弁への二期的脂肪注入は，皮弁の増大や変形の修正に応用できる．

適応基準と除外基準

- 適応基準：
  - LDFの一期的容量付加．
  - 皮弁の二期的容量付加．
  - 上胸部の再建．
- 除外基準：
  - 移植床の条件が脂肪注入に適さない．
  - 必要量の脂肪が採取できない．
  - 術後放射線照射の予定がある．

手術説明のポイント

- 条件により脂肪の生着率が大きく異なる．
- 術後3ヵ月程度は，容量が減少していく．

手術の実際

①F-LDFを用いた再建（図1，2）

- **Point** 脂肪付加広背筋皮弁 fat-augmented LD myocutaneous flap（F-LDF）挙上は，通常のLDFと同様である．皮島は容量が足りれば小さくてもよく，乳頭温存乳房全切除術（NSM）などでは筋弁として用いると背部に瘢痕のない再建が可能となる．浅筋膜下脂肪層と筋層に脂肪注入を施し，下極のマウンドを主に皮弁で形成，上胸部は大胸筋 pectoralis major（PM）に脂肪注入を行う．筆者らの症例検討では，脂肪注入量の中央値は，広背筋（LD）114 mL（46〜305 mL），PM 60 mL（15〜200 mL）であった[5]．

②PMへの脂肪注入（図3）

- **Point** 一期的には，前述のF-LDFのほか，大腿深動脈穿通枝皮弁（PAP flap），深下腹壁動脈穿通枝皮弁（DIEP flap）でも上胸部の再建として併用できる．また，二期的にも追加注入が可能である．

③二期的皮弁増大（図4）

- **Point** F-LDFにおいて容量不足が生じた場合は，追加の脂肪注入が非常に有効である．通常のLDF，PAP flap，DIEP flapへの二期的脂肪注入も可能で，増大や変形の修正などに応用できる．その際，血管茎の損傷に留意する．

術後管理・特徴的合併症

- 筋体へ脂肪注入した場合は，術後3ヵ月程度は積極的な運動を控える．
- 合併症は各皮弁および脂肪注入術に準じる．

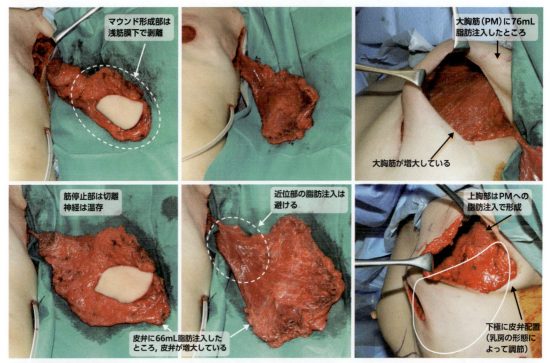

図1 脂肪付加広背筋皮弁（F-LDF）の術中所見

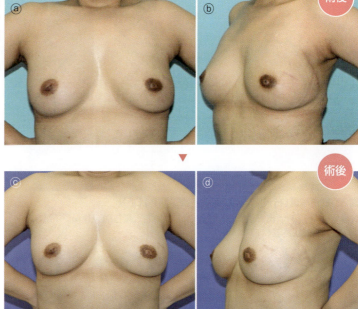

図2 症例写真（左乳頭温存乳房全切除術〔NSM〕＋センチネルリンパ節生検〔SLNB〕，一次一期F-LDF）

乳腺切除量486 g，皮弁重量320 g，脂肪注入量（LDF 157 mL，PM 150 mL）
ⓐⓑ 術後半年．
ⓒⓓ 術後5年．体重増加に伴い，健側・再建側ともに増大している．追加手術なし．

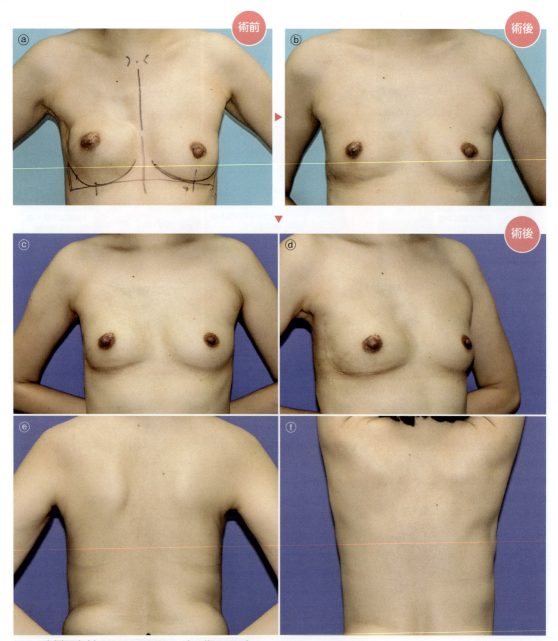

図3 症例写真（右NSM＋SLNB，一次二期F-LDF）
乳腺切除量323 g，皮弁重量（筋弁）210 g，脂肪注入量（LDF 211 mL，PM 97 mL）
ⓐ 術前（組織拡張器〔TE〕挿入中）．
ⓑ 術後半年．
ⓒ～ⓕ 術後2年．乳頭壊死に対し健側より乳頭移植，皮弁へ脂肪注入追加（120 mL）を行った．
背部はscarlessで整容性良好，上肢挙上時は，陥凹がわかる．

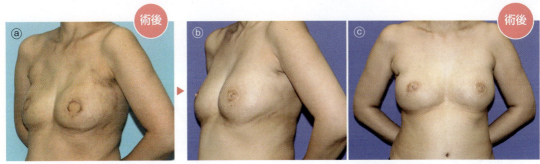

図4 症例写真（両側皮膚温存乳房全切除術（SSM）＋SLNB，一次一期深下腹壁動脈穿通枝（DIEP）flap）
乳腺切除量（右634 g，左661 g），皮弁重量（右326 g，左350 g）
ⓐ 術後半年，上胸部は皮弁が充填できず陥凹が目立つ．
ⓑⓒ 術後5年，PMに脂肪追加を2回施行した（脂肪注入量1回目計193 mL，2回目計192 mL）．

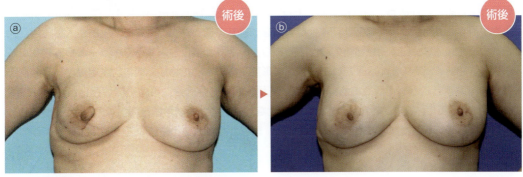

図5 症例写真（右NSM＋SLNB，一次二期F-LDF）
乳腺切除量425 g，皮弁重量315 g，脂肪注入量（LDF 176 mL，PM 146 mL）
ⓐ 術後8ヵ月．サイズがかなり小さい．術後8ヵ月目に皮弁へ脂肪追加（230 mL）を行った．
ⓑ 術後4年．

本術式のポイントと総括

- F-LDFで再建可能な乳房サイズには，多くの因子が影響する．皮膚の緊張（一期再建か二期再建か，皮膚切除量，瘢痕や被膜の硬さ），筋体の大きさ，浅筋膜下の脂肪量，脂肪採取量，脂肪注入の手技，追加の脂肪注入を予定するかなど，総合的に判断して適応を決める必要がある．

文献

1) 冨田興一ほか：手技の実際，乳房切除後再建 自家組織皮弁との併用．Oncoplastic Breast Surgery 9：58-64, 2024
2) 冨田興一：脂肪付加広背筋皮弁（latissimus dorsi flap）による乳房切除後再建術．Oncoplastic Breast Surgery 9：44-52, 2024
3) Maitani, K et al：Scarless total breast reconstruction with a fat-augmented latissimus dorsi flap. Plast Reconstr Surg Glob Open 9：e3887, 2021
4) Tomita, K et al：Total breast reconstruction with a fat-augmented latissimus dorsi flap：a comparative study between muscle and myocutaneous flaps. J Plast Reconstr Aesthet Surg 83：250-257, 2023
5) Taminato, M et al：Fat-augmented latissimus dorsi myocutaneous flap for total breast reconstruction：a report of 54 consecutive Asian cases. J Plast Reconstr Aesthet Surg 74：1213-1222, 2021

Ⅳ. 手術編　再建方法
4. ハイブリッド法

[3] implant＋脂肪注入

淺野裕子 ● 亀田総合病院乳腺科

乳房全切除後のシリコン乳房インプラント（SBI）による乳房再建で，皮下組織が広く切除されている症例では，波打ちripplingや胸壁との境界が目立つ（step-off deformity）といった整容面での問題が生じることがある．組織拡張器（TE）とSBIによる二期的乳房再建において，SBIに脂肪注入を併用するハイブリッドな方法により整容面を改善することが可能となる．脂肪注入移植は，大きな瘢痕を残さない自家組織移植のひとつであり，必要な部位に注入するフィラーとしての利点ももつ方法である．そのためSBIだけでは難しい形態を再現するために，また自家組織としての柔らかさを再現することも可能である．一方で，乳房への脂肪注入は，移植後に壊死した部分が囊胞oil cyst，石灰化，線維化をきたすことが問題となっている．脂肪移植後の生着の機序を理解して，正しい技術で行うことが必要となる．ここでは，筆者が行っている方法や工夫について述べる．

適応基準と除外基準

- **適応基準**：SBIによる再建を希望する患者のなかで，より高い整容性を求める患者を対象としている．TEの拡張終了時の形状が良好で，SBIに置き換わったときをイメージしてもらい，整容面での不満がなければSBIだけの再建としている．TEの周囲の段差，特に上胸部の段差を気にしている場合は，SBIだけでは改善することが難しいため，脂肪注入併用による選択を提示する．放射線照射後の症例では，積極的に脂肪注入の併用を勧めている．
- **除外基準**：脂肪注入併用のメリット・デメリットを理解できない患者，希望しない患者には勧めていない．脂肪採取があるため，極端にやせている患者も除外している．

手術説明のポイント

SBIに脂肪注入を併用するメリット・デメリットを説明する．
- SBI単独の再建と比べて，なだらかな形状と柔らかい再建乳房が得られる．
- 自家組織皮弁再建のように，移植部も採取部も大きな瘢痕を残さない．
- SBI単独の再建と比べて，手術時間が30分〜1時間程度長くなる．
- 移植した脂肪が生着しないと，しこりを残すことがある．
- 脂肪吸引部に，凹凸不整を残すことがある．

手術の実際

①デザイン

- TEからSBIへ入れ替えるための皮膚切開は，乳房切除術の瘢痕を用いることが多いが，正面から見たときに目立たない乳房下溝に新しく皮膚切開を行うこともある．正中線と乳房下溝線などの基本線，皮膚切開線を描く．また脂肪注入移植する部分にもマーキングを行う（図1）．
- 脂肪吸引部は，腹部，大腿，腰部などから選択するが，体位変換を必要としない腹部や大腿前面などを第一選択とする（図2）．

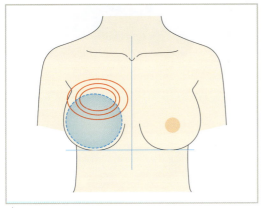

図1 デザイン
基本線（水色線）のほかに，シリコン乳房インプラント（SBI）に相当する部分（水色破線）また注入予定部位（赤線）をマークする．

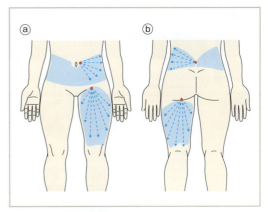

図2 代表的な脂肪吸引部
仰臥位（ⓐ）では下腹部，大腿前面，また腹臥位（ⓑ）では腰部，大腿後面の吸引が可能である（水色部分）．
臍，鼠径部などの皮膚小切開（赤点）から，カニューラを入れて動かして（水色矢印）吸引する．

図3 手術体位
乳房操作と脂肪吸引の2チームが同時にスタートできるように，機器類を配置する．

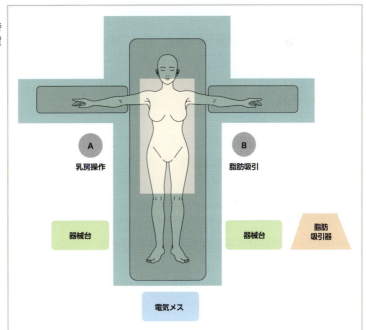

②手術体位

- 手術中に上半身を起こせる手術台を使用することが望ましい．両側の上肢を側方に出しておく．手術時間の短縮のため，また吸引した脂肪をなるべく速やかに注入移植できるように，乳房操作と脂肪吸引操作を2チームで同時に開始する．脂肪吸引を行う術者が右利きの場合は，患者の左側に脂肪吸引器などをセットするとよい（図3）．

③乳房操作

- 予定切開線から，皮膚切開と被膜を切開してTEを取り出す．TEが良好な位置で拡張されている症例では，SBIへ入れ替えるために必要な長さだけの被膜切開とする．被膜を切開または

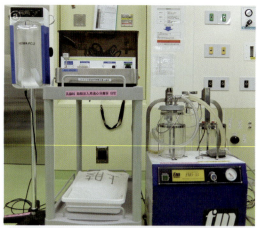
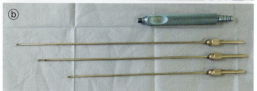

図4 脂肪吸引のための機器
ⓐ 筆者が使用している脂肪吸引のための機器．右から，動力式脂肪吸引器，遠心機，ツメッセント液を装着した輸液用加圧器．
ⓑ 脂肪吸引用のカニューラ．吸引部位によって長さの違うものを使い分ける．

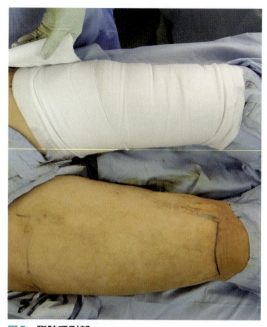

図5 脂肪吸引部
両側大腿前面からの吸引が終了したら，弾性包帯で圧迫する．

切除してしまうと，あとで脂肪注入したときに注入した脂肪がポケット内に漏れてしまうからである．

④脂肪吸引（図4，5）

- 吸引部の出血を軽減するために，100万倍エピネフリン加生理食塩水のツメッセント液を専用のカニューラを用いて注入しておく．脂肪吸引は，100 mL 以上の脂肪を必要とするときには，手動式のものより動力式脂肪吸引器を用いた方が短時間で採取できる．脂肪吸引用のカニューラは，細すぎるものは脂肪細胞の破壊の原因となるため，内径3〜4 mm 前後のものを使用している[1]．吸引した脂肪の精製・処理に関して多くの報告があるが標準化された方法はない[2]．吸引脂肪のなかにはツメッセント液が含まれているため，水分を除去してコンパクトにするために遠心処理を行っている．吸引した脂肪は室温に放置すると破壊が進むため，なるべく速やかに移植ができるように，乳房側の操作と採取のタイミングを合わせることが重要である．吸引が終わったら，ツメッセント液をカニューラ刺入部から押し出しておき，大腿部は弾性包帯を巻いておく．また身体の広い範囲が術野として露出されているため低体温になりやすい．吸引部には布などをかけて保温に努める．

⑤脂肪注入移植（図6）

- 脂肪注入は，手術台を起こして45°ぐらいの半座位にして行う．慣れないうちは，少し脱水したTEが挿入されたままの状態で注入を行うと，形状のイメージがついて注入を必要とする部分がわかりやすい．乳房全体の皮下に注入するためには200〜250 mL 程度の脂肪が必要となるが，十分な量の脂肪が採取できない場合は，SBIの頭側縁から上胸部にかけて優先的に注入する[3]．将来，皮弁法で乳頭乳輪を再建する場合は，その部位にも注入しておくと，皮弁の挙上が容易となる．
- 注入は，できるだけ少量ずつ分散させるように

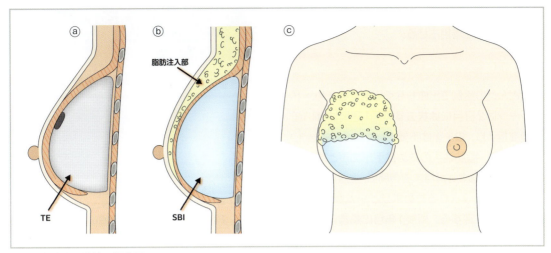

図6 脂肪注入移植の概念図
ⓐ 組織拡張器(TE)拡張終了時．
ⓑ 上胸部をなだらかな形状にするために，主に頭側中心に脂肪注入を行って，SBIを挿入した．
ⓒ 正面から見たところ．

移植することが，術後の脂肪壊死を防ぐために重要となる．筆者は，ハンドルを1回転すると約0.5 mLの脂肪が出るように作製された乳房への脂肪注入専用のスクリュー式シリンジに150 mmの18 G鋭針またはインフィルトレーションカニューラを接続して注入している（図7）[4,5]．利き手と反対の指をポケット内に入れて，進めている針先を確認しながら大胸筋内と皮下組織内に移植する．**Point** 注入後は皮下の厚みが10～15 mm程度は増していることがわかる．同じ部位に過度な注入をすることは生着を妨げる原因となるため，移植用脂肪が残っている場合は範囲をさらに広げて注入するとよい．

⑥ implant挿入から閉創，ドレッシング

- 注入が終了したら，ポケット内に漏出した脂肪を十分に洗浄して取り除く．
- 太さ10 Frの低圧持続吸引ドレーンを挿入してから，準備しておいたSBIをポケット内に挿入する．閉創は，被膜と筋層，真皮，皮膚の3層を縫合する．注入のための刺入部も6-0黒ナイロン縫合糸で1針縫合しておく．
- 乳房は，綿などを置いて，軽くバストバンドで圧迫する．吸引部は，腹部の場合は乳房と同じ

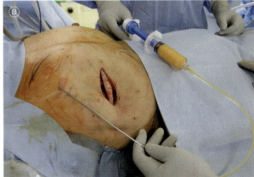

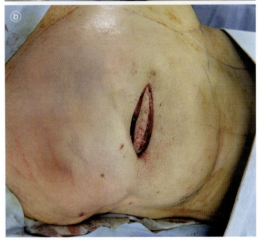

図7 脂肪注入移植の術中所見
ⓐ 右乳房へ注入するところ．専用のシリンジを用いている．
ⓑ 頭側中心に注入が終了したところ．

バストバンドを巻き，大腿部の場合は弾性ストッキングを着用させる．

術後管理・特徴的合併症

- ほとんどの症例で出血もなく経過するため，ドレーンは2日目には抜去する．1週間は軽い圧迫を指示し，抜糸後は不要としている．術後1, 2週間は，脂肪注入のため皮下出血斑と腫脹を認める．術後3ヵ月目までの間に，生着しなかった脂肪が吸収されるためボリュームが減るが，その後は安定する．術後1年目に超音波検査を行うと，注入した層にoil cystが散在して見える．5mm程度のものは吸収されてしまうが，1cm以上で皮膚上からも触知する場合は穿刺することもある(図8)．
- 吸引部は，腹部の場合はバストバンドやガードルを，また大腿部の場合は弾性ストッキングを1, 2週間着用させる．術後1ヵ月で皮下出血斑は消失し，その後は患者自身で皮下のマッサージを1ヵ月間程度行うように指示している．

本術式のポイントと総括

- 脂肪注入をSBI再建に併用するメリット・デメリットが説明でき，患者の選択ができることが必要である．

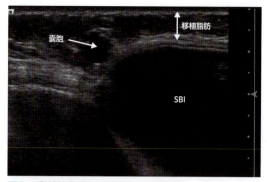

図8 脂肪注入後2年目のエコー所見
SBIの上層は，移植脂肪が生着して厚さを増していることがわかる．石灰化を伴う4mm大の囊胞oil cystを認める．

- 脂肪注入移植の生着の機序を理解したうえで，乳房への脂肪移植ができること，その術後経過を知り，合併症についても知ることが必要である．

参考文献

1) 淺野裕子：注入脂肪組織のpreparation 1：脂肪吸引．PEPARS 198：20-25, 2023
2) 水野博司：脂肪注入・移植における脂肪精製・処理．脂肪注入移植術，淺野裕子ほか編，克誠堂出版，p14-20, 2019
3) 淺野裕子：ブレスト・インプラントを併用した二期的乳房再建．脂肪注入移植術，淺野裕子ほか編，克誠堂出版，p88-99, 2019
4) 淺野裕子ほか：脂肪注入移植を併用したインプラントによる二期的乳房再建術．形成外科59：467-475, 2016
5) 淺野裕子：乳房への脂肪注入法とデバイス③．PEPARS 138：50-55, 2018

V
手術編

健側乳房修正・タッチアップ

V．手術編　健側乳房修正・タッチアップ

[1] 健側乳房修正

棚倉健太 ● 三井記念病院形成外科・再建外科

左右の乳房の対称性を得ることは乳房再建の重要なゴールの一つである．しかし，健側の容量や形態によっては患側での再現が難しい場合がある．このような場合にA増大術やB縮小・固定術が考慮される．なお，本邦で保険適用はない．
再建術に伴うA増大術，B縮小・固定術に共通する点は，再建側の完成像を予測し，その形態や乳頭乳輪位置に合わせた健側のデザインをすることである．

A 増大術（豊胸 augmentation）

適応基準と除外基準

- **適応基準**：特に乳房インプラント（BI）再建を希望する患者で，健側乳房容量が不足し，再建に用いるBIの選択が困難となる症例．皮膚の弛緩が高度な偽下垂においても，再建側BIの選択を容易にする意味で行われることがある．
- **除外基準**：単純に審美性の向上を目的としている場合．再建が自家組織で行われる場合も健側にBIが入ることによりその恒久性が毀損されるため自家脂肪移植を考慮すべきである．

手術説明のポイント

- 一般的な術後合併症としての後出血，感染，肥厚性瘢痕．
- BI挿入の合併症としての位置異常，被膜拘縮，破損．
- 自費診療であり混合診療は認められていないため，合併症発生時の対応も自費診療となる可能性が高いこと．

手術の実際

乳腺よりも下の層にBIを留置する．その層には乳腺下，筋膜下，大胸筋下がある．乳房上極でのpinch test（組織をつまむ）で2 cm以上の組織量が確認できる場合は乳腺下への挿入が可能とされる[1,2]．しかし，乳房全体が滑り落ちるような変形を生ずる場合があり，避ける論調もある[3]．
Point 筆者は乳房再建時の対側豊胸については，対側発症も考慮して胸筋下で専ら行っている．

①デザイン

- 切開線としては腋窩と乳房下溝がある（図1）．それぞれ4 cm程度の切開で挿入が可能である．腋窩は乳房から遠いほど見えにくいが，難易度も高くなる．硬性鏡による鏡視下手術が安全である．健側乳房の乳頭-乳房下溝線間距離が極端に短い場合は，乳房下溝線よりも1〜1.5 cmほど尾側に切開線を置き，乳頭が下向きにならないような配慮を要する（図2）．また，手術時には感染予防の観点から乳頭をフィルム材などでカバーするとよい．

②BIの選択

- 基本的に健側乳房の幅を上回らないようなBIを選択する．具体的には計測値よりも1 cmほど小さなBIを選択する．健側の測定値を各社のBI一覧表に当てはめることで，ある程度の容量を推定できる．**Point** あくまで患側の再建を容易にする目的であり，100〜150 mLでも

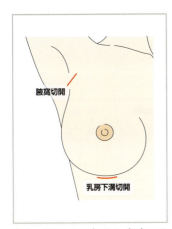

図1 乳房インプラント（BI）による乳房増大術の切開線

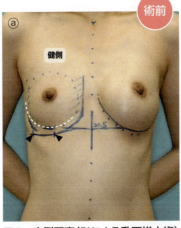

図2 症例写真（BIによる乳房増大術）
ⓐ 健側は容量だけでなく再建側よりも幅や底面積が小さい．乳房下溝位置（白点線）で切開しBIを挿入すると乳房上に切開線が位置してしまうため，これよりも1～1.5 cmほど低い矢頭の位置に皮切を設ける．
ⓑ 術後3年．

十分である．最も突出度の高いタイプは再建側で再現できず選びえない．

③大胸筋下の剥離

- 腋窩からの場合は大小胸筋間を，乳房下溝からの場合は前鞘-大胸筋間から剥離を進める．剥離範囲は外側が直角となるようなD型がよい．内頭側に肋間・内胸の太い穿通枝が多く注意を要する．大胸筋尾側端は切離した方が頭側変位が起こりにくい．

④BIの挿入

- 洗浄・止血確認ののちBIを挿入する．この際，創部の再消毒，BIの抗菌薬（セファゾリンナトリウムなど）への浸漬が被膜拘縮予防の観点から推奨される．また，創縁保護や清潔の観点からBI挿入時の漏斗型の補助器具（ケラーファンネルなど）の使用が便利である．

術後管理・特徴的合併症

- 後出血予防のため翌朝までの胸帯による圧迫を指示する．その他は通常のBI再建と変わりない．スムースラウンド型BIが一般化し，よりボトミングアウトが起こりやすくなっており，安易な尾側方向への剥離はしない方がよい．

B 縮小・固定術

適応基準と除外基準

- **適応基準**：特にBI再建を希望する患者で，中等度以上の下垂があり，患側での再現が困難な症例．縮小においては健側容量が多く，BI，自家ともに再建が困難もしくは不適応な容量となる場合．
- **除外基準**：対側の創を望まない．

手術説明のポイント

- 一般的な術後合併症としての後出血，感染，肥厚性瘢痕．
- 乳頭下の縦瘢痕は目立つ場合がある．
- ごくまれに乳頭部の壊死がある．
- 程度の差はあるが再度下垂する．

手術の実際

　乳房の皮膚量と内容量を調整することで乳房下溝を鈍角に近づけ，患側の再建を容易にすることを目的としている．その際に皮膚だけでなく乳房内容も切除すれば縮小術となる．

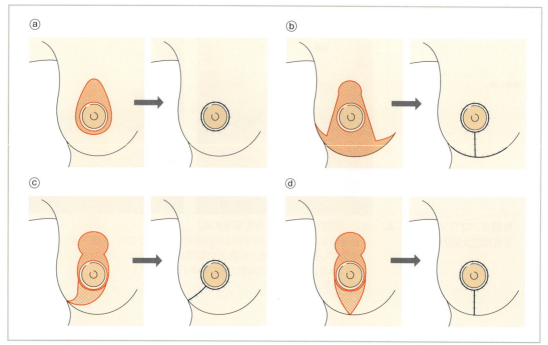

図3 B 乳房縮小・固定術の切開線
ⓐ 乳輪周囲切開．
ⓑ 逆T字切開．
ⓒ 斜切開．
ⓓ 縦切開．

①切開線（図3）

- 乳輪周囲（楕円）切開，縦切開，斜切開，逆T字（inverted-T）切開などがある．乳輪周囲切開は手術痕が最も少ないが，処理可能な余剰皮膚量には限界があり，後戻りも多い術式である．逆T字切開は乳頭直下に縦の瘢痕が残るが，処理できる皮膚量は縦方向・横方向ともに十分であり，応用範囲が大きい．筆者は斜切開を主に用い，内側下方の皮膚切除も要する場合には逆T字切開に移行するように利用している．

②デザインのポイント（図4）

- ⓐまず鎖骨中点−乳房下溝線の最下点間の線を引く（図4ⓐ）．ⓑ次に乳房を左右に強めに引き，ⓐと同様の位置で直線を引く（図4ⓑⓒ）．このⓑ-ⓒ間が縦，斜や逆T字切開で切除可能な皮膚の限界であり，実際にはこれよりも狭い幅に切除線を設定する．　Point　ⓓ再建側から逆算した新しい乳頭位置をマーキングする（図4ⓓ）．
- 鎖骨中点からおよそ20 cm程度となることが多い．短すぎると逆に間延びした印象の乳房となるので注意する．
- 乳輪は38〜42 mmに設定されることが多い．"cookie cutter"と呼ばれる専用器具のほか，使いかけの紙テープなどでも代用可能である．乳輪部の切開線を設定する際は，助手に乳房を基部より強く把握してもらい，場合によっては捻りも加えて乳房に十分な張りを与えてマーキングする必要がある．これは切開を加える際も同様である．

③皮膚の処理

- まず上記で設定した皮切線を乳輪周囲より切開していく．血流の確保のため乳輪周囲は全層では切らず，特に内上方については脱上皮のみにとどめる．斜切開および逆T字切開では，乳房下溝部に切開を加えるが，乳房下溝の靱帯構造

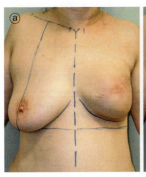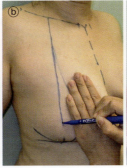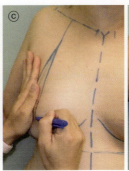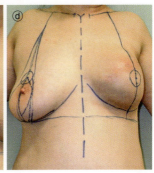

図4 B 乳房縮小・固定術の基準線
ⓐ 正中線，鎖骨および鎖骨中点，乳房下溝線とその高さの横線，鎖骨中点と乳房下最下点を結んだ線．
ⓑⓒ 乳房を左右に牽引し，鎖骨中点と乳房下溝線最下点を結んだ線．
ⓓ 再建側で乳頭乳輪再建位置を想定し，その対照となる位置を逆算する．

は温存するようにやや頭側方向へ斜めに侵入する．

④乳房内容の処理

- 単純な固定術の場合，皮膚以外は切除せず，内側や外側へ皮弁を作成する．縮小術も兼ねる場合は切除する皮膚の直下の脂肪も切除する．次に乳腺に至り，乳房下極の外側よりで90°分ほどの乳腺を切除する．これを直接縫合することで全体の重心が頭側へ移動する．

⑤閉創

- 洗浄・止血確認し，ドレーンを留置して閉創を開始する．まずは縦部分から仮縫合して全体のバランスをみるとよい．乳輪周囲のみを残して縫合を完了させる．ここで体位を(半)座位として形態をみると同時に，乳頭予定位置で周囲とのバランスをみつつ乳輪を広げながら仮縫合し，位置を決める．このマーキングに沿ってさらに脱上皮を行う．脱上皮した辺縁に沿って皮下に非吸収糸で一周巾着縫合を行い，過度の拡大を予防する．乳輪と脱上皮部分を縫合して手術を終了する．

術後管理・特徴的合併症

- 後出血予防のため翌朝までの胸帯による圧迫を指示する．その他は乳房部分切除術と同様である．乳房容量が大きい場合，縦の瘢痕に全体からの荷重がかかるため，創傷治癒遅延となりやすい．まれに乳頭乳輪のうっ血性の壊死もあるため注意を要する．術中，術直後のある程度の形のゆがみは，時間経過とともに重力による変化でほとんどが改善される．このため終刀時の形態に拘泥する意味はあまりない．

本術式のポイントと総括

美容乳房増大術には，大別するとBIによるものと注入によるものがある．本項ではBIによるものを扱った．BIによる増大術は確実性が高く簡便だが長期では破損のリスクがある．再建で行われる増大術では，注入は専ら脂肪移植によるものと思われる．切開が小さく脂肪組織として生着し永続するが，一度に大量に増大することはできず定着率は一般に50％程度とされ手技にも依存する[4]．

増大術も縮小・固定術も，ある一時は必要性がうかがわれたものの，長期経過による体重増加や後戻りで実際には必要なかったかもしれないケースも多くある．その点において美容医療との違いは明白であり，あくまで再建を助ける手段としての節度を保つべき術式である．

文献

1) Tebbetts, JB et al：Five critical decisions in breast augmentation using five measurements in 5 minutes：the high five decision support process. Plast Reconstr Surg 116：2005-2016, 2005
2) Adams, WP Jr：The process of breast augmentation：four

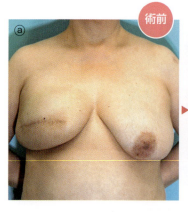
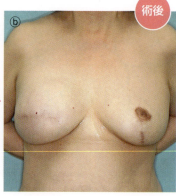

図5 症例写真（B乳房縮小・固定術，BI再建）
ⓐ 術前，ⓑ 斜切開による縮小・固定術後4年．

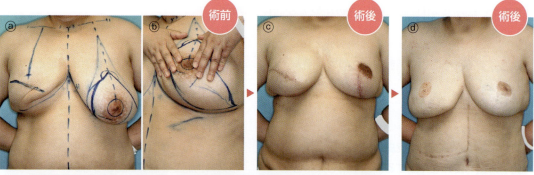

図6 症例写真（B乳房縮小・固定術，深下腹壁動脈穿通枝皮弁〔DIEP flap〕再建）
ⓐⓑ 斜切開だがシミュレーションの下，相当量の皮膚を切除している．同時にTE側も修正した．
ⓒ 左縮小固定術後半年．右DIEP再建の術前．
ⓓ DIEP再建後6年．両側とも下垂していることがわかる．

sequential steps for optimizing outcomes for patients. Plast Reconstr Surg 122：1892-1900, 2008
3) Hauch, AT et al：Subpectoral implant repositioning with partial capsule preservation：treating the long-term complications of subglandular breast augmentation. Aesthet Surg J Open Forum 3：ojab009, 2021
4) 素輪善弘ほか：乳房に対する自家脂肪移植術についてのエビデンス解釈と今後の展望．Oncoplastic Breast Surgery 9：1-8, 2024

[2] 乳頭乳輪再建

小宮貴子 ● 東京医科大学病院形成外科

乳癌患者にとって，治療とはいえ手術により乳房の膨らみに加えて乳頭乳輪複合体（NAC）を失う精神的負担は大きい．一般的に手術時に乳腺外科医からNAC再建の情報が伝えられることはないのが現状であるが，NAC再建について情報を提供することで前向きな治療意欲につながる可能性がある．再建方法には移植・局所皮弁・medical tattooがあり，症例に応じてそれぞれ組み合わせて乳頭と乳輪を再建する．NAC切除後の乳房再建において，NAC再建は乳房再建の仕上げの位置づけであり，合併症なく美しく再建することが求められる．筆者の経験を含めて美しい乳頭乳輪を再建するためのコツを本項にて概説する．

適応基準と除外基準

- **適応基準**：術式決定基準として，健側乳頭乳輪の大きさと形・再建乳房の状態・患者の希望の3項目を考慮して乳頭と乳輪の術式を決定する．術式決定のフローチャートを図1に示す．組み合わせは，「乳頭移植＋乳輪移植」「乳頭移植＋陰部大腿内側植皮」「乳頭移植＋乳輪medical tattoo」「乳頭局所皮弁＋乳輪medical tattoo」「乳頭局所皮弁＋陰部大腿内側植皮」「三次元three-dimensional tattoo（3D tattoo）」がある（図2）．
- **除外基準**：きわめて菲薄化した皮膚や放射線照射後，かつ血流の悪い皮膚への局所皮弁再建は合併症のリスクが高く注意を要する[1]．

手術説明のポイント

- 再建の時期について：乳房マウンドの腫脹が落ち着いた時期，再建後約6ヵ月以降にNACを再建する．
- 各術式のメリット・デメリット：写真やイラストを活用し比較を伝える（表1）．
- 採取する部位の変化について：形，感覚，機能の変化について伝える．採取後の健側乳頭の瘢痕は目立ちにくく，感覚は約6ヵ月以内に回復する．採取後の健側乳輪の瘢痕は目立つ．授乳を考慮する場合，乳頭移植は第一選択にはなりにくい．
- 再建後の術直後～長期的な変化について：局所皮弁乳頭は時間経過とともに突出projectionが低くなるため乳頭保護が必要である．tattooは退色し色が薄くなるため再染色を考慮する．乳輪移植は左右のサイズ差が生じやすい．

手術の実際

①デザイン

立位で健側NACに対称な位置を決定する．

②乳頭移植

- 採取側のポイント：乳頭部位の痛み軽減のためまず初めに乳頭基部に局所麻酔を施行してから，乳頭自体に注入する．乳頭の幅とprojectionの径を比較し，表2のごとく採取方法を決定する．残存乳頭は神経温存のため電気凝固による止血を極力控える．採取後乳頭のprojectionは表2のごとく縫合方法を変えることで調整できる．

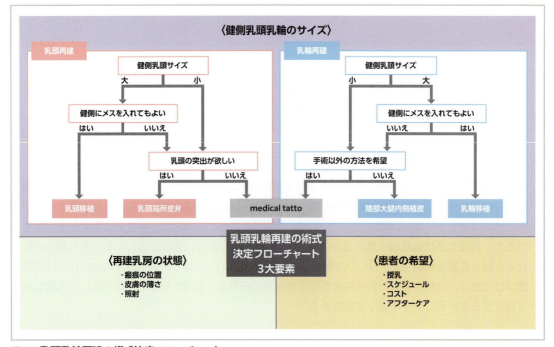

図1 乳頭乳輪再建の術式決定フローチャート
健側乳頭乳輪のサイズ, 再建乳房の状態, 患者の希望の3つを考慮し, 術式を決定する.

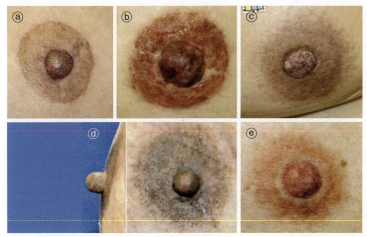

図2 各術式の再建乳頭乳輪
ⓐ 乳頭移植＋乳輪移植.
ⓑ 乳頭移植＋陰部大腿内側植皮.
ⓒ 乳頭移植＋乳輪medical tattoo.
ⓓ 乳頭局所皮弁＋乳輪medical tattoo.
ⓔ 三次元three-dimensional tattoo(3D tattoo).

- 移植側のポイント：確実な生着を促すため, 移植床の十字切開や皮弁作成にて乳房真皮への接着面積を増やす.

③乳輪移植

- 採取側のポイント：乳頭移植と組み合わせる場合, 乳頭は垂直に採取し断端を縫合する(表2, 縫合方法「左右を寄せる」の図参照)ことで乳輪縫縮後の乳頭平坦化を予防できる. 乳輪は内周よりも外周を採取する方が乳頭平坦化を予防できる. 採取量は乳輪半径の半分強とする. 採取側乳輪は経時的に直径が広がるため, 移植側よりも小さめに仕上げる[2](図3).

- 移植側のポイント：乳輪は乳頭周囲に巻き付けて移植するが, 経時的に瘢痕が白く目立つので極力乳輪内の瘢痕は少なくする(図4).

表1 各術式の比較

再建術式組み合わせ		乳頭	移植	移植	移植	局所皮弁	局所皮弁	medical tattoo
		乳輪	乳輪移植	陰部大腿内側植皮	medical tattoo	陰部大腿内側植皮	medical tattoo	medical tattoo
治療回数			1回	1回	2回	1〜2回	2〜3回	1回
清拭・安静			約2週 濡らさない・安静	約2週 濡らさない・安静	約2週 濡らさない・安静	約2週 濡らさない・安静	2日 濡らさない	2日 濡らさない
特徴			最もリアルな仕上がりだが健側乳輪の創が目立ち, 乳輪径の左右差が生じうる	色はわずかに異なるが健側・再建側ともに整容性に優れる	リアルさ・侵襲・メンテナンスのバランスがよい	健側にメスを入れずに乳頭の突出が得られる	健側にメスを入れずに乳頭の突出が得られる	手術が不要で侵襲が少ない
メリットデメリット	質感		○	○	×	×	×	×
	色		○	△	△	△	△	△
	突出 projection		○	○	○	△	△	×
	術後メンテナンス		○	○	△	△	×	○
	侵襲		×	×	△	×	△	○
	授乳		△	△	△	○	○	○
	瘢痕		△	△	○	△	△	○

表2 乳頭採取・縫合方法

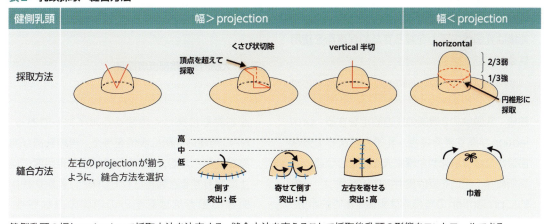

健側乳頭の幅とprojectionで採取方法を決定する. 縫合方法を変えることで採取後乳頭の形態をコントロールできる.

④大腿内側陰部植皮

健側乳輪の色調に合わせて採取部を選択する (図5).

⑤乳頭局所皮弁

- 図6に代表的な乳頭局所皮弁を示す.
- 乳頭のprojectionを維持する条件を示す[3,4].

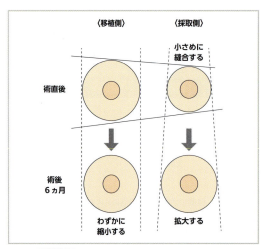

図3 乳輪採取
採取側は移植側よりも小さめに縫合しておくと，経時的に左右の乳輪直径が近似する．

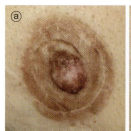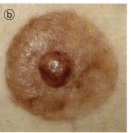

図4 乳輪移植
ⓐ 採取した乳輪皮膚を巻き付けて移植．
ⓑ 一枚皮膚または縫合線を乳頭尾側に設置して移植．

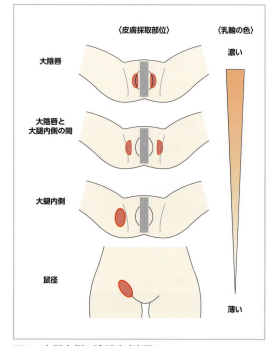

図5 大腿内側・陰部皮膚採取

1) **Point** 皮弁の構造躯体の工夫
- 血管茎pedicleが瘢痕と重ならないように設定する．
- 重なる場合は数mm位置をずらす．
- 皮弁には脂肪を多く含める．
- 皮弁乳頭瘢痕は乳頭に斜めに置く．

2) **Point** 周囲環境への工夫
- 皮弁採取後の縫縮時は，周囲を十分に剥離し，乳頭への牽引力を減らす．
- 術後は乳頭への圧力を減らすため保護器を使用する．

術後管理・特徴的合併症

- 移植：乳頭は約2週間の圧迫固定をする．projectionが高すぎる場合，乳頭先端まで十分な血流が及ばず壊死や色素脱失を起こしうる．
- 局所皮弁：圧迫を避け皮弁の血流を保つ．一般的にprojectionの維持率は術後1年で約半分，2～3年で約1/3ほどであり，乳頭保護器の装着を勧める[4]．

本術式のポイントと総括

- さまざまな術式があり，健側NACと患側乳房皮膚の状態を確認し適切な術式を選ぶことが，左右対称に美しく再建するポイントである．NAC再建は乳房に表情を与え，再建乳房が自然な乳房となり，NAC再建が患者満足度の向上に寄与すると報告されている[5]．乳房切除術対象の患者には膨らみの再建のみならず，NAC再建の情報提供を早期から行うことが望ましい．

文献

1) Nimboriboonporn, A et al：Nipple-areola complex reconstruction. Gland Surg 3：35-42, 2014
2) Nagura-Inomata, N et al：The optimal reconstruction size

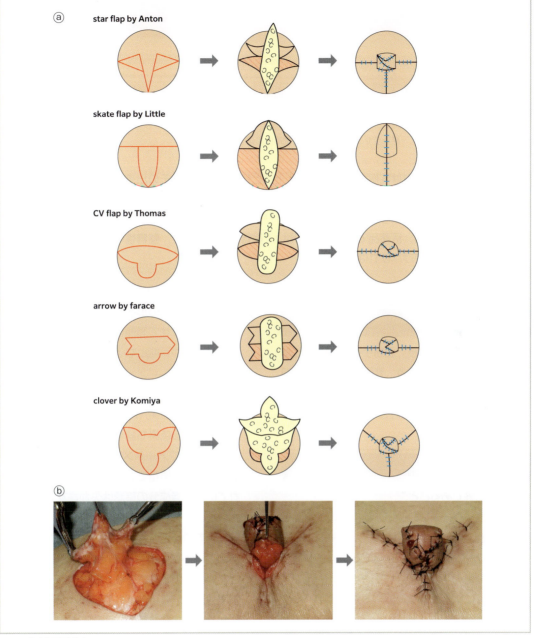

図6 各種局所皮弁
ⓐ 各種局所皮弁のデザイン．
ⓑ clover flapの実際．乳頭に相当する部位をあらかじめmedical tattooで染色し，全皮弁に脂肪組織をつけて挙上し，真皮弁の上に固定して縫合する．

of nipple-areola complex following breast implant in breast cancer patients. Springerplus 5：579, 2016
3) Komiya, T et al：A new local flap nipple reconstruction technique using dermal bridge and preoperatively designed tattoo. Plast Reconstr Surg Glob Open 5：e1264, 2017
4) Komiya, T et al：Long-term outcome of nipple projection maintenance after reconstruction with clover flap technique. Aesthetic Plast Surg 45：1487-1494, 2021
5) Tan, YY et al：Patient-reported outcomes for nipple reconstruction：review of literature. Surgeon 19：e245-e255, 2021

V．手術編　健側乳房修正・タッチアップ

[3] medical tattoo

冨田祥一 ●がん・感染症センター都立駒込病院形成再建外科

再建乳房アートメイクは乳房再建の最後の仕上げとして行われる．その出来栄えによって乳房全体の印象を左右する重要な工程であり，その有用性は明らかである[1]．諸外国ではtattooと同様の規制のなか，非医療者による施術が行われているが，日本では医行為とされているため，医療機関で行われる．医療機器，医薬品でないものを用いて医行為を行う以上，整容性のみならず，安全性に配慮した治療を心がけなければならない．

適応基準と除外基準

- **適応基準**：乳房再建後，乳癌手術によって乳輪や乳頭が切除された患者．乳頭再建の有無は問わない．
- **除外基準**：色素成分に対して明らかにアレルギーをもっている者．

説明のポイント

- 保険適用外であること．
- アートメイク施術後の適切な創部管理が重要であること．
- 表皮のターンオーバーによって施術後1ヵ月間は色の変化（退色）が起きやすいこと．
- ごくまれに色素成分に起因するアレルギーが起こること．
- MRI検査の妨げとなりうること．

手術の実際

①デザイン

- 乳輪の形状は姿勢によって変化するため，必ず立位でデザインする．健側乳輪の横径，縦径のサイズを定規で計測して描いてもよいが，筆者はより正確な形を描くために透明なフィルムの中央に1cmほどの穴を開けたものを用いている．健側の乳輪の形をトレースし，これを切り出し，反転させて患側に写すことで簡便に乳輪のデザインが可能となる．

②色素の混色

- 米国食品医薬品局（FDA）は皮膚に注入するためのいかなる色素も認可していない．そのうえで医療としてアートメイクを行うのであれば，色素の選別は慎重でなければならない．混合されている色素成分の確認は欠かさず行っていただきたい．
- これまで多く報告されてきたように，乳輪乳頭部のアートメイクは時間とともに退色する[2]．経年的に色の明るさを表す明度や鮮やかさを示す彩度は上がり，色調はやや赤みを帯びるようになる．すなわち調合し使用すべき適切な色とは，健側の目的とする色調に比べてわずかに明度が低く，赤みが少なくやや黄みの強い色と言える[2]．
- アートメイクは白いキャンバスに描くのとは異なり，肌色の皮膚の真皮へ色素を入れる点描画である．そのため選択した色調と実際の発色は異なる．色調を決める際は健側皮膚に薄く色素を塗って確認するとよい．　**Point**　色素の色味に慣れるまでは色素を混ぜずに健側皮膚に薄く塗布し，目的とする色調との違いを確認したう

えで混色し，理想とする色調に近づけることを推奨する．色素の混色は再建乳房アートメイクにおける重要な部分である一方で，最も難しい部分であると言われている[3]．

③施術

- まず，出血を抑えるエピネフリン入り1%リドカイン（キシロカイン®）で施術部の周囲浸潤麻酔field blockを行う．その後，アートメイクマシンあるいはタトゥーマシンの針先に色素を付け，針を刺入することで着色していく（図1）．
- 健側の乳輪乳頭をよく観察し，その特徴を捉えた色を少なくとも3～4色準備し使い分ける．着色は乳頭の基部から開始することで，作成した色素の色調が適切か判断することができる．内側から外側へ向けて色の輪を広げていくことでグラデーションが作りやすい．乳輪辺縁のグラデーションを重視する患者は多く，重要なポイントである．一方Montgomery腺などの細かいディテールを描いたとしても数ヵ月で色が滲んでしまう傾向があるため，筆者は健側の乳輪乳頭の特徴を捉えたシンプルな着色を心がけている．また，再建乳房アートメイクは早期の退色は望まれない．そのため，なるべく色調が長持ちするような着色を心がけている[4]．

術後管理・特徴的合併症

- 施術後はゲンタマイシン軟膏を塗布しガーゼ保護をする．施術翌日より入浴を許可しているが，痂皮が完全に脱落する施術後7～10日までは軟膏塗布を継続指示している．元来アートメイク後の感染率は低く[5]，適切な創部管理をすることで感染予防は可能である．施術後1ヵ月もすると表皮のターンオーバーにより落ち着いた色調となる．その後の退色は緩徐ではあるが進行するため長期的なフォローアップを行い，色を追加することはいつでも可能であることを伝えている．
- 図4では典型的な再建乳房アートメイク後の経時的な色調変化を示す．本症例は4色の色素を用いているが，まず健側乳輪と同等の色調を

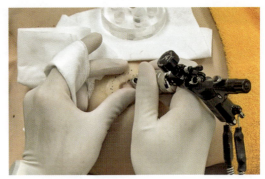

図1　施術の様子
乳頭の基部から開始している．何よりも左手で皮膚を伸展することが重要である．

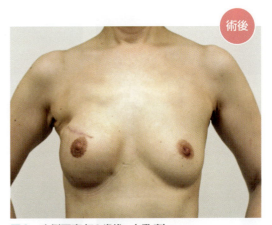

図2　症例写真（50歳代，右乳癌）
乳房全切除術後，implantによる一次二期乳房再建術後1年2ヵ月．

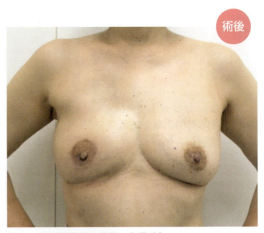

図3　症例写真（50歳代，右乳癌）
皮膚温存乳房切除術（SSM）後，広背筋皮弁と脂肪注入による一次一期乳房再建術後1年．

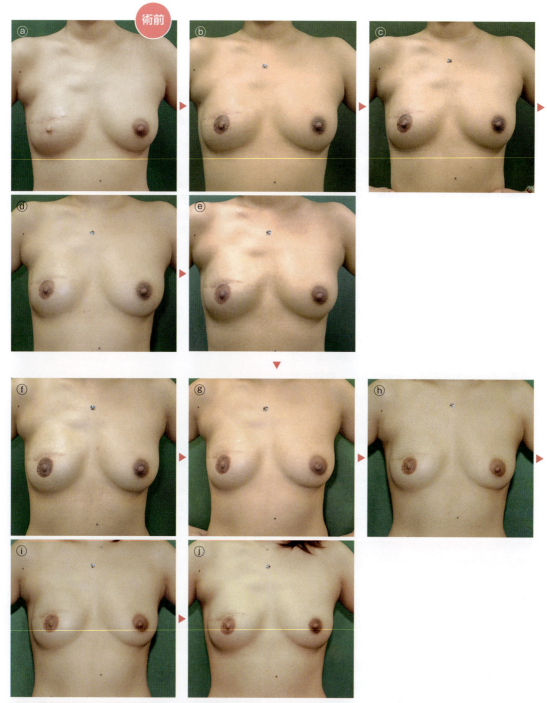

図4 症例写真(40歳代，右乳癌SSM＋センチネルリンパ節生検〔SLNB〕)
SSM後，インプラントによる一次二期乳房再建．再建乳房アートメイクの色調変化を示す．
ⓐ アートメイク前．
ⓑ 初回から1週間後，ⓒ 初回から3週間後，ⓓ 初回から6週間後，ⓔ 初回から3ヵ月後．
ⓕ アートメイク後6ヵ月目に2回目のアートメイク施行．2回目から1週間後，ⓖ 2回目から1ヵ月後，ⓗ 2回目から2ヵ月後，
ⓘ 2回目から3ヵ月後，ⓙ 2回目から6ヵ月後，良好な仕上がりとなっている．

ベースカラーとして作成し，それに少量の黄色を混ぜたものを乳輪部に，乳輪部には健側と同等の色調を作成したのち少量の黄色色素を混ぜたものを用い，乳頭部にはベースカラーにくすんだ桃色を混ぜたものを用いた．初回から6ヵ月の時点で再度着色し，その後は良好な色調を維持している．

- 長期経過の過程でごくまれにアレルギー症状を呈することがある．そのアレルゲンとして色素，軟膏，針などが考えられるが，特定に至るケースは少ない．ステロイド外用薬で軽快することが多いが，症状が持続する場合は皮膚科での加療を推奨する．

本術式のポイントと総括

乳輪乳頭へのアートメイクは乳房再建術の最後の仕上げである．施術後に鏡に映る自身の姿に笑顔を見せる患者を見ると，主治医として充実感とやりがいを感じることができる．アートメイクを含む乳輪乳頭再建術を行うことで乳房再建術後の整容性のみならず再建術全体の満足度が向上するが，その手技は手術と異なり，学べる教材や環境は少ない．選ぶ色，刺入する針の深さ，針を動かす速さなど留意するポイントは多いが，ぜひこの技術を身につけ，自身の手で患者と歩んだ再建のプロセスを完成させていただきたい．

文献

1) Tomtia, S et al：A survey on the safety of and patient satisfaction after nipple-areola tattooing. Aesthetic Plast Surg 45：968-974, 2021
2) Tomita, S et al：Color change after paramedical pigmentation of the nipple-areola complex. Aesthetic Plast Surg 42：656-661, 2018
3) Little, JW et al：The finishing touches in nipple-areolar reconstruction. Perspect Plast Surg 2：1-22, 1988
4) 冨田祥一：再建乳房アートメイク．美容皮膚医学BEAUTY 48：55-61, 2023
5) Tomita, S et al：Complications of permanent makeup procedures for the eyebrow and eyeline. Medicine (Baltimore) 100：e25755, 2021

V．手術編　健側乳房修正・タッチアップ

[4] エピテーゼ

田中真美 ● 愛知医科大学形成外科

エピテーゼにはA人工乳房およびB人工乳頭乳輪があり，それぞれ接着剤で装着するタイプと，素材自体の粘着力で装着するタイプのものがある．これらには「乳房再建術を受けなくても乳癌術後の外観のコンプレックスを解消できる可能性がある」というメリットがある一方で，デメリットも指摘されており，患者はそれを理解したうえで作成や購入を考えるべきである．乳癌手術や乳房再建術を行う医療者もエピテーゼについての最低限の知識をもち，患者に情報を提供できるようにするのが望ましい．

適応基準と除外基準

①A人工乳房（図1）

乳房全切除術後の患者は，乳房がなくなったことによる喪失感や，下着がずれる，体幹の左右のバランスがとりにくいなどの不都合を感じることがあるが，手術への抵抗感などから乳房再建術を望まない患者も多い．そのような患者でもエピテーゼを使用することで問題が解決できる可能性がある．ただし，自費での購入となり比較的高価であること，自分で着脱の必要があること，サイズによっては重量が大きくなり，取り扱いにくくなること，などについて理解を得たうえで，患者自身に適応を判断してもらう必要がある．

②B人工乳頭乳輪（図2）

乳房マウンドまでは手術により再建したものの，乳頭乳輪は再建しない患者も存在する．その理由はさまざまだが「マウンドさえあれば服を着たときの違和感はないため乳頭乳輪は必要がない」と考える患者も多く，「温泉など人前で裸になるときのみ乳頭乳輪があればよい」と考える患者には人工乳頭乳輪使用がよい適応となる．

人工乳房，人工乳頭乳輪のそれぞれに接着剤で装着するタイプと，素材自体の粘着力で装着するタイプのものがある．接着剤を使用するタイプのものは皮膚への負担から長期的な連用は勧められないが，水に濡れても脱落せず，一度接着すると通常3～7日間は装着し続けることができるため，温泉旅行を楽しむ患者も多い．それに比べて素材自体の粘着力で装着できるものは水に濡れると外れる可能性はあるが，着脱が容易で皮膚への負担が少ないため，毎日の装着が可能である．

AB いずれも装着によって皮膚トラブルを生じる場合は適応外となる．接着剤は接触皮膚炎を起こすことがあり，製品購入前にテストを行った方がよい．粘着性素材による皮膚トラブルは比較的まれである．

エピテーゼの材料

- 身体の欠損部を補綴するためのエピテーゼは医療用シリコンを材料として作製されることが望ましいが，現在のところ規制がない．シリコン素材のなかでも，急性毒性試験，組織培養試験，重金属含有量試験，抗血栓性試験，皮膚反応試験，発熱性物質試験，溶出物試験などに合格し，しかも多年にわたり良好な使用実績をもつものだけが医療用（メディカルグレード）と称され

る．筆者の勤務する愛知医科大学形成外科には補綴外来があり，形成外科専任の歯科技工士がエピテーゼをオーダーメイドで作製しているが，当院ではすべてメディカルグレードの材料を使用し，薬事委員会，材料委員会，倫理委員会にて患者提供の承認を受けている．ただし，メディカルグレードのシリコンは一般工業用のシリコンと比べると価格が3～15倍になってしまうという欠点がある．また，当院では医療用接着剤も数種類を用意して，パッチテストを行って患者の状態に合わせて使い分けをしている．またリムーバーや皮膚保護剤も活用して皮膚トラブルの予防を行っている．

購入・入手方法

- エピテーゼは診療材料ではないので医師の指示などは必要なく，患者が専門の業者に直接発注して入手するのが一般的である．学会展示やネット上で情報を発信している業者も多い．
 Point 乳腺外科外来や形成外科外来では各種パンフレットを取り揃え，患者に渡せるようにしておくとよい．

作製の実際（乳頭乳輪の場合）

- 当院の補綴外来担当の歯科技工士によるB人工乳頭乳輪の作製の過程を提示する．まず，健側乳頭乳輪の色を記録するためCATHMATCHを入れた写真を撮影しておく．次に健側乳頭乳輪の印象をシリコンで採型する．印象の型の内腔にワックスを流し，乳輪の大きさ，厚みを再現し，石膏で鋳型を作製する（図3）．最近では印象ではなく3Dスキャナーおよび3Dプリンターを用いて鋳型を作製することも多くなっている（図4）．鋳型に医療用シリコンを流し込み・加圧して脱泡し硬化させる（図5）．健側に合わせて彩色し（図6），経時的変化や紫外線，手指の油などによる退色を抑止するために外部着色定着剤を塗布し完成させる．

デメリット

- エピテーゼ製作を行う会社，製作者についての資格制度や規制がない．

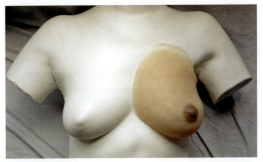

図1　人工乳房

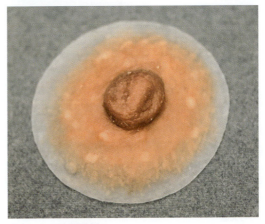

図2　人工乳頭乳輪

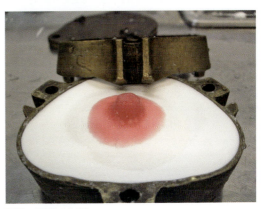

図3　鋳型の作製

- 価格が高い（人工乳房の市場価格は40～200万円．人工乳頭乳輪の市場価格は2～20万円）．
- 人工乳房は重量があるため，接着剤とのバランスによっては上部からのズレや側方からの浮き，汗などの水分による剥がれがありうる．
- 接着剤の使用によって皮膚トラブルを起こすことがある．

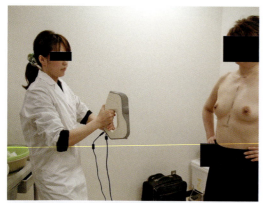

図4　スキャナーによる計測

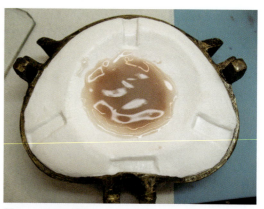

図5　シリコン填入

- 装着の煩雑さ，面倒さがある．
- 長期使用により変色や破損をきたす．

総括とポイント

　乳癌治療，乳房再建治療に関わる医療者は，エピテーゼについての基本的な情報を，希望する患者に提供できるようにすべきである．

参考文献

1) 森下裕司ほか：生体用シリコーンを用いた補綴装置【臨床編】．歯科技工（別冊　補綴装置製作のための歯科材料学 UPDATE）：73-76, 2021

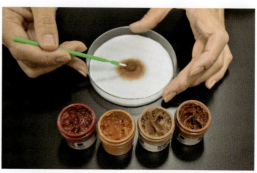

図6　着色

VI

術後・合併症・補助療法の管理

VI. 術後・合併症・補助療法の管理

1. 術後のリハビリテーション

藤本侑大 ●大阪国際がんセンターリハビリテーション科

乳癌周術期のリハビリテーション診療は，基本的にはすべての術式の患者が適応となる．その目的は，術側の肩関節機能障害の予防やリンパ浮腫発症予防，身体活動量の増加，ひいては早期の社会復帰を図ることである．乳癌手術後に包括的リハビリテーションを行うことは，ガイドラインにおいても強く推奨されている．本項では，乳癌周術期リハビリテーションの概要を当院での臨床の現状も含め概説する．

適応基準と除外基準

- **適応基準**：乳癌周術期の患者は，基本的にはすべての術式がリハビリテーションの適応となる．「基本的に」と文言を付記している理由は，診療報酬的観点と日常臨床(治療の必要性)的観点を考慮してのことである．まず，診療報酬では，本邦において2010年に「がん患者リハビリテーション料」が新規に保険収載された時点においては，乳癌周術期患者のリハビリテーションは，腋窩リンパ節郭清を伴う術式に限定されていた．しかし，2020年の診療報酬改定の際に，癌手術のすべてが適応とされ，乳癌周術期患者においてもすべての術式が適応となった．一方で，日常臨床においては，リハビリテーションスタッフのマンパワーなどの問題から機能障害を呈しやすい術式にのみリハビリテーションを行い，乳房部分切除術などの術後の機能障害が少ないと考えられる術式には，上肢運動のパンフレットを配布するのみなどの対応を行っている施設もある．
- **除外基準**：実際にリハビリテーションを実施する際には，医師の指示が必要である．乳癌周術期のリハビリテーションに除外基準はないが，創部感染や創部出血などがあれば，医師の指示(中止や運動範囲の指定など)に準じる．

術後の機能障害

乳癌手術後の機能障害の代表は，術創部の疼痛と術側の肩関節機能障害である．肩関節機能障害は，肩関節可動域制限や感覚障害などがある．

肩関節可動域制限では，特に肩関節屈曲と外転の運動方向が制限される．そのなかでも，外転方向の運動はより制限が大きいことが多い．

乳房手術では，肩関節の運動要素に直接侵襲を加えるわけではないため，可動域制限の主な原因は，周囲の軟部組織の損傷や疼痛，瘢痕拘縮，皮弁間張力などが考えられる．また，腋窩リンパ節を切除した場合には，腋窩ウェブ症候群 axillary web syndrome (AWS) と呼ばれる，前胸部や腋窩・上腕部から前腕にかけて索状の線維束が出現することもあり，より肩関節の挙上を困難にさせる要因のひとつである．

これらの原因により発生した肩関節可動域制限が続くと，炎症や拘縮，凍結肩(癒着性関節包炎)などの二次的な肩関節を含めた上肢機能障害に移行してしまうことがあるため，その予防・改善として早期からの適切なリハビリテーションが必要である．

また，腋窩リンパ節郭清の際に，上腕肋間神経を切除されると上腕内側部周辺に痺れ感や感覚鈍麻感，違和感などの感覚障害を認めることがある．

治療の目的

乳癌周術期リハビリテーションの目的は，術後の機能障害を最小限にし，早期の日常生活動作 activities of daily living (ADL) や手段的ADL instrumental activities of daily living (IADL) の獲得および仕事・育児・家事などの社会復帰を促すことである．具体的には，肩関節機能障害の予防・改善，二次的な上肢機能障害の予防，リンパ浮腫発症の予防・早期発見・治療などが挙げられる．また，術後補助療法に向けた体力維持・向上を目指した運動療法も担う場合もある．

リハビリテーションの内容

①術前評価

- 術前には，術式を考慮したうえで，患者に起こりうる機能障害の説明を行い，術後のリハビリテーションの必要性，進め方，運動プログラムなどについてオリエンテーションを行う．また，術前の肩関節周囲の機能評価（関節可動域や筋力，握力など），患者の生活様式の聴取（家族構成，仕事，趣味，運動習慣など）を行い，術後に患者に求められる機能や役割からリハビリテーションの目標を設定しておく．

②術後介入

1) 術後にドレーン挿入とならない場合（例：乳房部分切除術）

- 基本的に術翌日から肩関節の挙上を制限なく行う．術翌日であるため，創部痛や上肢挙上の恐怖感などを訴える患者もいるが，術侵襲が少なく，適切な運動を行うことで肩関節の挙上も速やかに改善が得られる場合が多い．一方で，当院では術後2日目には退院になることが多いため，退院後の肩関節リハビリテーションの自主練習の継続励行を指導している．

2) 術後にドレーン挿入となる場合（例：乳房全切除術，腋窩リンパ節郭清，乳房再建術）

- 術後の肩関節可動域訓練の開始時期については，『がんのリハビリテーション診療ガイドライン[1]』では「積極的な肩関節可動域訓練は術後5～8日目から開始すること」を推奨している．その背景として，術後早期開始（術後0～3日目）と遅延開始（術後5～8日目以降）から積極的に可動域訓練を開始する群を比較した場合に，関節可動域の改善については早期開始の方が良好であったが，ドレナージ量や漿液腫などの感染リスクの増大は，遅延開始で有意に少なかったことが挙げられている．また，肩関節可動域についても，術後短期的には早期開始の方が良好であるが，中・長期的には両者で有意な差がなかったことが示されている．

- **Point** なお，当院では，ドレーン挿入期間中は，肩関節の屈曲・外転を90°までの範囲とし，ドレーン抜去後から180°までの可動域訓練を開始している．また，ドレーン抜去後は，その翌日退院となる場合が多いものの，肩関節可動域の改善が不十分であるため，退院後の肩関節リハビリテーションの自主練習の継続励行を指導しつつ，術前の肩関節可動域と同等程度の改善が得られるまで，外来リハビリテーションを継続している．

③肩関節可動域の改善を目的とした運動内容

- 肩関節可動域の制限が解除されたあと（ドレーン抜去後など）には，積極的かつ愛護的に自動・自動介助・他動運動での肩関節可動域訓練を実施する．実施時には，患者の疼痛緩和を目的に温熱療法（ホットパックなど）を患部を避けながら使用することもある．

- 療法士によるリハビリテーション場面では，患者が重力を除去した姿勢（背臥位）となり，肩関節の自動・他動運動を行いやすい環境で行い，どの程度までの運動が可能か，その患者に応じた問題点・改善方法などを教示する．また，患者の肩関節可動域に応じて，必要なADL・IADLの工夫や代償方法についても適宜指導を行う．

- 加えて，退院後の自主練習の方法を指導し，継続的に取り組めるように促す．退院後の肩関節可動域改善を目的とした自主練習方法の一例を

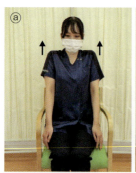
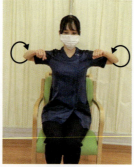
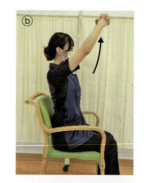
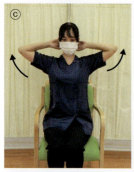
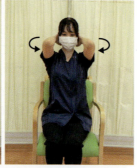
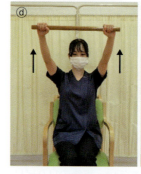
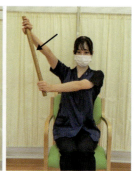
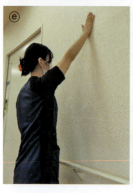
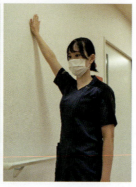

図1 肩関節可動域改善を目的とした自主練習方法例（一部）

各運動は，ゆっくり持続伸長を意識し，10回ずつ・1日2セットを目安に行うように指導する．
ⓐ 肩甲骨の運動（肩すくめ・肩回し）．
ⓑ 自動介助運動．
ⓒ 結髪動作での前胸部のストレッチ（羽ばたき運動）．
ⓓ 棒体操（肩関節屈曲・外転）．
ⓔ 壁体操（肩関節屈曲・外転）．

図1に示す．また，肩関節可動域の改善に併行して，軽負荷での上肢筋力訓練も実施していく．

④乳房再建術後の留意点

- 乳房再建術後のリハビリテーションに関しては，まだ十分な研究がなされておらず，エビデンスは限定的である．そのため，現状では，施設や術者により，術後の安静度や実施プロトコルが大きく異なっており，適宜医師の指示に応じて実施している場合が多い．ここでは，リハビリテーション療法士の視点で，一般的に留意している点に関して記載する．
- **Point** まず前提として，乳房再建術後には，上述のドレーン挿入中のリハビリテーション同様，術後1～2週間は肩関節屈曲・外転とも90°までにとどめ，過度な伸展も避けておく．これは，排液量の増加予防と患部の整容性の担保のためである．ドレーン抜去後には，医師からの指示に従い，概ね通常通りに肩関節可動域訓練を進めていくが，それぞれの術式に応じて，留意する点がある[2]．

1) 広背筋皮弁移植術

- 広背筋皮弁による乳房再建術を施行された場合であっても，周囲の筋作用が働くため基本的に日常生活や家事などの上肢操作に問題は少ない（アスリートなどはその限りではない）．そのた

め，退院後には通常の生活遂行に制限は設けないが，術後12週までは過度な重量物の運搬を避けるように指導を受ける場合もある．

2) 腹直筋皮弁・深下腹壁穿通枝皮弁による乳房再建術

- 術翌日から離床を促すが，腹筋力の低下が起こるため，ベッドのギャッジアップ機能を利用し，側臥位経由で起き上がりを行うなど，腹圧をかけずに起居動作を行うように指導する．また，歩行時も過度な腹部の屈伸を避けるため，術後1ヵ月程度は体幹を軽度前傾位（股関節軽度屈曲位）で生活を行う．その後，術後2ヵ月を目途に，腹部のストレッチや腹筋運動などを開始する．

3) 組織拡張器（TE）挿入術

- 術後2〜3週間は，大胸筋の過度な持続伸長は避ける．TE挿入中は，破損や位置ずれを予防するため，飛ぶ・跳ねる・振動が加わるなどの激しい運動や身体接触，過負荷なストレッチ，うつ伏せなどを避けるように指導する．また，乳房インプラント挿入術後は，肩関節可動域の制限は設けられないことが多いが，術後1ヵ月程度は激しい運動を避けておく．

⑤腋窩リンパ節郭清後の留意点（リンパ浮腫予防指導）

- 腋窩リンパ節郭清を伴う乳がん術後にリンパ浮腫が生じる頻度は報告により異なるもののおおよそ30％程度，そのうち70％前後は術後1年以内に発症するとされている[2]．リンパ浮腫の発症機序はまだ明らかでない部分も多いが，そのひとつに「予防教育がなされていないこと」が挙げられている．そのため，周術期（特に術後）の時点で，適切なリンパ浮腫発症の予防を目的とした指導管理を行っておくことが必要である．

⑥運動療法の必要性

- 周術期のリハビリテーションの役割は，肩関節可動域にアプローチすることが多いが，同時に身体活動全体における運動療法（有酸素運動，レジスタンストレーニングなど）の継続を促すことも重要な責務である．その背景として，乳癌患者における身体活動性の維持や体組成の適正化（肥満防止）は，再発予防にもつながるとされている．また，乳癌治療患者における運動療法の効果として，心肺機能，生活の質（QOL），倦怠感，うつ・不安症状，体組成，筋力の改善に有用[2]とされており，入院中から各術式の留意点を考慮した適切な運動指導を行うことが望まれる．

ポイントと総括

- 乳癌手術・乳房再建術後のリハビリテーションの役割は，肩関節可動域の改善，リンパ浮腫発症予防，身体活動量の増加である．
- 肩関節可動域の改善：術後経過に応じて，適切に実施すれば関節可動域の拡大，上肢機能・動作能力の改善が得られる．
- リンパ浮腫発症予防：リンパ浮腫指導管理を行うことで，リンパ浮腫の発症率の低下が期待される．
- 身体活動量の増加（運動療法）：活動量の増加に伴い，心肺機能だけでなく，QOLや倦怠感などさまざまな機能の改善が期待され，今後の治療継続にも有用である．

文献

1) 日本リハビリテーション医学会編：がんのリハビリテーション診療ガイドライン，第2版．金原出版，2019
2) 日本がんリハビリテーション研究会編：がんのリハビリテーション診療ベストプラクティス，第2版．金原出版，2020

Ⅵ. 術後・合併症・補助療法の管理

2. 術後の下着

渡部聡子 ● 河田外科形成外科

乳がんやその他の疾患のために乳房を失った女性にとって，乳房再建術は身体的な回復だけでなく精神的な回復を支援する重要な治療法となっている．手術後の生活のなかでしばしば見落とされがちなのが，適切な下着（以下ブラジャー）の選択とその相談窓口である．これに適切に対応するか否かで，患者の生活の質は大きく影響を受ける．さらに，患者が身体に自信を取り戻し，前向きな気持ちで過ごすためにも欠かせない要素となる．そこで本項では，乳房再建術後のブラジャーの重要性を解説する．また，患者にとって適切なブラジャーを選ぶ際のポイントについて深く理解するための総説を行い，具体的な解説を加えていく．

ブラジャーの役割

①乳房の支持・サポート

適切な乳房のサポートとフィット感が得られるブラジャーは，乳房の動きを抑制し，疼痛軽減など術後の回復を促す．これによって日常生活の質を向上させる[1]．

②乳房形態の補整

カップで乳房の形を整え，パッドなどによりボリュームを増やして均等に整える．

ブラジャー装着時期

①術後1ヵ月以内

創傷治癒過程の時期であり，術後漿液腫，皮膚皮下組織血流障害，肩関節可動域制限に注意が必要である．乳房再建術後は人工物や移植組織により乳房皮膚へ重力がかかるため，ブラジャーによる乳房の支持が必要である．**Point** 一方で，ブラジャーによる過度な締め付けが起こらないよう留意する．リンパ流の変化に伴う浮腫の原因となったり，乳房周囲に疼痛を伴うためである．

②術後1ヵ月以降

リハビリテーション，化学療法や放射線療法，社会復帰に向けた準備など，治療経過に個人差が大きい時期である．個々の背景に応じてブラジャーを選ぶ必要がある．

Point 組織拡張器による乳房再建の期間中は，適度な乳房支持性と組織拡張を妨げないブラジャーが望ましい．

③術後3〜6ヵ月以降

肩関節可動域制限が残る，浮腫が遷延する，などの個人差はある．**Point** しかし，特別な訴えや局所に問題がなければブラジャーの制限はない．サイズに合った，着け心地のよいものを選んでもらう．

製品のポイント

①サイズ

日本製のサイズはJIS L4006[2]に規定されており，カップ区分表記ではアンダーバストと，カップサイズにより表現される．一般女性，つまり術前患者の7割以上がサイズの合っていないブラ

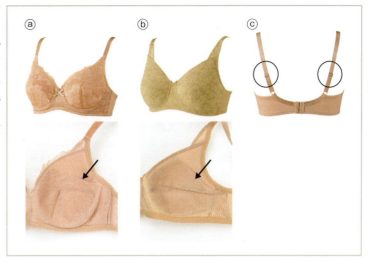

図1　ワイヤー・ブラジャーとワイヤーなしブラジャー
ⓐ 乳房のバージス（乳房下溝線から外側にかけて）に沿ってワイヤーが入っている．
ⓑ 構造は似ているが，バージスにワイヤーが入っていない．ポケット付きでパッドを挿入できる（矢印）．
ⓒ ストラップ（肩紐）の長さ調整により肩への負担を調整できる．
（画像は株式会社ワコールより提供）

ジャーを着用していると言われている[3]．そのため術前のブラジャーは合わないことが多く，専門家によるフィッティングが必要となる．一方でカップ区分以外の表記のブラジャー類としてS・M・Lなどで表示される製品がある．これは各社製品表示を参考にして患者自身でも選択しやすい．

②構造上の特徴

1）ワイヤー・ブラジャー

乳房のバージス（乳房下溝線から外側にかけて）に沿ってワイヤーを入れることで，乳房の補整機能，支持機能をもたせ，ストラップ（肩紐）への負担が軽減できる．正確なサイズ選択とストラップの長さ調整などが必要なため，専門家によるフィッティングが望ましい．構造上ワイヤー・ブラジャーと似たタイプでワイヤーが入っていない製品もある（図1）[4]．

2）ソフトタイプブラジャー

柔らかい素材を使用し，着用感に優れる．バージスにワイヤーが入っていないため，乳房下溝線付近の疼痛などで圧迫に不安や違和感がある場合は好まれる．術後1ヵ月以内の時期に装着されることが多い．ワイヤー・ブラジャーと比べて補整機能は高くない．柔らかい素材のものは洗濯を繰り返すと支持力が落ちやすい点に留意する（図2）[5]．

3）前開きブラジャー

前胸部正中にホックや留具があるため，術後早期の肩関節可動域が制限される期間は装着しやすい．一方で，素材やサイズ調整に限界があるため種類が少ないとされる（図2）[5]．

4）スポーツブラジャー

バージスにワイヤーは入っていない．ホックや留具がないため装着時はストラップに両腕を通すか，足元から引き上げるように着用する．乳房の揺れを抑えて運動時の疼痛をある程度軽減することは可能である．比較的締め付け感がなく着用できる（図3）[4]．後述のパッドを入れるポケット付きの製品もある．

③素材，縫製の特徴

柔らかい素材を使用し，皮膚への刺激の軽減，快適な着用感，通気性の向上を提供するものがある．無縫製（シームレス，モールドカップタイプ）や，縫い目とタグを表面に出すなどの設計により，術後の創や，放射線療法や化学療法中などで皮膚炎や皮膚感覚異常があっても装着しやすくなっている（図4）[5]．

④カップ，パッドによる補整

ボリューム調整のためカップにポケットが付いており，乳房全切除術後用のシリコンプロテーゼやパッドを挿入できるようになっている．パッドの通気性を高くしたり，樹脂パッドで軽量化したものなど，さまざまなタイプが開発されている．

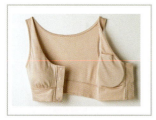

図2 ソフトタイプブラジャー
柔らかい素材を使用し，着用感に優れる．前開きになっているため術後早期に着用できる．ポケット付きでボリューム調整のパッドを挿入できる．
（島崎株式会社より提供）

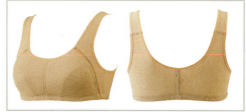

図3 スポーツブラジャー
ホックや留具がないため装着時はストラップに両腕を通すか，足元から引き上げるように着用する．ワイヤーは入っていない．ポケット付きでパッドを挿入できる製品もある．
（株式会社ワコールより提供）

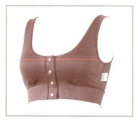

図4 素材・縫製の特徴
縫い目は表に出し，製品タグは表に付けるなど，皮膚への刺激を軽減している．
（島崎株式会社より提供）

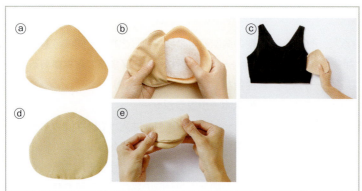

図5 パッド類
ⓐⓑ 乳房全切除術後用のパッド．カバーの中に成型されたカップと不織布を入れるタイプ（ⓑ）．
ⓒ カップ裏にポケットが付いており，パッドを挿入できる．
ⓓⓔ 温存術後用のパッド．薄型で，補整部分に合わせて成型できる（ⓔ）．
（株式会社ワコールより提供）

温存術後用の小さい補整用パッドを取り扱っている製品もある（図5）[4]．

ブラジャー選びの相談窓口

①医療者

医療者は術後早期に対応でき，治療経過を把握している．そのため，患者は最も信頼をもって相談できる．術後早期に装着できるブラジャーのサンプルを院内に置いておくと便利である．

②ウェブサイト

ウェブサイトを活用すると，患者は場所や時間に関係なく多くの情報を得ることができる．たとえば関連学会，非営利組織（NPO），下着メーカー，取扱店，患者会のホームページなどさまざまな情報源がある．しかし，提供される情報がすべて正確であるとは限らないため，情報の信憑性を確認する必要がある．

③専門家，アドバイザー

専門家によるブラジャーのフィッティングは有用である．サイズや種類の選択だけでなく，着こなしのアドバイスを得ることができる．幅広いメーカーや製品ラインから患者の好みに合った色や柄を探す「楽しみ」が増え，生活の質を向上する可能性がある．ただし，一般の下着販売店で乳がん治療について知識がない場合は対応が困難なこともあるため，事前に確認しておく必要がある．

④情報へのアクセス

患者が情報にアクセスしやすい環境を院内に整備するとよい．たとえば対面での相談（外来診療や入院中），パンフレット，ウェブサイトの案内

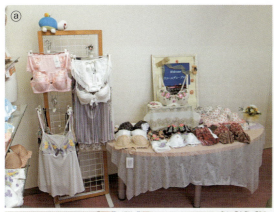
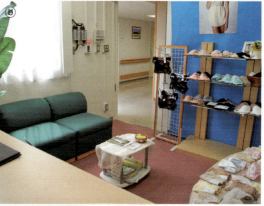
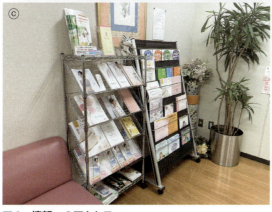
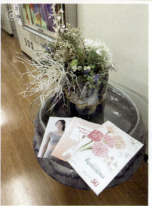

図6 情報へのアクセス
ⓐⓑ 外来での相談ブース，ⓒⓓ パンフレット．
（岡山中央病院より提供）

など，複数の選択肢があるとよい(図6)．ただし，個々の患者にとって非常にセンシティブな内容であるため，患者の好みや施設の環境によって形態は変わりうる．

注意点

前述のように，一般女性のほとんどがサイズの合っていないブラジャーを着用している．また，ブラジャーを装着しないという個人の習慣も存在する．一方で，外科医としては術後回復期間中にブラジャー着用を推奨する場合と推奨しない場合もある．したがって，さまざまな患者背景と治療経過を考慮に入れて参照いただきたい．

ポイントと総括

乳房再建術後のブラジャー選びは，患者の身体的，精神的健康の回復に直接かかわるため，その重要性を理解することが大切である．患者が自身に合ったブラジャーを選択することで，患者の自信を取り戻し自己肯定感を高めることが期待される．これらの要点を考慮し，適切なタイミングで患者に最適なブラジャーをみつける環境を整備することが望ましい．

文献

1) Watanabe, S et al：Safety and efficacy of a well-fitting brassiere after breast reconstruction：a qualitative study. Acta Med Okayama 77：11-19, 2023
2) 日本産業標準調査会(JISC)ホームページ．https://www.jisc.go.jp/index.html(2024年9月閲覧)
3) Pechter, EA：A new method for determining bra size and predicting postaugmentation breast size. Plast Reconstr Surg 102：1259-1265, 1998
4) 株式会社ワコール：WACOAL Remamma™ホームページ．https://www.wacoal.jp/remamma/(2024年9月閲覧)
5) 島崎株式会社：Fleepホームページ．https://www.fleep-webshop.com(2024年9月閲覧)

3. 術後のリンパ浮腫への対応

秋田新介 ●千葉大学医学部附属病院形成・美容外科

乳癌手術後に上肢のむくみと慢性炎症，脂肪沈着をきたす上肢リンパ浮腫は，患者の生活の質（QOL）を脅かす非常に重大な課題である．リンパ浮腫の診断技術と治療方法の進歩に伴い，リンパ浮腫は積極的に早期の対応が求められる疾患となってきた．リンパ浮腫への適切な対応は乳癌術後患者の全身を美しく仕上げ，真に患者のwell-beingを守るために必須である．本項では1つの施設で乳房手術とリンパ浮腫治療を完遂する場合のみならず，専門施設へ紹介することも想定して解説する．

適応基準と除外基準

乳癌手術後上肢リンパ浮腫breast cancer related lymphedema (BCRL) に対する治療アプローチは保存療法と手術とがあるが，手術の適応に関して標準化された基準は確立されていない．広く認識されるべき適応基準は客観的手法による術前評価と保存療法への取り組みの確認である．これは，重症度と治療効果の評価を適切に実施するためにも，安定した治療結果を得るためにも重要な点である．

リンパ浮腫の評価方法としてはリンパシンチグラフィやインドシアニングリーン（ICG）蛍光リンパ管造影，MRI，生体インピーダンス法，超音波検査などがあげられる[1]．これらの検査方法を組み合わせることで病態がより深く把握できるが，最適な評価方法の手順や基準について，これまでには十分に標準化されていない．一般にはシンチグラフィとICG蛍光リンパ管造影がリンパ流路を直接観察できるため，リンパ浮腫の評価方法としての有用性が高いと考えられている．

一方で，ICG蛍光リンパ管造影はリンパ浮腫を診断する目的では本邦において保険診療の適用となっておらず（2024年7月現在），自費診療などでの対応となっているのが現状である．シンチグラフィについては保険診療で検査を実施可能であるが，検査可能な施設は決して多くない．

また，リンパ浮腫の初期治療としては適切な保存療法の指導が実施されることが大前提であり，手術の実施前に，十分なスキンケア，圧迫，体重管理，運動，マニュアルドレナージなどへの理解と日常生活への取り組みがなされていることが望ましい．ただし，手術を待機している間にリンパ浮腫が進行してしまうリスクは避けるべきであり，手術適応である症例に漫然と弾性着衣の装着のみを指示することなく，細やかなフォローと判断を行うことが求められる．

手術においてはリンパ管静脈吻合術lymphaticovenular anastomosis (LVA)，血管柄付きリンパ組織移植vascularized lymph node transfer (VLNT)，脂肪吸引を含めた減量手術などがあり，これらのなかでLVAは日本リンパ浮腫学会のリンパ浮腫診療ガイドライン 2024年版において最も推奨度が高く，グレードC1である[2]．さらに，LVAは局所麻酔下に施行可能な低侵襲な手術であり，本邦において最も広く実施されている術式である．これに対してVLNT，脂肪吸引は質の高い比較試験が乏しいため，同ガイドラインにおける推奨度はグレードC2にとどまる．ただし，これらの方法によって重症度の高い症例にお

いて高い治療効果が得られているため，症例に応じて使い分けや，複数の術式の併用を検討することが大切である．

BCRLに対するLVAの治療目標は重症度が低い症例においては圧迫療法の中断，重症度の高い症例においては蜂窩織炎の予防や浮腫のコントロールの改善となるが，中断可能な基準についても十分なコンセンサスはない．BCRLに手術を適応し，治療方法を選択・決定するには，保存療法のセラピストとの治療前からの十分な連携が必須である．

BCRLに対する手術の除外基準として，化学療法の直接的な影響による浮腫が明らかな場合があげられる．ただし，化学療法の影響による浮腫が慢性リンパ浮腫に連続的に移行する症例は多い．化学療法による直接的な影響は化学療法終了後半年程度残存する例が多いが，早期に見きわめるためには画像検査において慢性リンパうっ滞所見を確認することが有用である．タキサン系薬剤による直接的な影響による浮腫と典型的な慢性リンパ浮腫では，ICG蛍光リンパ管造影所見は異なる[3]．

その他，高度な静脈の異常をきたしている例はLVAにおける還流の改善が見込まれないため，適応除外となる．皮下静脈の炎症，硬結に伴う索状硬結であるMondor病は乳癌腋窩リンパ節郭清後にしばしば観察される病態であるが，この疾患を合併していてもLVAによる治療は実施可能である．静脈の所見は超音波カラードプラによって取得可能である．

ここまでに示したように，手術の適応の判断には，適切な画像診断を用いた評価が必要である．予防的手術，早期手術については，国内外で臨床研究が進められ，有用性が報告されているが，保存的に回復可能であるとの報告もみられ，精査と回復可能性の検証，患者への説明が求められる．

手術説明のポイント

リンパ管および組織の変性が著しく進行した症例においては圧迫療法の中断は達成され難いことは十分に理解していただく必要がある．比較的早期の例においても術後も引き続き圧迫療法が必要な例は多く存在し，寛解した例であっても長期的に再度の圧迫療法が必要となる例もある．リンパのうっ滞が大幅に改善された場合であっても，疾患と長く向き合うつもりで長期的に経過観察を続ける必要がある．

手術術式は複数あるが，適応基準で記述した通り，本邦では局所麻酔で手術可能で術後重篤な合併症のリスクが低いLVAの実施数が他の術式と比較してきわめて多い．一方，VLNTについては，リンパ節を含めた組織を腋窩に移植する場合，乳房再建との同時手術として実施し，腋窩の陥凹変形の改善，高度の瘢痕を解除することが可能な点，脂肪吸引については他の方法では十分に改善を認めない高度の脂肪沈着の形態的な改善が得られる点など，それぞれに他の方法では得られ難い成果が見込まれるため，個別の症例において適応が判断され，単独，もしくは他の術式と組み合わせて実施することで高い治療効果を発揮する．VLNTについてはリンパ節採取部のリンパ流の損傷のリスクと予防策について，脂肪吸引については脈管や神経の損傷のリスクや術後疼痛，術後の厳密な圧迫療法の必要性などについて，十分な事前説明が求められる．これらの点から，VLNT，脂肪吸引については，特に治療経験の豊富な医師もしくはその指導の下で述述されることが好ましい．

手術の実際

ここではLVAの手術手順について説明する．

- 皮膚切開の位置は術前のICG蛍光リンパ管造影や超音波検査などで拡張したリンパ管を同定して決定する．真皮直下には吻合可能な集合リンパ管は存在しないが，吻合に適した0.5 mm前後の皮静脈が確保できることが多いため慎重に剥離操作を行い，静脈を確保したら吻合に使用しやすいようなるべく長く確保する．

- リンパ管は脂肪層内，浅筋膜下に同定されることが多い．リンパ管と静脈の位置関係やサイズによって，端端吻合もしくは側端吻合でリンパ管と静脈を吻合する(図1)．Ⓟⓞⓘⓝⓣ 吻合に用いる針糸は0.40 mm程度までは11-0の糸を用

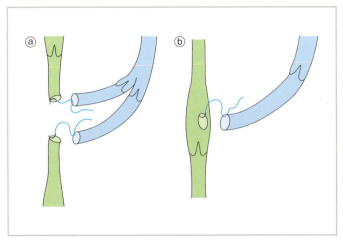

図1　代表的なリンパ管と静脈の吻合方法
ⓐ 端端吻合，ⓑ 側端吻合．

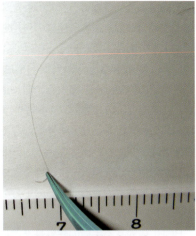

図2　吻合に用いる針糸（11-0）

い，それよりも細いリンパ管に対しては12-0の糸を用いている（図2）．吻合について筆者らはクリップを使用せずに後壁から順にback-wall techniqueの要領で実施しているが，諸家によってさまざまな吻合方法が用いられていると考えられる．

- 吻合後はICG蛍光造影を用いてリンパ管から静脈に向かうリンパ液の順行性の流れを確認する（図3）．
- **Point** 手術直後から圧迫療法を開始し，術前と同様の圧迫療法を術後一定期間以上継続する．進行したリンパ浮腫では術後も長期間にわたって弾性着衣による圧迫療法の継続が良好な形態の維持に必要なことが多い（図4）．

乳房再建とリンパ浮腫外科治療

本邦において，乳房再建のハイボリュームセンターとリンパ浮腫手術のハイボリュームセンターは必ずしも一致していない．遊離皮弁による乳房再建についてはハイボリュームセンターにおいての高い治療成績が報告されている[4]．リンパ浮腫手術については施設の症例件数における治療成績の比較の報告はないが，現状では少数の施設が多くの手術を実施している．美しく仕上げる乳房再建の一領域として，上肢，腋窩の形態，患者のQOLの向上を図るリンパ浮腫手術が一施設で完

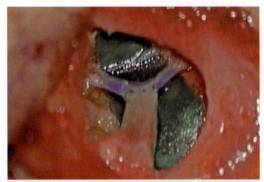

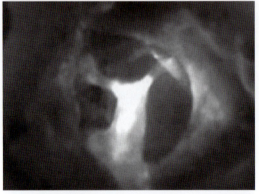

図3　側端吻合部のインドシアニングリーン（ICG）蛍光リンパ管造影による開存の確認
図ではリンパ管に紫色のインクを塗布している．静脈内にリンパ液が流入することを確認する．

結できることは患者にとって理想的であるが，現実に乳房再建術とリンパ浮腫手術の併用が広く社会実装されるには，機器を含めたさらなる治療技術の進歩と普及が必要であると考える．乳房再建を実施する施設において，BCRLへの対応について十分に患者への共有がなされ，リンパ浮腫手術実施施設との密なる連携が可能な体制を確立することもひとつの選択肢といえる．現在リンパ浮腫診療の地域のネットワークが構築されつつあり，施設によらずリンパ浮腫への最適な対応が可能となる未来が期待される．

文献

1) 日本形成外科学会ほか編：形成外科診療ガイドライン2021年版．第2版，金原出版，2021
2) 日本リンパ浮腫学会編：リンパ浮腫診療ガイドライン2024年版．第4版，金原出版，2024
3) Akita, S et al：Early detection of lymphatic disorder and treatment for lymphedema following breast cancer. Plast Reconstr Surg 138：192e-202e, 2016
4) Akita, S et al：The volume-outcome relationship in free-flap reconstruction：a nationwide study based on the clinical database. J Plast Reconstr Aesthet Surg 85：500-507, 2023

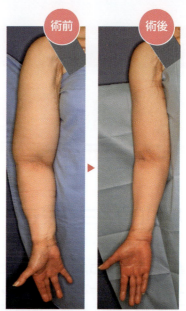

図4　症例写真
右上肢リンパ浮腫に対して3ヵ所でリンパ管静脈吻合手術（LVA）を実施した．周径の改善が得られているが，弾性着衣の装着は継続している．

Ⅵ. 術後・合併症・補助療法の管理

4. 放射線療法・薬物療法・喫煙症例への対応

山川知巳[1]，三鍋俊春[2]，大西文夫[2]　[1]三井病院形成外科・美容皮膚科，[2]埼玉医科大学総合医療センター形成外科・美容外科

乳房再建を実施するうえで一番重要なことは，乳癌治療の妨げにならないこと，合併症を極力減らすことである．特に一次二期再建においては，治療と再建のスケジュールについて，個々の症例ごとに乳腺外科主治医と綿密に連携して決定することが重要である．再建時に注意すべき放射線療法，化学療法，抗HER2療法，免疫療法，内分泌療法に関連した合併症とその対応について述べる．喫煙は乳房再建における合併症のリスク因子である．複数のリスクをもつ症例や不安が強い症例においては二次再建を勧めている．

放射線療法

放射線照射の影響について

放射線が照射された皮膚は，汗腺・皮脂腺の機能低下により発汗量の減少と皮膚乾燥を認める．浮腫は照射後3〜6ヵ月目に出現し，その後3〜6ヵ月かけて改善する．遅発性の皮膚反応である皮膚萎縮や皮下組織の線維化は，照射後4〜12ヵ月から数年にわたり不可逆性に進行する．これらの変化により，特に人工物再建においては合併症が増加し整容性は低下する．ただ，再建方法に応じた実施のタイミングや起こりやすい合併症に配慮することで再建は十分に可能である[1]．

Point 照射後はヘパリン類似物質製剤などによる保湿を行い，皮膚のコンディションを整える必要がある．

自家組織再建

①再建→放射線照射

再建乳房への照射は，脂肪壊死が有意に増加し，整容性は低下する．血流が十分でない脂肪組織が照射されると脂肪硬化，脂肪融解により拘縮・変形を生じる（図1）．このため可能な限り放射線療法を先行させる．一次一期再建症例においてはのちに照射が必要となる場合に備え，皮弁の血流が不安定な部分は躊躇なくトリミングするか血管吻合付加による血流確保に努める．

②放射線照射→再建

皮弁壊死など術後合併症は増加しないが，術中の血管合併症（再吻合，ドレナージ血管吻合の追加，使用可能な断端を露出させるための剝離の追加など）は増加すると報告されている．術中の血管合併症は，照射後数ヵ月で最も多く時間経過とともに減少するため，当科では1年後以降に実施している．また術中に別のrecipient血管に変更する準備もしておく．

人工物再建

組織拡張器（TE）留置中の照射（TE照射）は再建失敗が多く，金属ポート周囲の線量が不均一になるとの報告があることから，シリコン乳房インプ

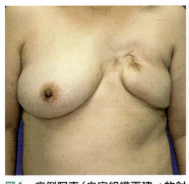
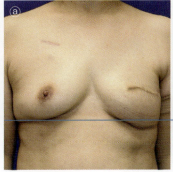
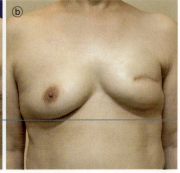

図1　症例写真（自家組織再建→放射線照射例，喫煙＋）
8年前に他院で広背筋皮弁による一次一期再建を施行．断端陽性にて術後放射線療法が実施された．壊死した脂肪が融解し，拘縮・変形を認めている．

図2　症例写真（シリコン乳房インプラント〔SBI〕再建→放射線照射例，SBI照射例）
ⓐ SBI挿入後1ヵ月．乳房下溝を健側より尾側に作成．術後7週目で放射線療法を開始．
ⓑ SBI挿入後4年5ヵ月．被膜拘縮によりSBIの頭側偏位を認める．

ラント（SBI）へ入れ換え後の照射（SBI照射）が勧められている．一方でSBI照射は被膜拘縮が増加し整容性が低下することや，術前化学療法を実施した症例においては放射線療法開始の遅れ（乳癌手術後6～8週，遅くとも20週までの照射開始が望ましい）を懸念して，TE照射も許容されてきている．

①再建→放射線照射（SBI照射）

SBI照射は被膜拘縮必発とされる．被膜拘縮に伴いSBIの頭側偏位を生じることが多いため（図2），TEはやや尾側に留置して拡張し，SBIへの入れ換え時にも乳房下溝をやや尾側にしておく．

②放射線照射→再建（再建前照射），TE→放射線照射→SBI（TE照射）

放射線照射後は皮膚を無理に拡張すると合併症を誘発するため，Point TE照射例は照射前に可能な限り拡張を済ませておくことが重要である．

1）術前の注意点

放射線照射後の再建手術は，最低でも6ヵ月，理想的には浮腫が落ち着いてくる1年待機してから実施する．TE留置期間が2年を超えると破損のリスクが高くなるため注意する．

2）拡張期間中の注意点

TE拡張中に発赤を認めることがある（図3）．感染と間違えやすいが，手術による刺激や皮膚の伸展・過緊張による血行動態の急激な変化によることが多い．抜水して緊張を緩めると改善する．少しずつ注水を行っていくが，拡張が困難な場合は健側よりも小さいSBIを選択するか，自家組織再建への変更も検討する．

3）SBI入れ換え手術時の注意点

対称性にこだわらず，皮膚に負担がかからない大きさのSBIを選択する．被膜切開は必要であるが，手術は極力シンプルに，乳房下溝の作成や被膜操作は最小限にとどめる．皮膚が薄くなったり，血行不良や血腫が生じたりすると，露出や感染のリスクが高くなる．

4）術後対応

皮膚の萎縮・菲薄化により，将来的にSBIの抜去や自家組織再建が必要となる可能性について説明しておく．

化学療法

化学療法が乳房再建に与える影響について

治療に用いる薬剤（アンスラサイクリン系やタキサン系）は急速に増殖する細胞をターゲットに障害を与える．そのため，再建術後の創傷治癒に重要なマクロファージや線維芽細胞にも影響を及ぼし合併症が増加する可能性がある．

術前化学療法後の一次乳房再建の合併症について，2024年のシステマティックレビューとメタ

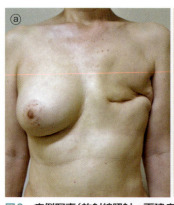
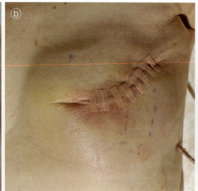
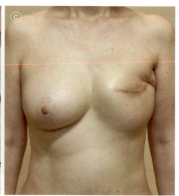

図3 症例写真（放射線照射→再建症例，再建前照射例）
ⓐ 12年前に乳房全切除術と放射線療法が実施された．
ⓑ 組織拡張器（TE）挿入後1週の発赤を認めた状態．抜水して減圧した．
ⓒ TE挿入後4ヵ月．発赤は改善し注水を再開している．

アナリシスにより自家組織再建，人工物再建とも有意には増加しないと報告されているが[2]，漿液腫，創治癒の遅延，感染，人工物の抜去を含めた合併症が増加するとの報告も複数ある．化学療法後再建手術までに，4週間（少なくとも3週間）の待機期間を設ける．

一次再建後の化学療法実施における注意点

一次再建を実施した患者に合併症が生じた場合，化学療法の開始が遅れる可能性がある．6〜8週（遅くとも術後12週まで）には化学療法を開始する必要がある．`Point` 創縁壊死や人工物の感染を認めた場合には，保存的治療を早期に切り上げて再縫合や人工物抜去を実施する．一次二期再建症例においては，化学療法と並行して再建を進めていくことになる．TEの皺が炎症を惹起することがあるため（図4），化学療法が始まる前に可能な限り注水してTEの皺をなくしておく．化学療法中に注水する場合は，白血球数や身体が回復している治療当日に注水するとよい．

抗HER2療法

HER2陽性乳癌に対して，周術期にトラスツズマブ（＋ペルツズマブ）の抗HER2療法が3週間ごとに計1年実施される．副作用に心毒性，好中球減少などがある．他にトラスツズマブは血栓性のイベント発生率の増加，ペルツズマブはブドウ球菌感染症の発生率の増加につながる可能性が示唆されている．術前6週以内にトラスツズマブの投与を受けていても再建合併症のリスクは変わらないが，トラスツズマブとペルツズマブを投与された群においては，創傷合併症を経験するリスクが高いとする報告がある[3]．二次再建の場合は，治療が終了してからの再建が望ましい．治療と並行して再建手術を実施する場合，現実的には1〜2回は治療をスキップすることになるため，時期については乳腺外科主治医の方針に従って決定する．乳房再建と抗HER2療法に関する報告はまだ少ないため慎重に計画する．

免疫療法

再発高リスクのトリプルネガティブ乳癌に対し，免疫チェックポイント阻害薬であるペムブロリズマブ（キイトルーダ®）が周術期に使用されるようになった．ペムブロリズマブは病理学的完全奏効率や無イベント生存率の改善に寄与する一方で，甲状腺機能低下症，下垂体機能障害，間質性肺炎，1型糖尿病，大腸炎などの重篤な免疫関連の副作用を認め，不可逆的となる可能性もある．大きな副作用がなければ終了後4週での手術は可能であるが，海外の後ろ向き研究において，24.1％に感染や創離開などの術後合併症を認め，9％は副作用治療のために手術時もステロイドを使用していた[4]．また7％は再建を省略するなど

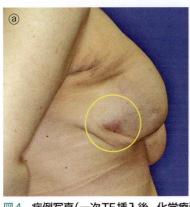 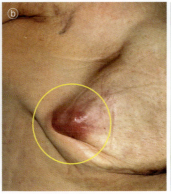 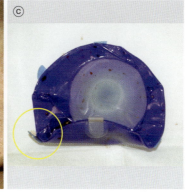

図4 症例写真（一次TE挿入後，化学療法中の症例，喫煙＋）
ⓐ TEの皺を触知する部位に発赤を認めた．
ⓑ 炎症が悪化しTE露出の可能性が高くTE抜去を予定．
ⓒ 抜去したTE．TEの皺とスーチャータブが突出していた．

初期の治療計画に変更があった．乳房再建術への影響について報告はまだ少ないが，安全に実施するためには当該科と密に連携をとり，状況に応じて再建スケジュールや術式の変更を考慮する．ステロイド使用症例おいては特に感染に留意する．

内分泌療法

ホルモン受容体陽性乳癌の患者は，タモキシフェンやアロマターゼ阻害薬などによる内分泌療法を5～10年間受ける．**Point** これらの薬剤の副作用として血栓塞栓症があり，特に遊離皮弁による乳房再建術においては皮弁壊死や深部静脈血栓，肺動脈塞栓のリスクが懸念される．2020年のシステマティックレビューにおいて，手術時にタモキシフェンを内服している患者は皮弁壊死のリスクが高く，タモキシフェンやアロマターゼ阻害薬を内服中の患者は皮弁採取部の合併症が多かった[5]．

このため，海外では術前にタモキシフェンは半減期から2半減期の2～4週，アロマターゼ阻害薬は2～4日の休薬，術後は慣習的に2週間後から再開されていることが多いが，エビデンスはない．日本では，休薬についてガイドライン上で定められておらず，術後安静期間や血栓塞栓症のリスク因子などを考慮して休薬が判断されている．

人工物再建に対する内分泌療法の影響を論じた報告は少ないが，創傷治癒遅延や被膜拘縮のリスクが上がるとする報告もある．経験的に，人工物再建症例において内分泌療法による体重増加により，健側のボリュームが増大して左右差を生じることも少なくない．

喫煙症例

乳房再建術後合併症の危険因子について，年齢，喫煙，高血圧，肥満が報告されている[6]．**Point** 喫煙は血流に悪影響を与え，胸部皮弁の壊死をはじめ創離開，感染，再建失敗などの合併症を増加させる(図5)．特に一次再建においては，二次再建より合併症が増加する傾向にあり，術後の補助療法が引き金になる可能性もある(図1, 4)．術前8週間の禁煙を遵守できない症例や複数のリスク因子をもつ症例においては二次再建を強く薦めている．また忘れがちではあるが，乳頭乳輪再建術時には再度喫煙の有無を確認し，禁煙指導する必要がある．

ポイントと総括

乳癌治療と並行して再建を進めていくことは，多少のリスクを伴う．さらには，乳癌に対する新しい治療が開発・承認され，再建術への影響はまだ不明な点も多い．患者側のリスク因子を極力減らし，形成外科医と乳腺外科主治医が連携しながら慎重に再建を進めていくことが重要である．

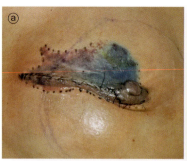 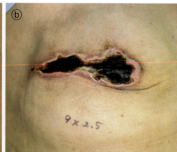 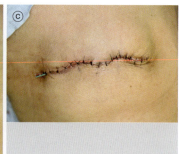

図5　症例写真（術前化学療法後，一次TE挿入症例，喫煙＋）
ⓐ 一次TE挿入後2日．乳頭乳輪と皮弁の血行不良を認めた．抜水と乳頭乳輪牽引糸の抜糸を行った．
ⓑ 一次TE挿入後19日．壊死範囲が限局したためデブリードマンを実施．
ⓒ 縫合後の状態．

文献

1) 日本乳癌学会編：乳癌診療ガイドライン1 治療編 2022年版．第5版，金原出版，2022
2) Nag, S et al：Effects of neoadjuvant chemotherapy on autologous and implant-based breast reconstruction：a systematic review and meta-analysis of the literature. Clin Breast Cancer 24：184-190, 2024
3) Shammas, RL et al：Association between targeted HER-2 therapy and breast reconstruction outcomes：a propensity score-matched analysis. J Am Coll Surg 225：731-739.e1, 2017
4) Woodfin, AA et al：Axillary nodal metastases conversion and perioperative complications with neoadjuvant pembrolizumab therapy in triple-negative breast cancer. Ann Surg Oncol 31：974-980, 2024
5) Spera, LJ et al：Perioperative use of antiestrogen therapies in breast reconstruction：a systematic review and treatment recommendations. Ann Plast Surg 85：448-455, 2020
6) Mrad, MA et al：Predictors of complications after breast reconstruction surgery：a systematic review and meta-analysis. Plast Reconstr Surg Glob Open 10：e4693, 2022

索　引

和文索引

新しい乳房外側線　068
新しい乳房下溝線（neo-IMF）　082
アートメイク　204
アナトミカル型乳房インプラント
　（BI）　133, 134

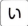

一次再建　010
一期再建　010
遺伝性乳癌卵巣癌症候群（HBOC）
　011, 110, 138
インドシアニングリーン（ICG）蛍光
　造影　138, 147, 159, 162, 220

う

運動療法　215

え

腋窩ウェブ症候群（AWS）　212
腋窩手術　007
エピテーゼ　208

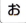

欧州臨床腫瘍学会（ESMO）　009
落ち込まない法　082

か

外側胸部前進皮弁（LAF）　066
化学療法　225
郭清省略　008
画像管理　019
画像評価　020
肩関節機能障害　212

下臀動脈穿通枝皮弁（IGAP flap）
　158
患者報告アウトカム（PRO）　022

き

喫煙症例　227
気嚢法　115
共同意思決定（SDM）　009, 010
胸背神経血管束　090
胸背動脈穿通枝　094
胸背皮膚脂肪筋膜弁　072
胸壁穿通枝皮弁（CWPF）　094

け

形成外科マインド　005
計測　018
血管網　093

こ

抗HER2療法　226
広背筋皮弁（LD flap）　088, 169, 179
根治的乳房切除術　006

さ

サイザー　139
座骨神経麻痺　162
三次元カメラ　020
三次再建　010

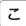

下着　216
脂肪吸引　175, 188
脂肪筋膜弁　072, 078
脂肪注入　003, 175, 184, 188
脂肪付加広背筋皮弁（F-LDF）　184
写真撮影　019

上臀動脈穿通枝皮弁（SGAP flap）
　158
上腹壁動静脈　142
シリコンゲルインプラント　002
シリコンプロテーゼ　217
深下腹壁動静脈（DIEAV）　142
深下腹壁動脈穿通枝皮弁（DIEP
　flap）　146, 151
シングルポート　118
神経縫合　151
人工神経　151
人工乳頭乳輪　208
人工乳房　208
人工物　011, 137
真皮深層　093
真皮乳腺弁　056
真皮埋没縫合　065
深部静脈血栓　227

す

スムース型乳房インプラント（BI）
　133, 134

せ

生活の質（QOL）　022
浅下腹壁静脈（SIEV）　154
浅下腹壁動静脈（SIEAV）　146
浅下腹壁動脈皮弁（SIEA flap）　154
前進皮弁　014, 066, 082
センチネルリンパ節生検（SLNB）
　008
センチネルリンパ節（SLN）　008
浅腸骨回旋静脈（SCIV）　154
浅腸骨回旋動静脈（SCIAV）　146
浅腓骨神経　164
浅腓骨神経麻痺　165

造影CT　021

組織拡張器（TE）挿入　128

た

対側乳房の縮小術　044, 194
大腿深動脈穿通枝　162
大腿深動脈穿通枝皮弁（PAP flap）
　　162
大腿内側陰部植皮　201
大内転筋　162
脱上皮化　093
短冊状切開　093
断端の定義　007

ち

知覚皮弁　151
長内転筋　162

て

テクスチャードアナトミカル型乳房
　　インプラント（BI）　133
テクスチャード乳房インプラント
　　（BI）　133

な

内視鏡下乳頭温存乳房全切除術
　　（E-NSM）　121
内分泌療法　227

に

二期再建　010
二次再建　010
乳癌手術後上肢リンパ浮腫（BCRL）
　　220
乳癌手術の歴史　006
乳頭移植　199
乳頭温存乳房全切除術（NSM）
　　110, 115, 121, 138
乳頭局所皮弁　202
乳頭再建　204
乳頭乳輪再建　199
乳頭乳輪複合体（NAC）位置修正術
　　028, 033, 038

乳頭乳輪複合体（NAC）の合併切除
　　056
乳頭へのアートメイク　207
乳房インプラント（BI）　002
乳房インプラント関連未分化大細胞
　　型リンパ腫（BIA-ALCL）　011,
　　128, 133, 179
乳房温存オンコプラスティックサー
　　ジャリー（OPBCS）　005, 012
乳房温存療法　006, 012
乳房下溝線（IMF）形成（乳房インプ
　　ラント挿入時）　131
乳房再建術　002, 009
乳房縮小・固定術（健側）　194
乳房全切除術　004, 006, 010
乳房増大術（健側）　194
乳房部分切除術　006
乳輪移植　200
乳輪へのアートメイク　207

ね

ネオベール®シート　137

の

嚢胞　174, 188

は

バイクリル®メッシュ　137
肺動脈塞栓　227
バイポーラ　017
培養脂肪組織由来幹細胞（ASC）付
　　加脂肪注入　174
廃用性萎縮　088
バージス　217
薄筋　162
パッド　217
華岡青洲　006

ひ

非定型的乳房切除術　006
皮膚脂肪筋膜弁　073
皮膚脂肪弁　066
皮膚縫合　065

皮弁　002, 010
被膜拘縮　133, 225
表皮縫合　065

ふ

腹壁瘢痕ヘルニア　142
フック鑷子　017
ブラジャー　216

ほ

豊胸　194
放射線療法　224

ま

マイクロテクスチャード乳房インプ
　　ラント（BI）　133
マクロ転移　008
マッカンドー鑷子　017

む

無細胞真皮マトリックス，ヒト無細
　　胞化真皮基準（ADM）　136

め

メッツェンバウム剪刀　017
免疫療法　226
綿棒　017

よ

腰動脈穿通枝皮弁（LAP flap）　166
横軸腹直筋皮弁（TRAM flap）　142

ら

ラウンド型乳房インプラント（BI）
　　133, 134
ラジオ波焼灼療法（RFA）　104

り

リゴトミー 177
リスク低減手術 (RRM) 110, 115, 121, 138

リハビリテーション 212
臨床的に意味のある最小スコア差 (MCID) 024
リンパ管静脈吻合術 (LVA) 220
リンパ浮腫 215, 220

ろ

肋間動脈穿通枝 078, 094
ロボット支援下乳頭温存乳房全切除術 (R-NSM) 121

欧文索引

A

acellular dermal matrix (ADM) 136
advancement flap 014, 066, 082
anterior intercostal artery perforator flap (AI-CAP) 078
axillary web syndrome (AWS) 212

B

breast cancer related lymphedema (BCRL) 220
breast implant associated-anaplastic large cell lymphoma (BIA-ALCL) 011, 128, 133, 179
BREAST-Q 022
Burow's triangle 039

C

chest wall perforator flap (CWPF) 094
choke vessel 142

D

deep inferior epigastric artery and vein (DIEAV) 142
deep inferior epigastric perforator flap (DIEP flap) 146, 151
doughnut mammoplasty 028

E

E区域浸潤癌 056
European Society for Medical Oncology (ESMO) 009
expander挿入 128

F

fat-augmented latissimus dorsi myocutaneous flap (F-LDF) 184
Fisher理論 007

H

Halsted手術 006
hereditary breast and ovarian cancer (HBOC) 011, 110, 138
hydro dissection 118

I

inframammary fold (IMF) 形成 (乳房インプラント挿入時) 131
implant挿入 129
indocyanine green (ICG) 蛍光造影 138, 147, 159, 162, 220
inferior gluteal artery perforator flap (IGAP flap) 158
innervated deep inferior epigastric perforator (DIEP) flap 151
inverted-T 196

L

lateral advancement flap (LAF) 066
lateral incision 060
lateral mammoplasty 033
lateral tissue flap (LTF) 060
latissimus dorsi flap (LD flap) 088, 169, 179
lumbar artery perforator flap (LAP flap) 166
lymphaticovenular anastomosis (LVA) 220

M

medical tattoo 199, 200, 204
minimal clinically important difference (MCID) 024
modified round block technique 030

N

National Comprehensive Cancer Network (NCCN) 009
neo-inframammary fold (IMF) 082
nipple-areolar complex (NAC) re-centralization 028, 033
nipple-sparing mastectomy (NSM) 110, 115, 121, 138
non-surgical ablation therapy (NSA) 104
NSABP B-04, 06試験 006

oilcyst　174, 188
oncoplastic breast-conserving surgery (OPBCS)　012
OPBCSステップアップガイド　012

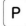

Paget病　056
Pagetoid病　056
patient reported outcome　022
peach style transformer latissimus dorsi (LD) flap　170
pedicled transverse rectus abdominal muscle (TRAM) flap　142
periareolar mammoplasty　028
perifascial areolar tissue (PAT)　139
profunda artery perforator flap (PAP flap)　162

quality of life (QOL)　022

racquet mammoplasty　033

radiofrequency ablation therapy (RFA)　104
RAFAELO試験　104
risk reducing mastectomy (RRM)　110, 115, 121, 138
robotic nipple-sparing mastectomy (R-NSM)　121
rotation flap　038, 044
round block technique　028

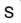

scarless LD　179
SENOMAC試験　008
shared decision making (SDM)　009, 010
spectrum理論　007
stacked profunda artery perforator (PAP) flap　165
Stewart切開　100
superficial circumflex iliac artery and vein (SCIAV)　146
superficial circumflex iliac vein (SCIV)　154
superficial inferior epigastric artery and vein (SIEAV)　146
superficial inferior epigastric artery flap (SIEA flap)　154
superficial inferior epigastric vein (SIEV)　154

superior gluteal artery perforator flap (SGAP flap)　158
suture scaffold technique (SST)　099

targeted axillary dissection (TAD)　009
tear-drop transformer latissimus dorsi (LD) flap　171
therapeutic mammoplasty　050
thoracodorsal adipofascial cutaneous flap　072
transformer latissimus dorsi (LD) flap　169
transverse rectus abdominal muscle flap (TRAM flap)　142
transverse upper gracilis (TUG)　163
twin-birds transformer latissimus dorsi (LD) flap　170

V-mammoplasty　044
V-rotation mammoplasty　046
vein retractor (VR)　115
vertical scar incision　050
volume displacement　012
volume replacement　014

検印省略

美しく仕上げる
乳癌手術・乳房再建術のコツ

定価（本体 14,000 円 + 税）

2025年3月15日　第1版　第1刷発行

編　者	森　　弘樹・座波　久光	
発行者	浅井　麻紀	
発行所	株式会社 文光堂	
	〒113-0033　東京都文京区本郷7-2-7	
	TEL　(03)3813-5478（営業）	
	(03)3813-5411（編集）	

©森　弘樹・座波久光, 2025　　　　　　　　　　　印刷・製本：真興社

ISBN978-4-8306-2348-6　　　　　　　　　　　　　Printed in Japan

- 本書の複製権，翻訳権・翻案権，上映権，譲渡権，公衆送信権（送信可能化権を含む），二次的著作物の利用に関する原著作者の権利は，株式会社文光堂が保有します．
- 本書を無断で複製する行為（コピー，スキャン，デジタルデータ化など）は，私的使用のための複製など著作権法上の限られた例外を除き禁じられています．大学，病院，企業などにおいて，業務上使用する目的で上記の行為を行うことは，使用範囲が内部に限られるものであっても私的使用には該当せず，違法です．また私的使用に該当する場合であっても，代行業者等の第三者に依頼して上記の行為を行うことは違法となります．
- JCOPY〈出版者著作権管理機構 委託出版物〉
本書を複製される場合は，そのつど事前に出版者著作権管理機構（電話03-5244-5088, FAX 03-5244-5089, e-mail: info@jcopy.or.jp）の許諾を得てください．